문숙의 자연식

2015년 7월 5일 개정판 1쇄 발행. 2023년 3월 24일 개정판 10쇄 발행. 문숙이 쓰고, 도서출판 샨티에서 박정은이 펴냅니다. 이홍용이 편집을 하고, 전혜진이 본문 및 표지 디자인을 하였으며, 이강혜가 마케팅을 합니다. 인쇄 및 제본은 상지사에서 하였습니다. 출판사 등록일 및 등록번호는 2003. 2. 11. 제2017-000092호이고, 주소는 03421 서울시 은평구 은평로3길 34-2, 전화는 (02) 3143-6360, 팩스는 (02) 6455-6367, 이메일은 shantibooks@naver.com입니다. 이 책의 ISBN은 978-89-91075-97-9 13590 이고, 정가는 16,000원입니다.

글과 사진 ⓒ문숙, 2015

이 책은 2011년 출간된 같은 제목의 책(이미지박스刊)을 개정·증보해서 펴낸 것입니다.

이 도서의 국립중앙도서관 출판시도서목록(CIP)은 e-CIP홈페이지(http://www.nl.go.kr/ecip)와 국가자료공동목록시스템(http://www.nl.go.kr/kolisnet)에서 이용하실 수 있습니다.(CIP제어번호: CIP2015017252)

문숙의 자연식

몸과 마음을 위한 자연 그대로 레시피
자연 건강식, 치유식, 젠 푸드

문숙 지음

【산티】

개정판을 내며

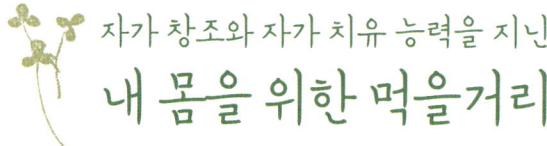
자가 창조와 자가 치유 능력을 지닌
내 몸을 위한 먹을거리

　　예전과 달리 요즘은 지천으로 널린 각종 가공 식품이 온갖 현란한 포장지에 싸여 쉴 틈 없이 우리를 현혹하고 있다. 그런 상황에서 우리는 모두 먹을거리에 대한 진정한 정의를 잃어버리는 묘한 처지에 이르고 말았다. 우리의 몸이 꼭 필요로 하는 먹을거리는 어떤 것인지, 우리의 몸과 마음은 먹을거리와 어떤 상관이 있는지, 가장 기본적인 것조차도 구분이 되지 않을 정도로 우리는 혼돈에 빠져가고 있고 갖가지 분분한 의견들마저 우리를 당혹스럽게 하고 있다.

　　전통의 지혜와 현대 과학의 지식에 따르면 여전히 우리에게 가장 적합한 먹을거리는 가공 식품이 아닌 자연에서 생성된 자연식이다. 이는 우리의 몸이 자연의 한 부분인 이상 변치 않는 확실한 이론으로 받아들여지고 있다. 그러나 자연식이라 하여 늘 푸성귀만 뜯어먹을 수는 없는 일이다. 오히려 체질이나 계절에 맞지 않게 몇 가지 푸성귀로만 식사를 계속한다면 몸의 균형을 무너뜨리고 건강을 해칠 수도 있다.

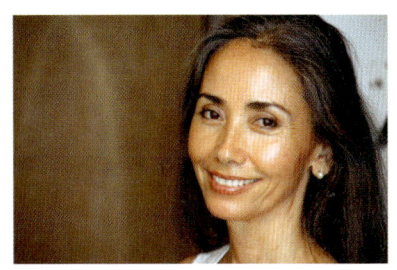

　자연식은 세 가지로 나누어진다. 우선 건강한 몸과 마음을 유지시켜 주는 '자연 건강식'과, 몸에 이상이 생겼거나 의학 치료를 받고 난 뒤 치유를 목적으로 하는 '자연 치유식', 그리고 마음을 맑게 하고 신경을 안정시켜 수행과 의식 향상에 도움을 주는 '젠 푸드'가 있다.

　자연 건강식이나 자연 치유식에서 쓰는 전통적인 이론은 동양 사상에 뿌리를 둔 것이 대부분이다. 그러나 그 이론은 동양 음식으로만 국한되어 있는 것이 아니라 서양 음식에도 적용이 된다. 서양 음식이라 해서 전통이 없는 것은 아니다. 국물 만들기로부터 발효 음식에 이르기까지 지역과 기후에 따른 갖가지 자연식들이 그 전통의 바탕을 이루고 있으며, 특히 지중해 연안의 음식 전통은 세계적인 장수 음식으로도 잘 알려져 있다.

　이 책에서는 자연 건강식과 자연 치유식 그리고 젠 푸드를 따로 분리하여 소개하였다. 깊이 있는 내용에 치우치기보다는 전체적인 밑바탕 이론을 소개하는 데 중점을 두었으며, 각자에게 맞게 개발해서 사용할 수 있도

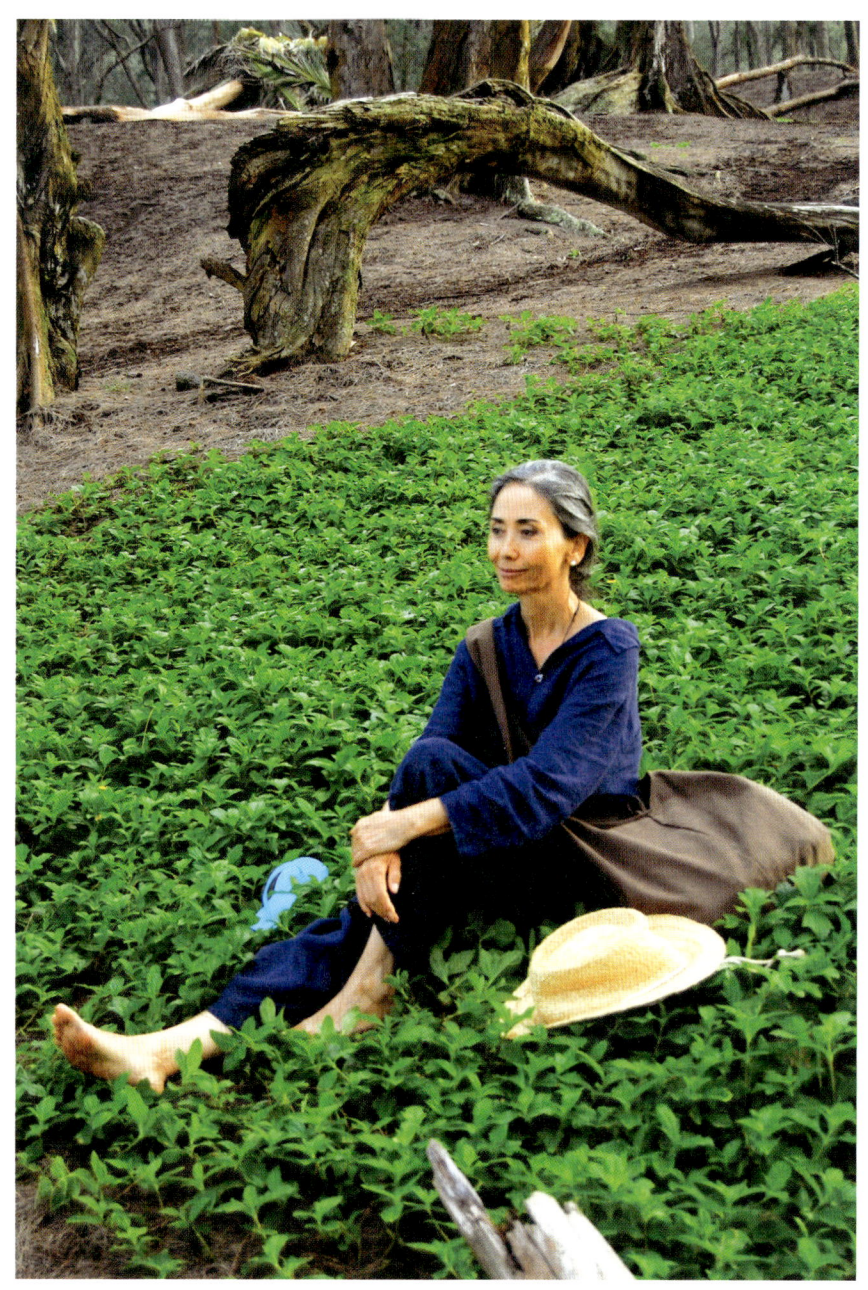

록 레시피도 느슨하게 처리하였다. 자연 건강식이나 치유식에서도 때에 따라서는 약간의 동물성 단백질을 포함시킬 수 있지만 이 책에서는 전혀 포함시키지 않았으며, 첨가물이 들어 있지 않은 천연 재료만을 사용하고 있다. 그 외에도 설탕을 포함한 가공 당제품, 유제품이나 가공 유제품, 흰쌀과 같은 정제된 곡류 등 자연식의 조건에서 벗어나는 식품들은 쓰지 않는 것을 원칙으로 하였다.

'스스로 그러하다'는 뜻의 '자연自然'이란 말에 '치유식'이란 단어를 붙이면, '스스로 치유하게 하는 먹을거리'란 뜻이 되기도 하고, '스스로 그러한 자연의 것을 먹어서 몸을 고치는 것'이란 뜻이 될 수도 있다. 그러나 자연 치유식에서 더 우선해야 할 것은 '스스로 그러하지 않게 해 몸의 균형을 무너뜨리는 먹을거리'를 삼가는 일이다. 아무리 좋은 음식을 찾아 먹어도 병의 원인이 되는 먹을거리를 계속 먹으면 아무런 소용이 없다. 우선 무엇을 먹어서 고친다는 생각을 뒤로하고 무엇을 입에 넣지 말아야 할 것인가를 알아야 한다는 뜻이다.

우리의 몸은 자가 창조와 자가 치유 능력을 지닌, 지구에서 가장 섬세한 기구요 유기 생명체이다. 나는 이런 몸을 유지하면서 살아가는 과정에서 우리에게 필요한 먹을거리란 무엇이며, 어떤 의미를 가지고 있는지 근본적인 문제를 이 책을 통해 설명해 나아가고자 한다.

이 책에 소개된 음식의 스타일은 주로 만들기가 쉽고 간단한 것들이며 소화 흡수가 잘되는 영양가 높은 음식들이다. 그리고 현대적인 식생활의 토대가 될 만한 음식들이다. 한국 사람들이 본다면 극히 서양적인 기법이라 할 수 있고, 반대로 서양 사람들에게는 한국적인 요소가 다분한 음식이라 할 수 있다. 그러나 기법이나 스타일보다 중요한 것은 이제는 빠르게 변해가는 현대 사회의 생활 환경에 맞추어 새로운 식생활 습관으로 건강을 지키고 치유를 해야 할 때가 되었음을 깨닫는 일이다.

또한 이 책에서는 하루 세 끼 건강하게 먹는다는 것이 무엇인지부터, 기본적으로 어떤 음식으로 쉽게 건강을 지킬 수 있는지, 예전에는 볼 수 없던 새로운 재료들을 어떻게 이용할 수 있는지에 이르기까지 현대 사회에서 활기차게 일하며 살아가는 새로운 세대들에게 필요한 설명을 곁들였다. 더불어 아직도 생소한 낯선 재료들이 있다면 그걸 어떻게 대체할 수 있는지에 대해서도 설명을 했다.

'무엇이 어디에 좋다더라' 하는 말과 지식에서 벗어나 먹는다는 것의 기본적인 이해를 바탕으로 현대 생활에 맞게 식생활을 변형해 나아가는 것이 바람직하다는 생각이다. 그 기본적인 이해 위에서 개인의 취향이나 건강 상태 그리고 생활 환경에 맞추어 자신에게 맞는 식생활을 해나가기를 바라는 것이다. 매크로바이오틱이나 아유르베다, 음양오행, 그리고 서양의 영양학 등 동서양의 중요한 이론을 대강이나마 설명한 것도 그 때문이며, 레시피를 자신에 맞게 변화시켜 사용할 수 있도록 한 것도 같은 이유에서이다.

음식이란 절대적인 것이 아니라 전통과 그 문화에 따라 변할 수 있으며, 기후와 지대에 따라서도 얼마든지 달라질 수 있는 것이다. 그뿐 아니라 개인의 체질이나 상황에 따라서도 무궁무진하게 변할 수 있다. 아무쪼록 음식에 대한 한 가지 편협한 생각에 빠지기보다는 좀 더 우주적인 관점에서 조금씩 변화를 시도해 보는 것이 중요할 때라고 생각한다.

이 책은 하와이 마우이 섬에 있을 때 써서 2011년에 출간한 바 있는《문숙의 자연식》을, 내가 말하고 싶었던 이론 부분을 더 다듬고 새로운 내용을 보완 및 첨가해서 다시 펴내는 것이다. 사진은 내가 직접 찍어 보관해 두었던 것들로 다시 편집을 했다. 그 가운데 내가 들어가 있는 사진들은 콜로라도에서 사진작가로 일하는 죠수아 님이 일부러 마우이까지 와서 찍어준 것들이다.

자연 건강식이나 자연 치유식으로 식생활을 하기 위해서는 무엇보다도 좋은 재료가 필요하다. 그런 점에서 유기농으로 농사를 지어 공급하는 분들이 중요한 역할을 한다는 것은 누구나 인정할 것이다. 우선 그분들의 의지와 수고에 감사하다는 말을 전하고 싶다. 그리고 열심히 유기농 텃밭을 가꾸며 우리 땅 살리기에 전력을 다하는 모든 분들께도 특별한 감사의 마음을 전한다.

2015년 5월 서울에서, 문숙

차례

개정판을 내며
자가 창조와 자가 치유 능력을 지닌 내 몸을 위한 먹을거리 • 004

PART 1 이 책을 읽는 이들에게
'더 맛있는 요리'를 넘어 • 018
먹는다는 것에 관하여 • 023
이 요리책의 특징 • 031

PART 2 자연식이란?
자연식의 세 가지-자연 건강식 · 자연 치유식 · 젠 푸드 • 042
자연식의 9가지 원칙 • 050
자연식의 이론적 토대-매크로바이오틱, 아유르베다,
음양오행 그리고 영양학 • 058

PART 3 몇 가지 중요한 이야기
통곡물과 콩, 무조건 불리고 싹 틔우기 • 072
소금과 기름 • 074
설탕과 감미료 • 082
그릇과 조리 기구 • 084
당신의 음식이 온 근원을 거슬러 올라가면 • 087
자연스럽게, 자유롭게 요리하기 • 094

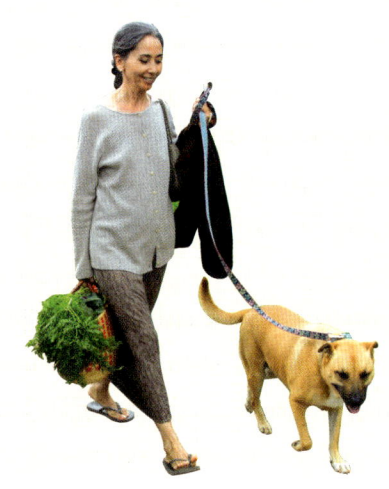

PART 4 자연 건강식
자연 건강식의 구성 • 100

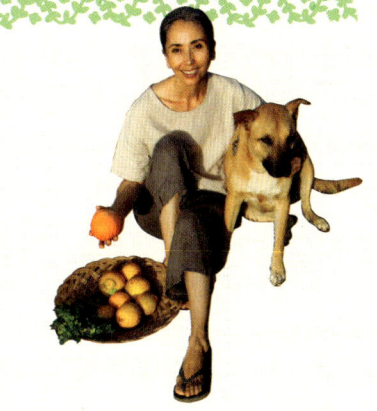

🍂 모든 요리의 시작, 국물
채소 국물 1 • 106   채소 국물 2 • 108
다시마 버섯 국물 • 110

🍁 자연 건강식의 핵심, 통곡물
현미 당근밥 • 114   현미 옥수수 채소밥과 케일 무침 • 116
심황 현미밥 • 118

🌿 몸과 마음에 에너지를 불어 넣는 채소
생으로 먹는 채소
속상추 샐러드 • 122   쑥갓 미주나 샐러드 • 124
해바라기 나물과 어린 겨자 잎 샐러드 • 126
콜라비 오일 간장 샐러드 • 128

익혀서 먹는 채소
데친 채소 샐러드 • 130   케일 토마토 샐러드 • 132
호박 고구마 수제빵 • 135   말린 호박볶음 • 138
뿌리채소 구이 • 140   삶은 당근 샐러드 • 142

가볍게 절인 채소
무 피클 • 144   오이 피클 샐러드 • 146
적양배추 발효 피클 • 148   양배추 피클(사우어크라우트) • 150
단감 배추 백김치 • 152   빨간 무 피클 • 154

🌿 바다의 보배, 해조류
톳과 오크라 조림 • **158**   우엉 톳 조림 • **160**
구운 김 메밀국수 • **162**

🍃 단백질의 주요 공급원, 콩과 견과류, 계란
콩
병아리콩 샐러드 • **166**   흰콩 크림수프 • **168**
검은콩 토마토수프 • **170**   두부 오븐 구이 • **173**

견과류
피칸 오트밀 쿠키 • **175**   호두 조림 • **178**

계란
채소 오믈렛 • **180**   계란 부리토 • **182**
계란 조림 • **184**   호박 계란찜 • **186**

🍂 자연이 준 선물, 과일
통사과 구이 • **190**   감 호두 구이 • **192**
레드와인 배 조림 • **194**   과일 스무디 • **196**

🌾 직접 만들어 먹는 **자연식 소스**
페스토 • **200**   허무스 • **203**
타히니 • **206**   건강 마요네즈 • **208**

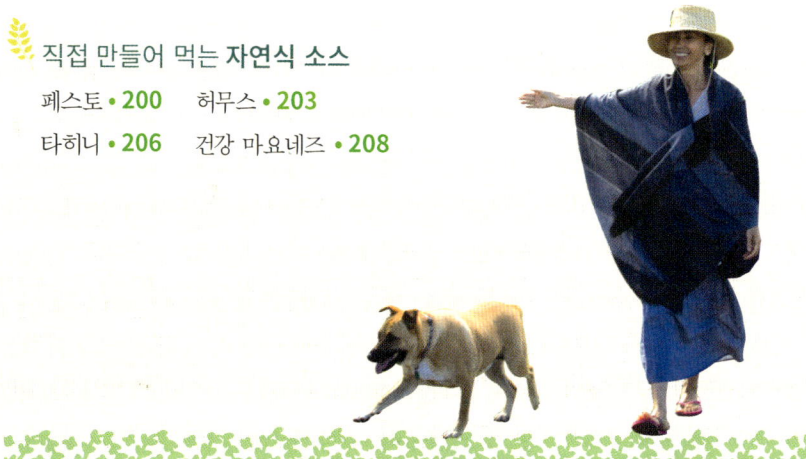

PART 5 자연 치유식

치유식을 시작하기 전, 알아두어야 할 몇 가지 • 216

단순 탄수화물을 끊는 이유 • 220

치유의 시작, 해독식
국물 해독식 • 226   디톡스 차 • 227
생채소즙 • 230   코코넛 물 • 232

균형을 부르는 음양오행 치유식
새싹 샐러드 • 236   잣 무청 샐러드 • 238
토마토 아스파라거스 오븐 구이 • 240   호박죽 • 242
팥과 호박 스튜 • 244   우엉 밥 • 246   현미 완두콩밥 • 248
강황 단무지 • 250   검은콩 죽 • 252

치유를 위한 크림수프와 한상 차림
당근 크림수프 • 256   호박 크림수프 • 260
채소 현미죽과 찐 채소 • 262
호박 현미밥과 다섯 가지 데친 채소 • 264

PART 6 젠 푸드

음식이 어떻게 내 의식을 높일 수 있을까? • 272

젠 푸드, 일상을 살아가는 평범한 누군가에게도 • 276

음식을 바꾸면 사회 의식도 바뀔 수 있다 • 278

사트빅 음식과 젠 매크로바이오틱 • 281

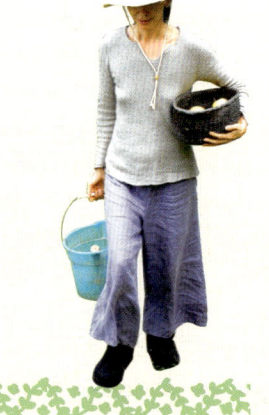

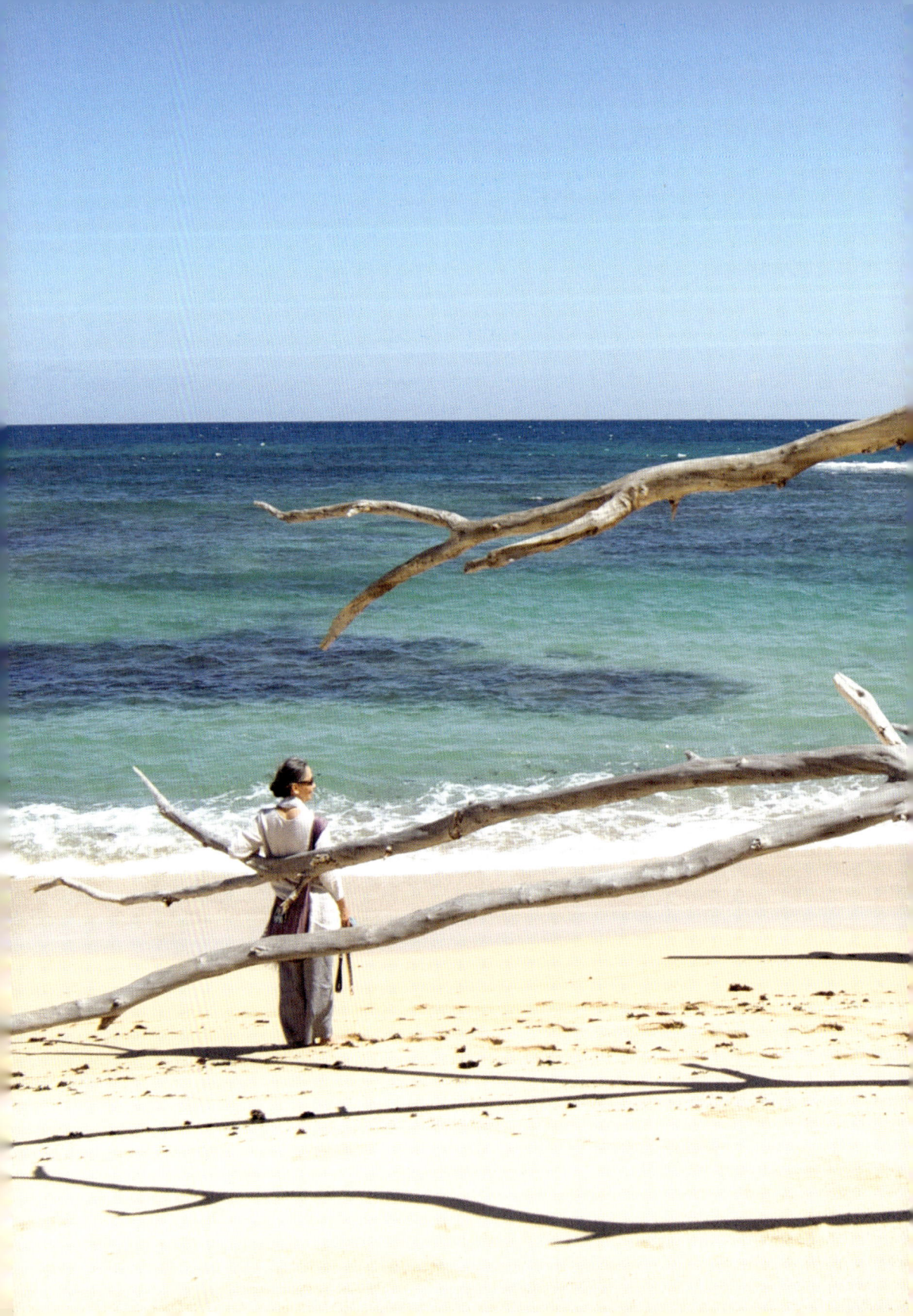

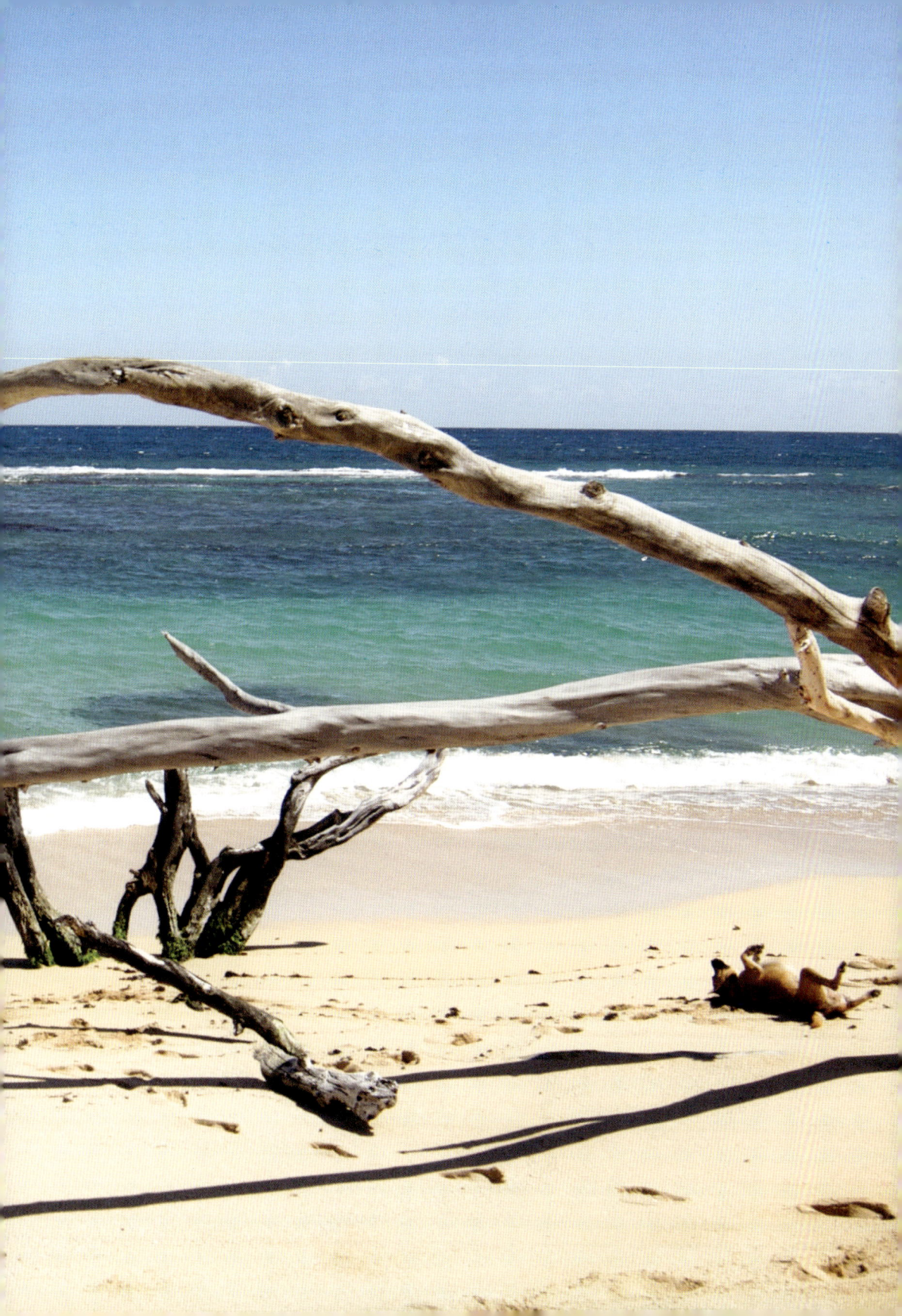

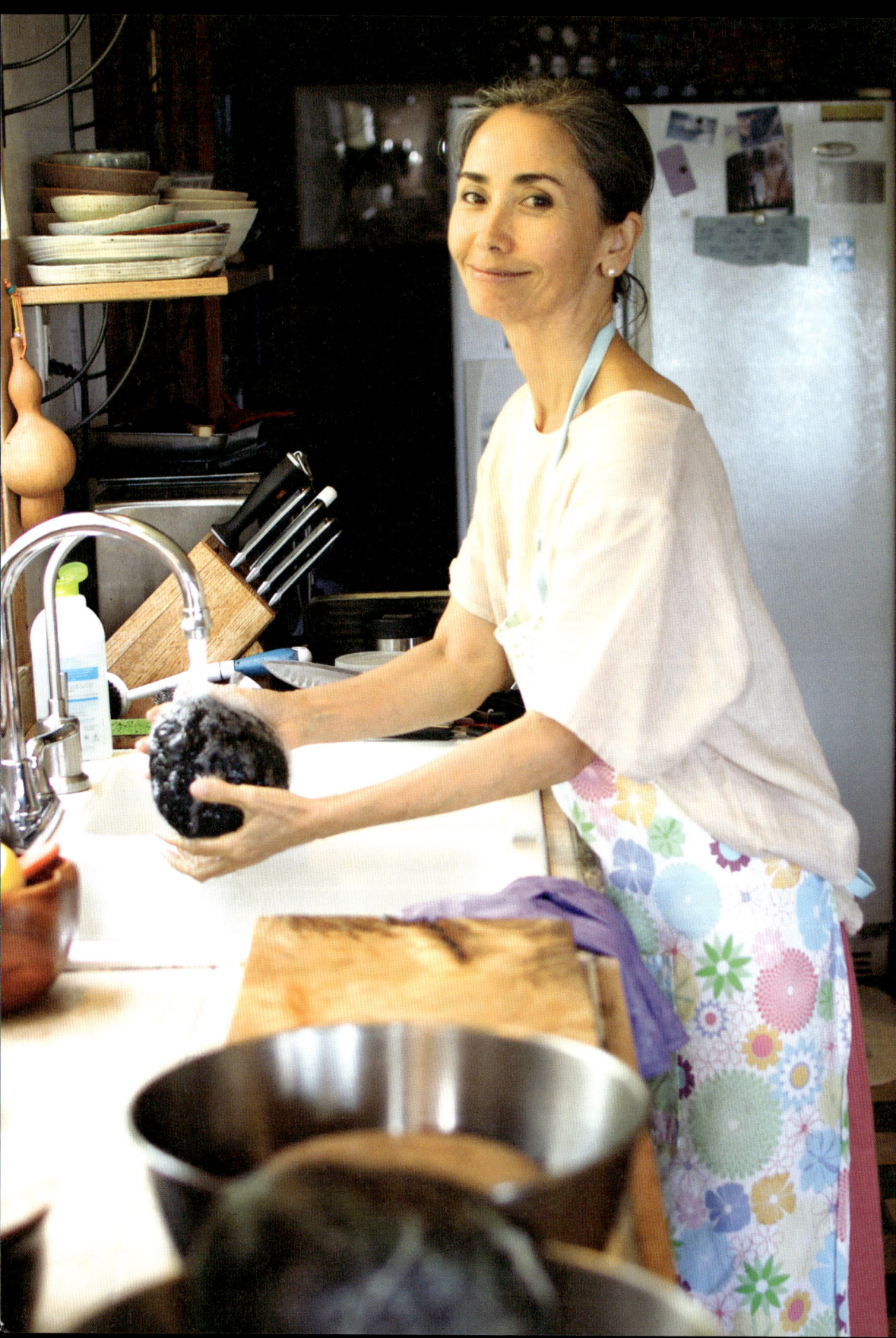

이 책을 읽는 이들에게

PART 1

대체 어떤 음식을 먹어야 할까?
사랑하는 이들에게 어떤 요리를 해주어야 할까?
나는 이 요리책에서 단순한 조리법이나 건강하게 먹는 방법을 넘어
'먹는다는 것'에 관한 근본적인 이야기를 하고자 한다.

'더 맛있는 요리'를 넘어

그러자 여인숙 주인인 한 노인이 말했다.
"우리에게 먹고 마심에 대해 말씀해 주십시오."
그는 대답했다.

"그대가 대지의 향기로만 살 수 있고,
풀처럼 햇빛으로만 살 수 있다면.
그러나 그대는 먹기 위해 죽여야만 하고,
목마름을 달래기 위해 갓난아이에게서 어미의 젖을 떼어내야만 한다.
그러므로 그 행위를 하나의 예배가 되게 하라.

그대의 식탁을 제단으로 삼고, 그 위에서 산과 들의 순수하고 순결한 것들이
인간 내면의 더 순수하고 순결한 것을 위해 희생되도록 하라.
그대가 짐승 하나를 죽일 때는 마음속으로 이렇게 속삭여라.
'너를 죽이는 바로 그 힘으로 나 역시 죽임을 당하며 나 역시 먹힌다.
너를 내 손에 인도한 그 법칙이 더 힘 있는 손으로 나 또한 인도할 것이기에.

너의 피와 나의 피는 다른 것이 아니라, 하늘나무를 키우는 수액일 뿐.'

그대가 사과를 한 입 깨물 때 마음속으로 이렇게 속삭여라.

'너의 씨앗이 내 몸 속에서 살아갈 것이며,

너의 미래의 싹이 내 심장 속에서 피어나리라.

그리하여 너의 향기가 내 숨결이 되고

우리는 함께 모든 계절을 누리리라.'

또한 가을이 되어 포도주를 짜기 위해

포도밭에서 포도 열매를 따 모을 때 마음속으로 이렇게 속삭여라.

'나 역시 하나의 포도밭과 같으니,

나의 열매 또한 언젠가는 포도주를 짜기 위해 거두어지리라.

그런 다음 나 역시 새 포도주처럼 저 영원의 그릇 속에 담겨지리라.'

그리하여 겨울이 되어 그 포도주를 따를 때면,

잔마다 하나씩 노래가 그대의 가슴속에 있게 하라.

그리고 그 노래 속에 그 가을날들과 포도밭과

포도주 짜던 기억들이 잊혀지지 않게 하라."

―칼릴 지브란, 《예언자》 중에서

텔레비전이나 인터넷을 통해 요리 프로그램들이 넘쳐난다. 새로 생긴 맛집이 소개되고 유명 셰프들의 마법 같은 조리 비법이 공개된다. 사람들은 텔레

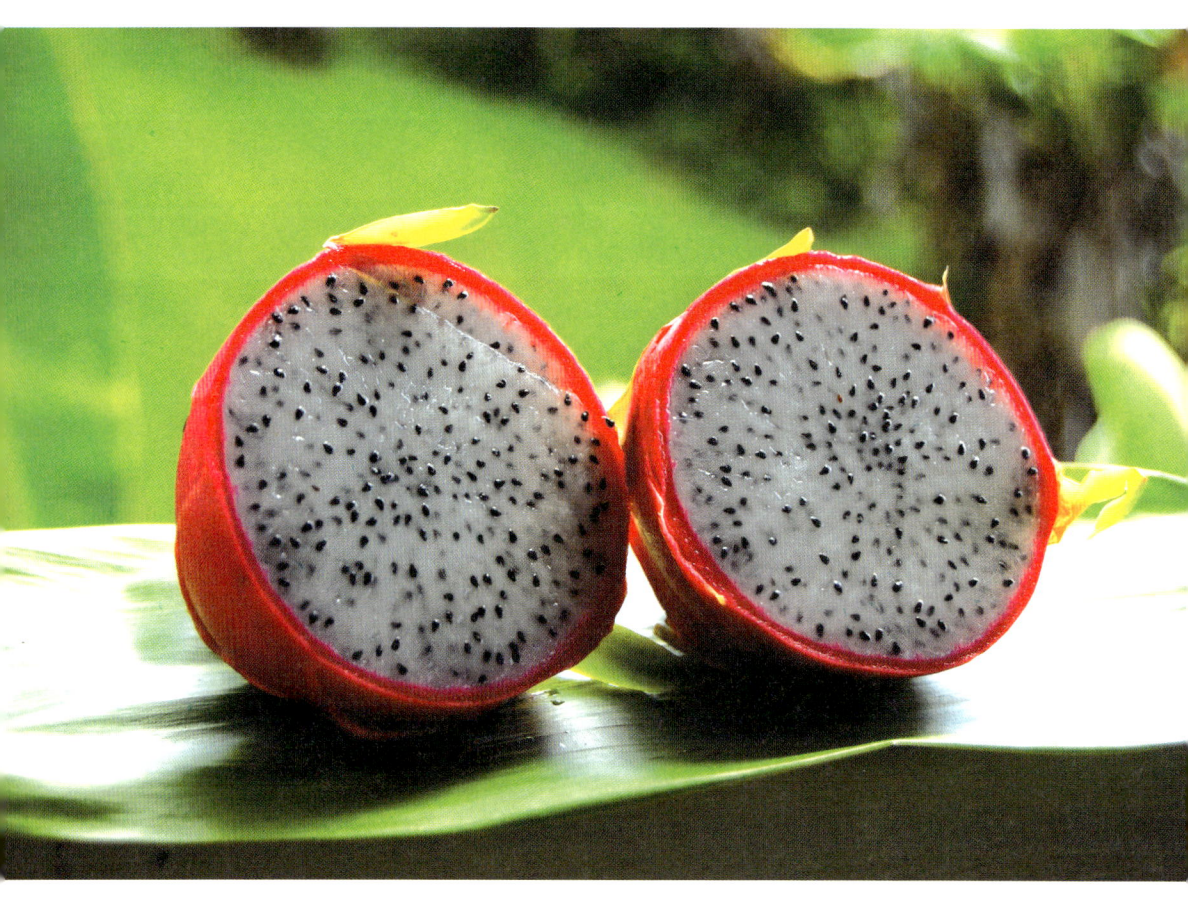

음식을 먹는다는 것은 다른 생명체의 삶을 취한다는 것입니다.
그것이 어떤 것이든 소중한 마음으로 대해야 하며
꼭 필요한 만큼만 취하고 고마운 마음을 잊지 않아야 합니다.

비전에 소개된 맛집을 찾아가고 셰프의 레시피를 따라 요리를 만든다. 더 맛있는 식당, 더 맛있는 요리법을 찾는다. 당신이 더 새롭고 화려한 또 다른 조리 비밀을 알고자 이 책을 펼쳤다면 아마도 실망할 것이다. 이 요리책의 비밀이라면, '되도록 조리를 하지 않는 것'이기 때문이다.

화려한 레시피로 단장한 요리들은 허전한 현대인의 마음을 현혹한다. 마음과 정성을 담아 소중하게 만들어 함께 나누던 먹을거리의 자리는 가공 식품으로 대체되었고, 근본적으로 생명을 보존하고 건강을 지켜주는 음식은 자본주의 사회에서 최고의 영리 수단이 되어버렸다. '그것을 먹고 싶다'거나 '그 식당에서 먹고 싶다'는 욕구의 대부분은 외부에서 온다. 그것은 당신이 당신 자신으로 오롯이 있을 때 느끼는 근본적인 필요가 아니다.

이 욕구를 부추기는 것은 산업과 광고, 비즈니스이고, 결국 이윤의 추구이다. 이 '현혹하는 사회'에서 외부에 현혹되는 우리의 욕구 또한 끝이 없다. 전 세계의 소를 다 잡아먹어도 만족되지 않을 듯하다. 이윤에 목적을 둔 상품으로서의 음식은 더 큰 욕구의 대상이 되고, 그 욕구를 따라 현대인들은 끝없이 '더' 먹는다. 이 때문에 예전에는 흔치 않던 현대병들이 등장했다.

감당할 수 없이 많은 불순물이 음식을 통해 마구 우리 몸 안으로 들어오고, 미처 빠져나가지 못한 불순물은 원치 않는 곳에 쌓여 해독과 치유의 능력을 마비시킨다. 암과 불임, 백혈병 등 수많은 희귀병이 증가했다. 아이들에게는 ADHD와 자폐 같은 마음의 병들이 늘어간다. 이는 더 이상 먼 이웃의 이야기가 아니다. 소리 없이 어느새 내 친구와 내 가족의 이야기가 되었다. 그러나 아무도 이런 일상화된 질병에 의문을 던지려 하지 않는다. 단지 눈앞의 쾌락에 이끌려 의식 없이 또 다른 쾌락만을 찾아다닌다.

　　그러니 이 요리책에서는 '되도록 조리하지 않는다'는 이야기만이 아니라 '되도록 덜 먹자'는 이야기를 해야 할 듯하다. 이제는 부족해서 아픈 게 아니라 과해서 아프다. 그저 양만 과한 게 아니다. 우리가 먹는 화학 물질의 종류도 과하다. 작물을 경작하는 땅에다 투여하는 비료나 살충제 제초제, 수많은 첨가물은 물론 음식을 포장하는 비닐, 식탁 위의 플라스틱 그릇까지 한 끼의 밥상은 한 끼의 독성 물질이라 해도 과언이 아니다. 대체 어떤 음식을 먹어야 할까? 사랑하는 이들에게 어떤 요리를 해주어야 할까? 나는 이 요리책에서 단순한 조리법이나 건강하게 먹는 방법을 넘어 '먹는다는 것'에 관한 근본적인 이야기를 하고자 한다.

먹는다는 것에 관하여

눈을 감고 숨을 깊이 들이쉬며 당신의 몸을 느껴보라. 당신 몸의 각 기관의 움직임에 주의를 기울여보라. 당신의 몸이 온전히 당신의 것이라 할 수 있을까? 나만의 것이라 믿고 있는 당신의 몸에는 수없이 많은 다양한 미생물이 살고 있다. 장 속에는 수십억에 이르는 세균이 서식하고, 피부나 눈꺼풀에 붙어사는 작은 미생물만 해도 헤아릴 수 없을 정도이다. '나의 몸'이라 생각하는 당신의 몸은 그들에게도 집이고 마을이며 우주이다. 그러니 정확히 말하면 내 몸은 나만의 것이 아니다. 우주의 기운으로 생성된 당신의 몸에서는 그동안 먹은 지구의 소산물들이 변화되어 만들어지고 또 작동되고 있으며, 언젠가는 이것들을 다시 지구에게 되돌려주어야만 한다.

그뿐만이 아니다. 당신의 몸 안에서 일어나는 작용 중 사실상 당신의 생각과 의지로 조정할 수 있는 것은 없다. 동맥과 정맥의 피는 알아서 돌아가고 음식도 알아서 분해·흡수·배출된다. 코를 통해 들어오고 나가는 숨조차 내 의지로 되는 것이 아니다. 신비롭게도 우리 몸은 알아서 숨을 쉬며 삶을 영위해 나아가고 있다. 몸의 지능body intelligence, 즉 내 몸 안에 있는 어떤 힘에 의

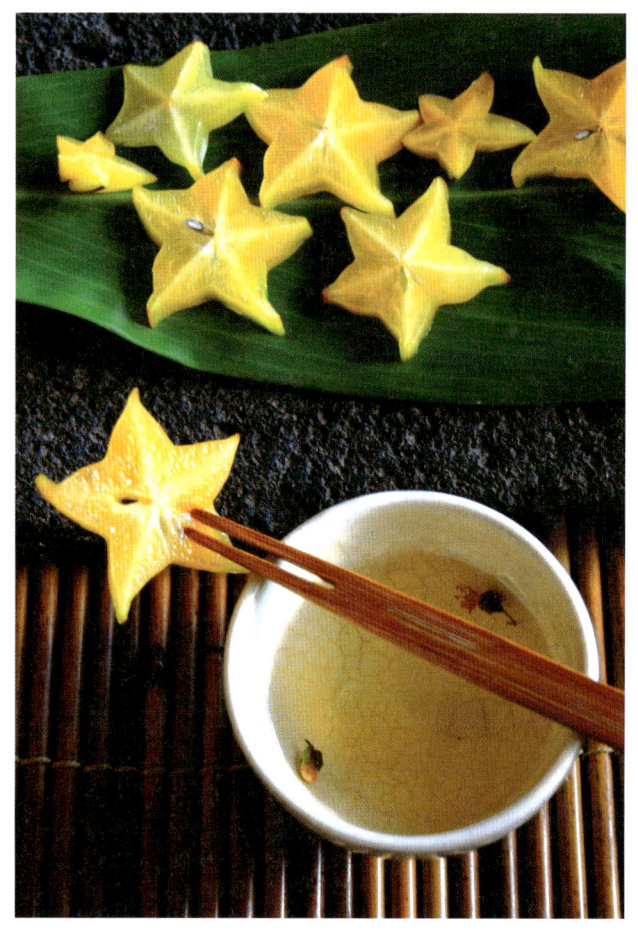

음식을 먹는다는 행위는 배고픔을 채운다는 관념을 넘어
신과 영혼을 향한 예식입니다.
식탐에 못 이겨 있는 대로 아무것이나 취하는 습성을 비우고
향내 나는 신성한 것들로 먹을거리를 삼는 것이
몸과 마음에 대한 우리의 도리입니다.

해 움직이고 창조하고 치유해 나아가고 있는 것이다. 내가 할 수 있는 일은 기껏해야 물이 필요하다는 신호가 오면 물을 넣어주고, 배고프다는 신호가 오면 음식을 넣어주는 정도이다. 물론 그것도 신호를 보내는 것은 '그쪽'이고 우리는 그 신호를 따를 뿐이다.

이렇게 우리의 몸은 스스로(自) 그러한(然) 자연 유기 생명체다. 지구상의 다른 생명체들이 그러듯 우리도 지구에 존재하는 수억만 개의 미세 물질로 만들어진 '몸'이라는 존재에 잠시 세 들어 살고 있는 셈이다. 언젠가 때가 되면 낡은 옷을 벗듯 가지런히 벗어서 지구에게 다시 내주어야 한다. 분자 하나도 내 것으로 가져갈 수는 없다. 돌려주지 않으려 발버둥 쳐봐야 아무 소용이 없다. 때가 되면 당신은 곧바로 몸을 돌려주고 나가야 한다. 그게 바로 우리가 이 몸에 살고 있는 조건이며 자연의 법칙이다.

몸이란 우리의 '큰 자아Self'가 잠시 머물며 '체험'을 하는 작은 성전이다. 느끼고 생각하며 사랑하고 미워하는 모든 것이 몸이 있기에 가능하다. 몸이 있기 때문에 행복과 고통이 있고 깨달음도 있으며, 몸이 있기 때문에 우리가 알고 있는 이 '삶'이란 것의 체험이 가능하다. 그런 우리 몸은 살아가기 위해 자동으로 숨을 쉬면서 기운을 받아들이고, 자동 신체 지능에 의해 알아서 변화되고 치유되고 유지되고 있다.

물론 그렇게 유지되기 위해서는 자연적인 상황과 물 그리고 음식을 필요로 한다. 받아들여진 기운, 그리고 섭취한 물과 음식은 몸 안에서 어느 틈에 우리 몸으로 자동 변형되고 필요 없는 물체는 자동으로 몸 밖으로 배출된다. 몸을 위해 섭취하는 물과 음식은 물론 모두 지구 자체에 의해 제공된다. 즉 몸은 순전히 지구의 성분으로 만들어져 있으며, 나아가 정해진 유통 기한이 있는 유기 생명체인 것이다.

그러나 그런 우리의 몸은 대체로 의식과 떨어진 채 자동 생존을 하고 있다. 몸의 지능은 의식의 가이드 없이 과거의 메모리나 DNA 메모리에 의존해서 알아서 살아가고 있는 것이다. 그리고 의식과 분리된 에고$_{ego}$는 몸이 가지고 있는 오감의 만족만을 행복으로 착각한다. 그래서 그 만족을 위해 무한히 노력한다. 그러나 그 만족은 오래가지 못하고 또 다른 만족에 대한 욕구로 이어진다. 쳇바퀴처럼 이어지는 욕구를 충족하기 위해 모든 힘을 쓰는 동안 정작 몸이 필요에 의해 보내는 신호는 알아차리지 못하고 만다.

누구나 한 번쯤은 '우리 몸이 무엇으로 어떻게 만들어졌을까?' '진짜 나는 누구인가?' 하는 의문을 품어보았을 것이다. 그러나 자신의 몸 속으로 들어가는 물질이 어떤 것이고 그것들이 몸 안에 들어가 어떤 작용을 거쳐 몸을 운영하는지 알아차리지 못하면서 그런 질문에 대한 답을 찾기란 쉽지 않다. '나'라는 존재가 깃들어 살고 있는 몸이 무엇에 의해 이리도 신비롭게 움직이고 있는지, 그것을 알아차리고 알맞게 깨어 필요한 선택을 하는 것이 잠시 머물러 사는 존재의 기본적인 책임일 것이다.

그러니 무엇보다도 의식의 깨어남이 가장 우선이다. 당신이 깨어난 의식의 상태 안에 있다면, 먹는 게 무엇인지 그리고 음식이 어떤 의미를 갖는지 자연스럽게 알 수 있다.

살아 숨 쉬는 모든 생명체는 의식consciousness과 지능self intelligence이 있고, 인간과 동등하게 이 지구상에서 소중한 삶을 이어가고 있다. 당신이 먹는 시금치 한 줌도 우리에게는 하잘것없어 보일지 모르지만 그 자체는 생명체로서 자기만의 생을 체험하며 알아서 살아가고 있는 것이다. 이런 모든 생명체는 자연에 순응하며 살아남기 위해 최선을 다하고 종족을 보존하기 위해 모든 것을 희생한다.

어마어마하고 신비로운 사실이다. 식탁 위에 놓인 시금치는 그의 그 어마어마한 생을 내어놓고 있는 것이다. 일부러 귀하게 여기는 마음을 지어낼 필요도 없다. 그것이 왜 내 몸에 좋은지 일부러 기억해 낼 것도 없다. 한 접시의 시금치는 한 생명체의 목숨이며 삶 그 자체이다.

결국 먹는다는 것에 관한 기본적인 생각이 바뀌어야 한다. 오랫동안 굳어진 개념에서 깨어나야 한다. 그렇게 되면 무엇을 먹어야 할지, 어떻게 먹어야 할지 자연스럽게 알아차릴 수 있다. 이런 이해의 밑바탕이 없다면 우리는 그저 오감의 욕구에만 반응하며 환각에 걸려 죽음을 향해 걸어가는 허수아비에 불과할지 모른다.

깨어 있는 의식은 건강에도 매우 중요한 역할을 한다. 몸이 편안한 상태로 유지될 때는 모든 게 순조롭고 편안하다. 병이라는 뜻의 영어 단어 'disease'는 'ease'가 깨진, 즉 편안한 존재 상태가 무너진 상황을 뜻한다. 만약 '이 음식이 어디에 좋다더라'라는 소문을 들은 사람들이 '저걸 구해서 먹어야 하는데' '저 방법을 좇아가야 하는데' 하고 안달한다면 그런 마음은 오히려 병을 일으키는 요소가 된다.

병에 걸리면 외부로부터 들어오는 것을 자제하고 자기 내면을 들여다보는 것이 우선이다. 맑은 의식을 회복하는 게 무엇보다 중요하다. 치유식뿐 아니라 건강식에서도 가장 중요한 것은 언제나 편안한ease 존재 상황을 유지하는 것이다.

다음으로 중요한 것은 내가 다른 생명을 취한다는 의식을 찾는 것이다. 내 몸으로 들어오는 생명에 대해 고마워하고 그 소중함을 알아보는 눈이 있어야 한다. 배추 한 조각을 먹을 때 그 배춧잎이 내 몸이 되어 나와 함께 살아준다는 신성한 자세를 회복하면, 우리 몸은 가장 좋은 방법으로 배추조각과 하나가 되는 방법을 찾고 배추조각 또한 나의 한 부분으로 다시 태어나게 된다. 이렇게 다른 생명이 우리의 몸에 들어와 하나가 됨을 깨닫는 것이 바로 먹는다는 것에 대한 기본 자세이다. 맑은 의식으로 돌아오면 보는 눈도, 먹는 방법도, 먹는 종류도 달라진다. 자기 욕망과 투쟁하지 않아도 된다. 자연스럽게 지구의 기운과 하나될 수 있다.

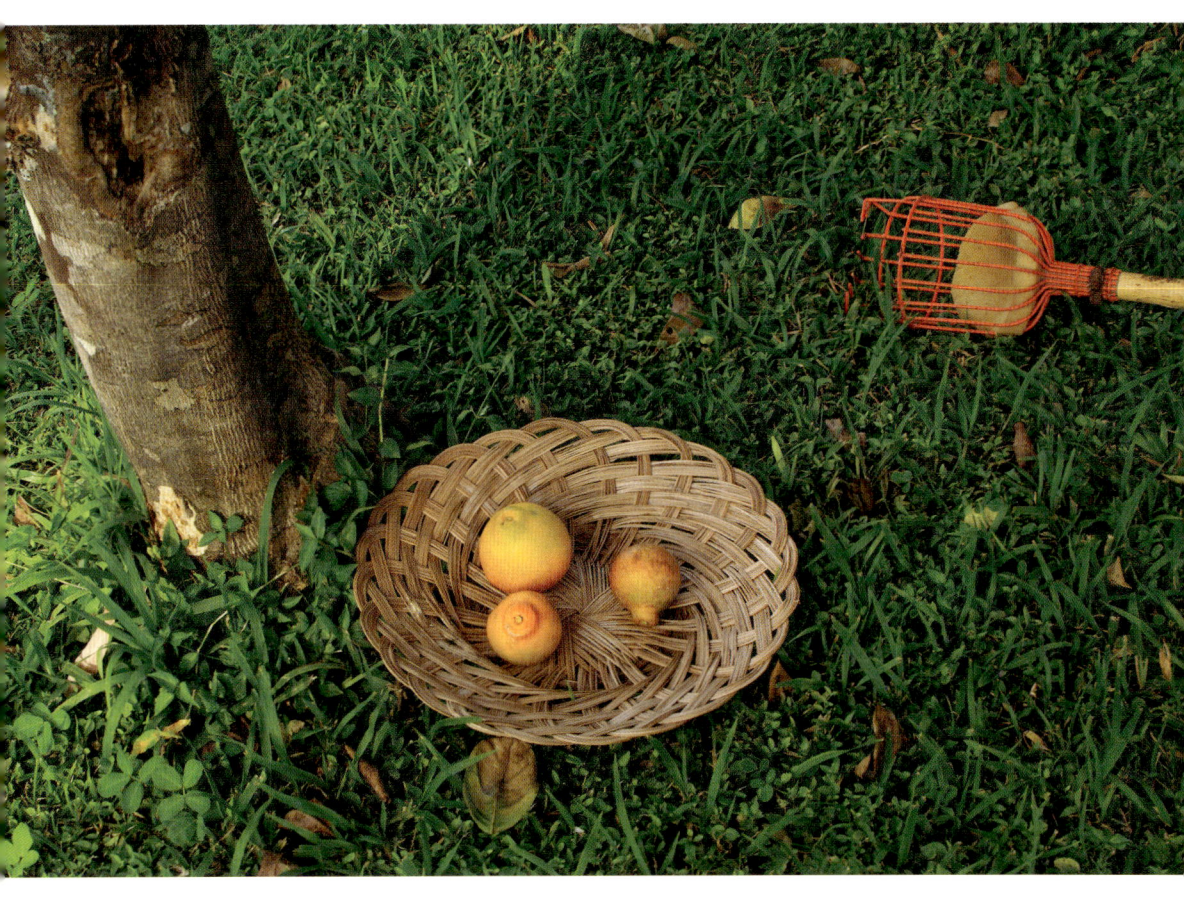

오렌지 꽃이 피기 시작하는군요.
나무에 남아 있는 마지막 오렌지들을 따주어야 할 때입니다.
얼마 있지 않아 네롤리Neroli 향이 바람을 타고 퍼져나갈 것입니다.
그때까지 마지막으로 딴 소중한 오렌지들이 나의 몸을 향기롭게 할 것입니다.

"이걸 먹어라" "저게 좋다더라" 하는 남들의 소리에 흔들리지 말고 당신의 깊은 내면에서 울리는 소리에 귀를 기울여보라. 나만의 이야기를 들어야 한다. 결국은 내가 깃들어 사는 몸에 대한 문제이니 말이다. 아무도 나의 몸을 나만큼 알 수는 없다.

따라서 나는 당신이 이 요리책에 소개된 건강식과 치유식의 레시피를 정확하게 지키길 바라지 않는다. 우주의 기운과 당신 몸의 기운이 연관되어 있음을 알아차리면 당신의 몸 또한 자연스럽게 반응하게 될 것이다. 무엇이 당신을 살리는 음식인지, 무엇이 당신을 맑고 자유롭게 하는 음식인지를 말이다. 이 책에 소개된 건강식과 치유식이 모두에게 정답은 아니다. 정답은 여러분 스스로가 찾아야 한다. 무엇보다 나는 이 요리책을 읽는 독자들이 음식을 먹을 때 이런 마음을 회복하기를 바란다.

"고맙다. 네가 내 안에 들어가 또 다른 생명이 되겠지. 나와 함께 살아가자." 그런 마음으로 살아가다 보면 언젠가는 나의 몸 또한 그들 생명의 한 부분이 될 것이다.

이 요리책의 특징

1. 조리법이 단순하다

요리를 할 때 힘들어하는 사람이 많다. 화려한 음식을 만들고자 한다면, 당연히 다양한 재료와 복잡한 조리법이 필요할 테고 그만큼 애를 써야 한다. 또한 음식을 먹는 이에게 인정받고 칭찬받고 싶은 마음이 들 때도 애를 쓰게 되니 힘이 들지 않을 수 없다. 있는 그대로의 모습을 넘어 화려하게 꾸미려 애를 쓰니 혼란스럽고 힘든 것이다. 많은 식당에서도 이런 '애'를 쓴다. 음식을 이윤의 목적으로 삼고 있으니 값싼 재료를 써야 하고, 그걸 감추려다 보니 보이는 것에 애를 많이 쓴다.

하지만 요리란 그렇게 힘이 들어야 하는 것이 아니다. 오히려 너무 애쓰지 않고 만드는 것이 더 좋다. 음식은 만든 사람 자신이 힘들면 먹는 사람에게도 도움이 되지 않는다. 우리는 음식 그 자체의 성분만이 아니라 눈에 보이지 않는 기운까지 먹기 때문이다. 집에서는 따끈한 현미밥에 상큼한 깍두기 한 개만 놓고 먹어도 속이 편안하다. 애쓰지 않은 밥상, 감추기 위한 노력이 들어가지 않은 밥상이기 때문이다.

스트레스를 받으면서 만든 음식은 근본적으로 기운이 다르다. 만드는 사람이 즐거워야 먹는 사람에게도 이롭다. '나는 요리에 재능이 없어'라고 생각하는 이들일지라도 소박하고 단순한 음식을 장만해서 좋아하는 이들과 나눠 먹는다면, 뿌듯함과 행복감을 한꺼번에 느낄 수 있다. 자연이 공급하는 거의 모든 것은 있는 그대로 먹어도 된다는 사실을 기억하기 바란다.

앞서 말한 것처럼 몸은 언젠가 우리가 지구에게 돌려줘야 하는 집이며, 나를 포함해 수많은 미생물이 살아가는 성전이다. 그러니 필요한 만큼의 물질과 에너지를 공급하고 깨끗하게 유지시켜 주는 건 기본이다. 사는 집을 매일 닦고 청소하듯이 우리의 몸과 마음도 청결하게 유지하는 것이 필요하다. 게다가 몸이 필요로 하는 것은 화려하고 복잡한 물질이 아니다. 소박하고 단순한 것이면 충분하다. 음식도 땅의 소산물을 있는 그대로 혹은 소화가 잘되도록 간단히 조리하면 된다. 마음과 몸이 순수해지고 섬세해지면, 오이 한 조각에서도 무한한 맛을 느낄 수 있다.

2. 채식, 채식이다

"나는 채식이라는 삶의 방식이 인간의 기질에 미치는 영향만으로도 수많은 사람들에게 유익을 줄 수 있으리라고 믿는다."―알베르트 아인슈타인

"한 나라의 위대성과 그 도덕성은 동물들을 다루는 태도로 판단할 수 있다. 나는 나약한 동물일수록, 인간의 잔인함으로부터 더욱 철저히 보호되어야만 한

다고 생각한다."―마하트마 간디

"우리의 운명은 동물의 운명과 연결되어 있다."―레이첼 카슨

잡식 동물로 알려진 인간이 채식으로만 생존할 수 있을까? 당연히 '할 수 있다.' 그냥 할 수 있는 정도가 아니라 훨씬 더 건강하게, 높은 의식을 유지하며 살 수 있다. 물론 날씨가 거친 곳보다는 온화한 곳이 채식을 하기에 적합하다. 그렇다고 해서 추운 북반구 사람들이 채식을 할 수 없는 것은 아니다. 단지 어떻게 하느냐가 중요하다. 긴 겨울 동안 보관할 수 있는 뿌리 채소나 통곡물을 중심으로 지혜롭게 한다면 충분히 채식 생활을 할 수 있다.

요즈음은 시대가 변하면서 세계 곳곳에서 채식을 하는 사람이 늘고 있다. 수없이 많은 사람들이 채식 혹은 채식 위주의 식생활을 하고 있으며 아무 문제 없이 건강하고 아름다운 생을 살아가고 있다. 기내식에도 채식이 준비되는 등 어느 나라를 가든 채식을 하는 사람들을 위한 메뉴가 마련된다. 세계적으로 채식주의가 자연스럽게 받아들여지고 있는 것이다. 서서히 변해가고 있는 인류 의식을 대변해 주고 있는 듯하다.

채식에는 많은 장점이 있다. 한 개인의 몸을 건강하게 하며 의식을 맑게 하는 것은 물론, 지구의 환경을 지키는 데에도 큰 도움이 된다. 또한 채식은 우리의 카르마(業)에까지 영향을 미친다. 고통스러운 삶을 살다 비참하게 죽은

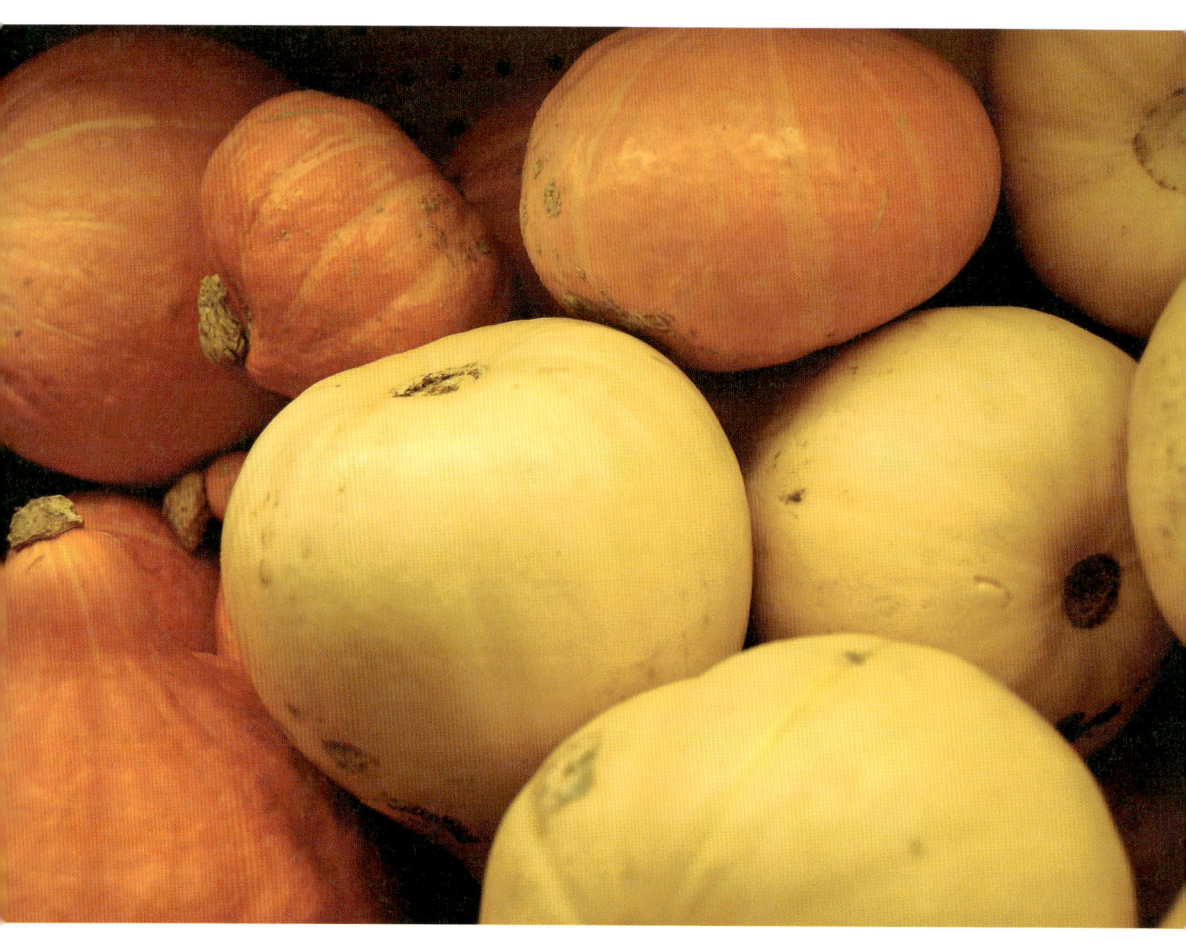

일부러 애를 써서 잘 꾸며놓은 것이라면
애써서 감추고 싶은 것이 있다는 것입니다.
아름다움은 꾸며놓는다고 해서 더 아름다워지는 것이 아니며
감추고 싶다고 해서 감춰지는 것도 아닙니다.
모든 것은 있는 그대로 최고의 아름다움을 가지고 있기 때문입니다.

동물의 몸을 먹을 때 우리는 그에 따른 카르마를 피할 길이 없다. 폭력적으로 죽임을 당해 누군가에게 그 살이 먹힌다면 그건 천하에 없는 슬프고 괴로운 고통일 것이다. 살아있는 생명체에게는 모두 마찬가지이다.

맑은 날 아침 어부가 끌어올린 그물에서 펄떡거리는 생선을 보며 무엇을 느끼는가? 그들이 햇볕 아래에서 환희에 차 뛰고 있다고 생각할 이는 없을 것이다. 그 생선들은 숨을 쉴 수 없어 죽을힘을 다해 펄떡거리고 있는 것이다. 고통과 두려움 속에서 어떻게든 살아남아 보려 허덕이는 것이다. 물고기들은 원래 그렇게 과격하게 움직이지 않는다. 물속에서 그들은 발레리나가 발레를 하듯이 유연하게 움직인다. 그물에 걸린 그들은 숨 쉴 수 없는 긴박한 상황에 대면하여 혼신을 다해 허덕이는 것이다.

다른 생명체의 고통 앞에서 기쁨을 느낀다면, 그것은 인간 본연의 모습과 어울리지 않는다. 다른 생명을 폭력적으로 살생하여 취하지 않으면 안 되는 것이 우리의 본질인가? 그렇지 않다. 그건 우리 인간이 지닌 무한한 의식의 가능성을 제외해 버린 암울한 생각이다.

인간에게는 무한한 의식의 가능성이 있다. 우리에게는 남의 고통을 볼 수 있는 눈과 측은한 마음, 올바른 의식이 있다. 남에게 고통을 주는 일을 피해가는 것은 누구나 할 수 있는 의식적인 행동이다. 《반야심경》을 줄줄이 외우면서, 성경을 낡도록 읽고 기억하면서 남의 고통이 눈에 보이지 않는다면 무슨 소용이 있겠는가? 다른 생명의 고통과 남이 흘리는 피로 인해 내가 행복해지겠다는 마음이 있다면 어떤 경전도 소용이 없다.

이 세상에 태어난 모든 생명체는 지구상에서 동등한 권리를 가지고 있다. 우리가 인간이고 그들이 동물이기 때문에 우리가 그들보다 우월하다는 생각은 잘못된 것이다. 어떤 면으로 본다면 그들이 우리보다 훨씬 더 감각적으로 우월하고 능력도 탁월하다. 그리고 정직하다. 감정도 마찬가지다. 우리가 아프면 그들도 아프다. 우리가 즐거움을 알듯이 그들도 즐거움을 안다. 그리고 우리가 슬픈 것을 느낄 줄 안다면 그들도 슬픔을 느낄 줄 안다.

공자는 《논어》에서 "네가 하고 싶지 않은 일을 남에게 시키지 말라"(己所不欲, 勿施於人)고 가르쳤다. 내가 원하지 않는 일을 다른 존재가 겪지 않도록 하는 것, 인간이 지닌 최고의 소양이다.

물론 알래스카나 티베트에서처럼 생선이나 고기를 주식으로 살아가는 이들도 있다. 그들은 얼음 지대나 고산 지대 같은 채식을 할 수 없는 환경에서 살아간다. 하지만 그들이 고기를 대하는 태도와 대도시 사람들이 고기를 대하는 태도는 확연히 다르다. 그들에게는 생명을 먹는다는 의식이 있고 그에 대한 도리와 제례를 안다. 그러기에 평화로우며, 조화를 무너뜨리지 않는다.

채식의 의미는 매우 중요하다. 그리고 나는 적극적으로 채식을 권장한다. 그러나 채식주의자라는 이름을 내걸고 그것 때문에 우월감에 빠지거나 고기를 먹는 이들을 평가하여 분별심을 내는 것은 또 다른 근본주의에 빠져드는 행위이다.

나는 모든 사람에게 채식을 권하지만, 육식을 하는 이들이 너무 갑자기 채식으로 돌아서는 게 부담이 된다는 점을 충분히 이해한다. 갑자기 육식을 끊으면 오히려 더 먹고 싶은 충동이 일어날 수 있고 역효과가 나기도 한다. 그래서 나는 서서히 변해가는 방법을 권하고 싶다.

예를 들어 여름에 채식을 하고 겨울에 고기국물을 조금 먹는다든가, 처음에는 일주일에 몇 번씩 채식의 날을 정해 지켜나가는 것도 바람직한 시작이다. 그러다가 일주일에 한 번만 육식을 하는 식으로 서서히 줄여가는 것이 좋다. 채식으로 식생활을 바꾸고 그에 맞는 생활 환경을 만들어나가면 무리 없이 건강하고 맑은 생활을 해나갈 수 있다. 처음에는 조금 허전할 수도 있지만 시간이 흐르면서 몸이 가벼워지고 마음이 평화로워져서 더 생동감 넘치는 삶을 즐길 수 있을 것이다.

3. 정답은 없다

나는 되도록 정확한 레시피를 주지 않으려 한다. '한 스푼 넣는 건가, 두 스푼 넣는 건가?' '반 개를 넣나, 한 개를 다 넣나?' 등의 문제는 그렇게 중요한 게 아니다. 그런 문제는 상황과 계절에 따라, 또 사람에 따라 늘 변할 수 있기 때문이다. 따라서 그런 문제로 스트레스를 받을 필요는 없다. 앞서 언급한 대로 만드는 사람의 스트레스는 곧 먹는 사람의 스트레스로 이어진다.

당근이 제철이라면 당근을 좀 더 쓰면 되고, 상추가 제철이라면 상추를 더 쓰면 된다. 몸의 상태에 따라 더 묽게 먹고 싶다면 물이나 국물을 더 넣으면 그만이다. 계절과 날씨에 따라 자신의 기운을 느끼고, 레시피는 참고만 하길 바란다. 자신이 발 딛고 살아가는 공간과 시간을 고려하고 상황에 맞게 요리하면 된다. 누군가의 정답을 따라가면서 요리하려고 하기보다는 자신만의 즐거운 방법과 영감을 따라 요리하는 것이 훨씬 바람직하다.

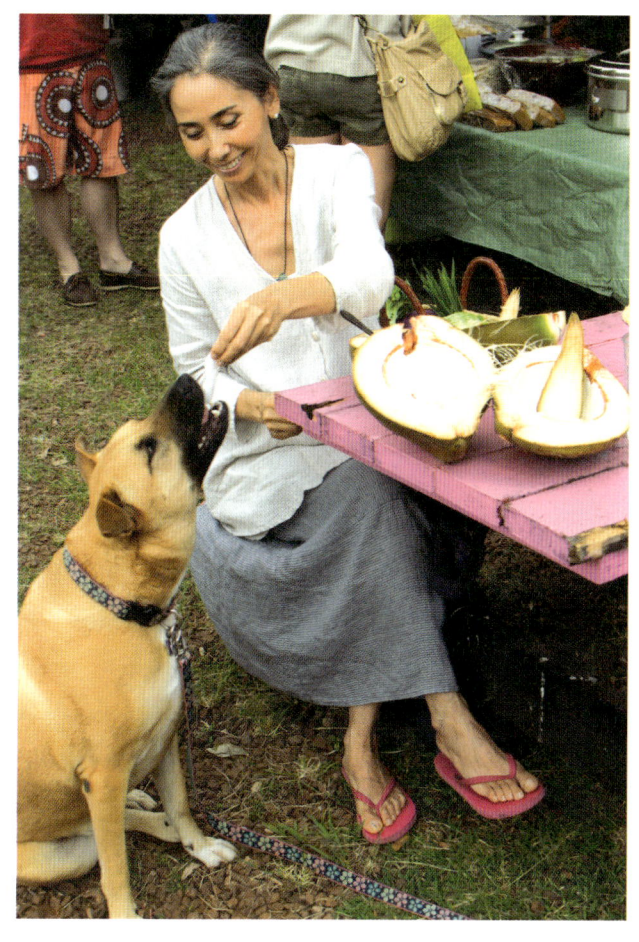

자기가 먹지 않는 음식 앞에서는 충동 없이 늠름한 동물들에 비해
잡식 동물인 우리 인간은 끊이지 않는 욕구와
그것에서 오는 쾌락에 취해 삶을 이어가고 있습니다.
그나마 다행인 것은 욕구와 쾌락의 꿈을 볼 수 있는
'의식'이 우리에게 주어졌다는 것입니다.

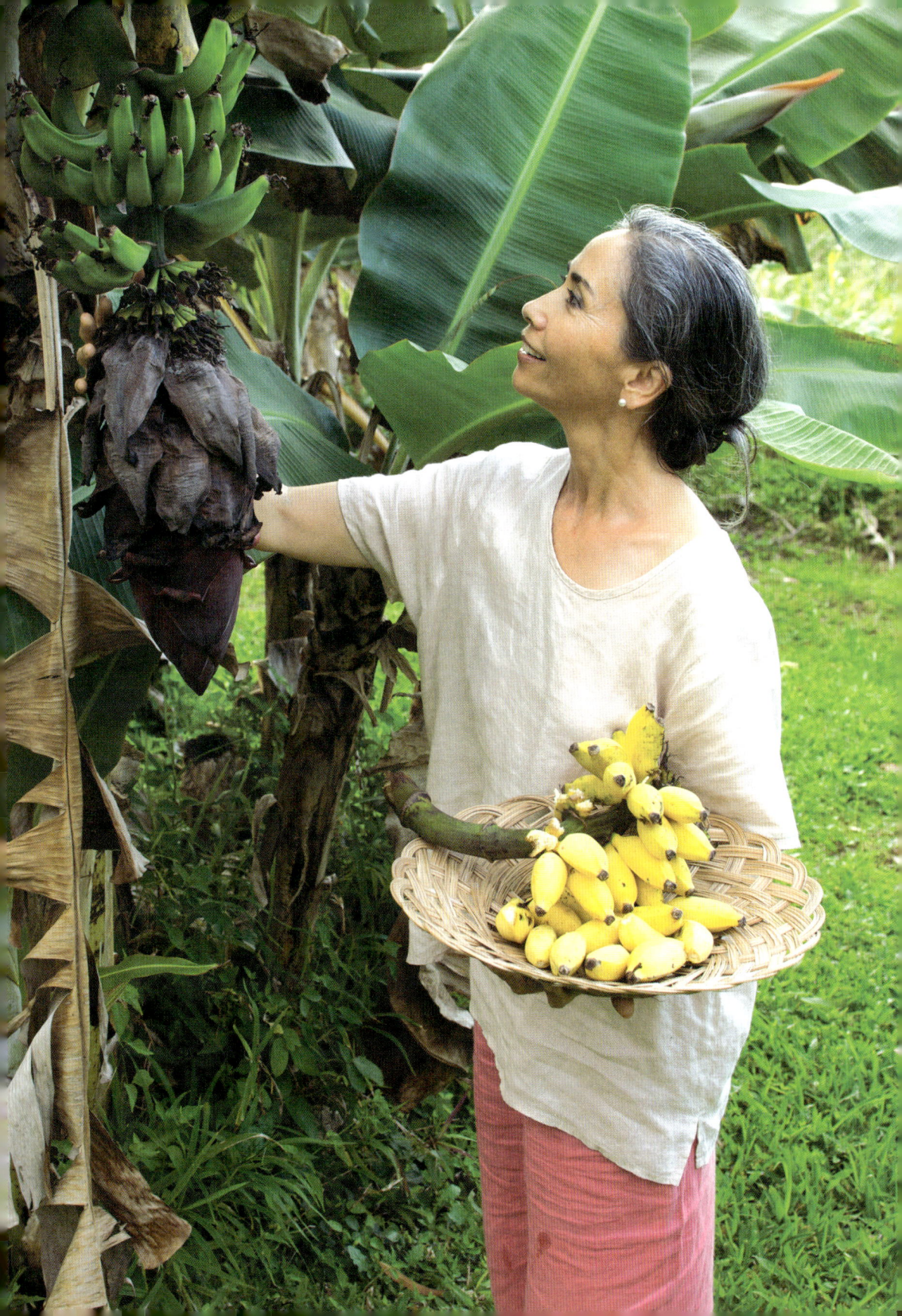

자연식이란?

PART 2

자연식에서는 자연 원리에 가장 가까운 방법으로
재배한 식품을 중심으로 식단을 짜고,
우리 몸의 자연적인 치유 능력을 돕는 식품으로 몸을 돌볼 것을 권한다.

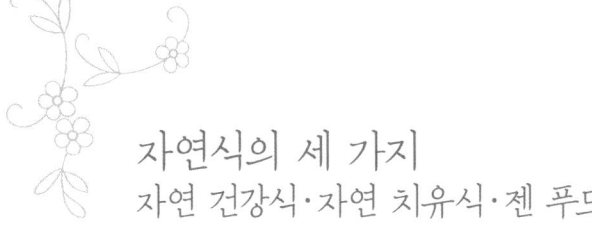

자연식의 세 가지
자연 건강식·자연 치유식·젠 푸드

문명이 발달하면서 대부분의 사람들이 자연과 분리된 삶을 살아가기 시작했다. 자연으로부터 격리된 도시인들은 먹기 편리한 가공 식품에 점점 더 식생활을 의존하게 되었고, 따라서 가공 식품의 수요가 급속도로 증가했다. 하지만 우리의 몸은 고대 원시인에 비해 별로 변한 것이 없다. 아직도 우리는 자연 안에서 자연의 법칙에 따라 살아가야 하는 자연 생물체일 뿐이다. 우리 몸은 소화, 흡수, 배설의 작용을 통해 알맞게 몸을 보존하고 해독할 수 있을 뿐 아니라 자연 치유 능력까지도 가지고 있다.

자연의 변화에 몸을 맡기고 빈 마음으로 세상을 바라보면 신성하지 않은 것이 하나도 없다. 작은 미생물 하나까지도 꼭 있어야 할 자리에서 자신만이 지니고 있는 최고의 신비로움과 아름다움을 표현하고 있다. 풀 한 포기도, 거대한 산봉우리도 신비스러움의 정도는 똑같다. 자연의 모든 것은 서로 정밀하게 연결된 채로 공존한다.

햇빛과 빗방울은 무심하게 쌓여 있는 흙더미 속에서 생명의 싹을 틔운다. 새싹은 있는 힘을 다해 하늘을 향해 솟아오른다. 잎을 내어 산들바람을 타고 춤추듯 나풀거리기도 하고, 하늘을 가르는 천둥 번개에 몸을 움츠리기도 한다. 가끔은 힘들고 가끔은 병들어 아파하면서도 삶의 환희를 노래하며, 꽃을 피우고 씨앗을 품고 목숨을 다해 사랑하다가 서서히 시들어 사라져간다.

자연에는 정확한 법칙이 있다. 그 안에서 모든 생명체들이 태어나고 서로에게 의지하며 자유를 누리다가 신비롭게 다시 원래 상태로 돌아간다. 그리고 또 다른 모습으로 삶을 반복한다. 그 안에는 국가도 종교도 존재하지 않는다. 오직 자연의 법만이 존재한다. 자기 자신을 아무리 옳고 위대한 존재라 여겨도 그 안에서는 아무런 소용이 없다. 자연이 우리에게 속해 있는 것이 아니라 우리가 자연에 속해 있는 것이다.

따라서 우리가 할 수 있는 최선은 우리가 자연 안의 한 미세한 존재임을 깨닫고 겸손해지는 것뿐이다. 이를 깨닫고 사는 것은 참으로 아름다운 일이다. 쉬지 않고 변하는 자연의 신비와 아름다움에 경탄할 때마다 그 안에 속해 있는 나의 변화 또한 신비롭고 아름답다는 것을 알게 되기 때문이다.

자연 속에 살면서 자연과 함께 변하고 자연을 섭취하는 것은 참으로 자연스러운 일이다. 하지만 현대 사회에서는 '자연스럽게 산다'는 것이 오히려 시대를 역행하는 일이 되어버린 듯하다. 자연과 분리된 인간은 외로움으로 가슴앓이를 하고 허전함으로 방황한다. 멈추지 않는 욕구를 채우느라 지쳐버린 몸과 마음은 점점 더 자연으로부터 멀어지고, 자신도 모르는 사이에 갖가지 질병으로 고통을 받게 된다.

자연식은 우리 자신이 자연의 한 부분으로 조화롭게 살아가는 데 없어서는 안 될 기본적인 요소이다. 우리 몸이 자연적인 것만을 흡수하고 그와 동화되도록 만들어져 있기 때문이다. 자연식은 몸과 마음에 무리를 주지 않을 뿐 아니라 병을 예방하고 건강을 지켜주며 마음의 평화까지 약속하는 음식이다.

하지만 대체 어떤 음식이 자연과 동화된 음식일까? 시장과 마트에는 철도 때도 알 수 없는 식재료들이 물밀듯 쏟아져 나오고 있는데, 인스턴트 음식만 먹지 않으면 되는 것인지? 육류를 빼고 푸성귀만 먹으라는 것인지? 대체 무엇을 어떻게 먹는 것이 자연식일까?

우선 자연식natural gourmet은 세 가지로 구분이 된다. 첫 번째는 '자연 건강식health food', 두 번째는 '자연 치유식healing food', 그리고 세 번째가 '젠 푸드zen food'이다.

먼저, 자연 건강식이란 건강과 장수를 도모하는 자연적인 음식을 말한다. 건강에 크게 문제가 없는 사람들이 활기차고 맑게 생활할 수 있도록 짠 식단이다. 어려서부터 이런 방식으로 음식을 먹는 사람은 일생을 살아가는 데 밑받침이 되어줄 굳건한 토대를 쌓을 수 있다. 자연 건강식은 우주의 기운에 몸의 기운을 맞추는 것을 기본으로 삼는데, 이에 따라 음과 양의 조화를 맞추고 오행五行에 해당하는 각종 식재를 골고루 섭취하여 오장의 건강을 지켜주는 것을 핵심으로 한다. 기운이 높은 자연적인 재료를 사용하여 지혜롭게 먹는 것이다.

이 자연 건강식에는 고대로부터 내려오는 선조들의 지혜와 동양의 장수식 이론인 매크로바이오틱, 인도 고대 의학에 바탕을 둔 아유르베다, 그리고 고대 중국 의학의 바탕인 음양오행의 원리가 적용된다. 때에 따라 전문가의 도움이 필요할 수도 있지만, 그렇지 않더라도 대개 큰 밑그림을 이해한 뒤 색깔과 맛의 조화를 맞추면 식단을 무리 없이 짤 수 있다.

이런 이론에 더해 자연 건강식에서는 서양 영양학을 고려한다. 서양의 자연 건강식 전통에서 특별히 지중해식 식단mediterranean diet을 바탕으로 하는데, 이는 육류를 피해 신선한 채소와 과일, 올리브유, 약간의 생선을 중심으로 한 식단으로 흔히 장수식으로 알려져 있다.

자연 건강식에서 주의할 점이 있다면, 사람은 체질과 생활 환경이 모두 다르기 때문에 어떤 이에게 좋은 음식이 다른 이에게는 해가 될 수도 있다는 것이다. "무엇이 건강에 좋다더라" 하는 소문이 나면 너도나도 그 음식을 찾고 그 식재료의 가격이 껑충 오른다. 건강도 유행을 좇는 것이다. 따라서 자연 건강식에서는 개인의 체질, 생활 환경, 연령, 직업 그리고 습관, 계절 등을 염두에 두고 그에 따라 변화를 주는 것을 중요하게 여긴다.

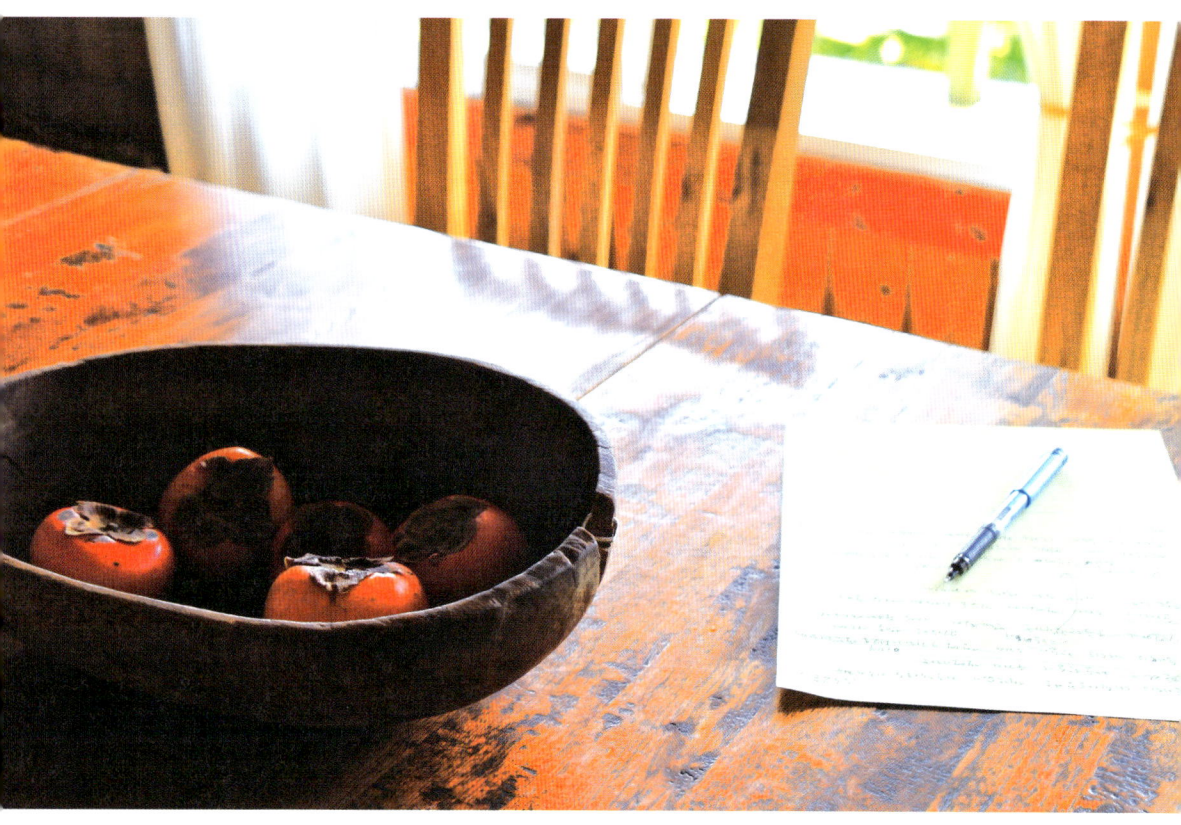

몸과 마음은 둘이 아닙니다. 몸이 불편하면
마음이 약해지고 마음이 아프면 몸을 상하게 됩니다.
몸을 수련하여 마음을 강건하게 하고 마음을 다스려
몸을 편케 하는 것이 지혜 있는 사람의 도리입니다.

두 번째, 자연 치유식이란 몸의 균형이 무너진 이들을 위한 식단을 말한다. 자연 건강식을 기본으로 하지만, 자연 건강식과는 달리 중도中道를 벗어난 식재료를 쓰기도 하고, 몸의 기운을 재빨리 바꾸어주기 위해 과격한 식이요법을 단기간 쓰기도 한다. 아프거나 몸이 약해진 이들을 위한 음식이므로 전문가의 도움을 청하는 것이 바람직하다. 그러나 치유식에서 무엇보다 중요한 것은 '무언가 신통한 것을 더 먹어서 병을 고쳐야겠다'는 생각을 버리는 것이다. 즉 자신의 몸과 마음을 비우는 것이 자연 치유식의 첫걸음이다.

스즈키 순류는 《선심초심Zen Mind, Beginner's Mind》이란 책에서 "무엇인가 많이 알고 있다고 생각하는 사람의 꽉 찬 마음에 가능성이란 있을 수 없다. 그러나 비어 있는 초보자의 마음에는 무엇이든 가능하다"고 말한다. 치유는 비운 것만큼만 가능하다. 치유란 본질적으로 새로운 소생을 위한 공간을 마련하는 과정으로, 이미 가득 차 있는 온갖 찌꺼기를 비워내고 무엇이든 담을 수 있는 빈 그릇으로 돌려놓는 것을 의미한다.

따라서 자신이 가장 즐겨 먹던 음식을 중단하고 해가 되는 버릇과 행동에서 돌아서야 한다. 결국 자연 치유식을 먹는 동안은 자신이 사랑한다고 집착했던 불필요한 것들을 내려놓는 시간이기도 하다. 비단 음식이 아닐지라도 그것이 없으면 삶이 무너져내릴 것만 같은 애착심을 일으키는 것일수록 마음에서 내려놓아야 한다. 그때 비로소 당신 몸에서 새싹이 돋을 것이다. 치유식에서는 그 과정을 해독식detox으로부터 시작한다. 단식, 절식, 그리고 생식이

이 해독식에 속한다.

마지막으로, 젠 푸드란 깨달음을 목적으로 수행하는 이들을 위한 음식이다. 젠 푸드는 중추 신경을 안정시키고 마음을 맑게 해주기 때문에, 사찰이나 수도원에서 주로 사용한다. 기운은 높되 소화하기는 쉽고 자극적이지 않은 음식들로, 이런 음식을 먹는 것은 수행의 연장선이라 할 수 있다.

젠 푸드는 요즘처럼 오염된 환경에서 여러 가지에 시달리며 살아가는 도시 사람들에게는 완벽한 식단이라고 할 수 없다. 하지만 요가나 수행을 하며 깨달음을 목표로 두고 있는 사람들이라면 꼭 지켜야 할 중요한 식단이다.

자연식에서는 그것이 자연 건강식이건 치유식이건 아니면 젠 푸드건 기본적으로 이해하고 지켜야 할 조건이 있다. '몸에 좋다는 음식'과 '좋은 식단'도 먹을거리에 관한 바른 이해와 마음가짐이 없다면 혹은 기본적인 조건이 맞지 않다면 아무 소용이 없다는 것이다.

자연식에서는 자연 원리에 가장 가까운 방법으로 재배한 식품을 중심으로 식단을 짜고, 우리 몸의 자연적인 치유 능력을 돕는 식품으로 몸을 돌볼 것을 권한다. 자연식이라 하여 무조건 푸성귀만 먹고 살 수는 없는 일이다. 적당한 자연의 원리와 지혜를 이해한 뒤 그것을 식생활에 지혜롭게 반영하는 것이 무엇보다도 중요하다.

여기에 제시하는 자연식의 기본 조건은 사실 자연에 의존하고 자연과 더불어 살았던 선조들의 시대에는 별 문제가 되지 않았던 것들이다. 그러나 현대 사회를 사는 우리에게는 생소하기 짝이 없는 지혜가 되었고, 이제는 그것을 특별히 배우고 익혀서 생활에 반영해야 하는 처지가 되었다. 자연적인 것으로 먹을거리를 삼아 건강을 지키고 치유하고자 한다면, 우선 자연식의 기본 조건을 이해한 다음 개인의 체질에 맞추어 서서히 건강한 식생활로 개선해 나아가는 것이 바람직하다.

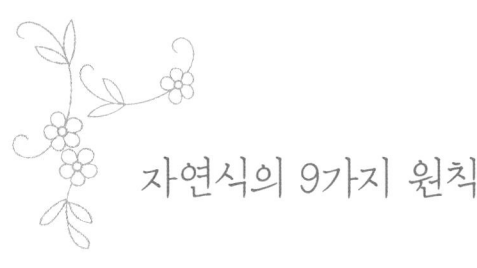

자연식의 9가지 원칙

여기서 제안하는 9가지 원칙은 처음에는 매크로바이오틱의 이론에서 제안하는 원칙들이었지만, 지금은 자연식의 기본 원칙으로 사용되고 있다. 어찌 들으면 너무 당연한 이야기를 한다고 생각할지 모르겠다. 그런데 이 당연한 이야기를 현재의 삶에서 막상 실천하려면 참으로 쉽지 않다는 것을 알게 된다. 신선하고 제철에 맞는 유기농 음식, 가공 식품이 아닌 음식 등 이곳에 표기된 원칙들은 어느 틈엔가 불가능한 식재료로 변해버렸다. 즉 이 당연한 방식으로 먹는 것이 불가능한 이상한 세상에서 우리가 살아가고 있다는 이야기이다. 그리고 이런 문제는 곧 우리가 살고 있는 자연 환경에 대한 우리의 의식과 자세로 이어진다.

1. 통식품wholefood

통식품이란 원래의 모양과 향이 있는 그대로 보존되어 있는 식품을 말한다. 통식품의 대표적인 것은 발아가 가능한 현미이며, 여러 곡류와 콩, 채소, 과일처럼 모양이 통째로 보존되어 있는 식품이 여기에 속한다. 가공 과정에서 씨앗으로서의 기능을 상실한 흰쌀은 여기서 제외된다. 가공되어 포장이 되어 있거나 깡통에 들어 있는 음식 등 제 맛과 모양을 잃은 음식도 통식품이 될 수 없다.

통식품은 그 재료의 기운이 살아있고, 장의 건강을 지켜주는 섬유질이 잘 보존되어 있으며, 영양가가 높다. 만약 당신이 육류를 섭취한다면 가공하지 않은 육류, 즉 햄이나 핫도그, 통조림에 들어 있는 가공 육류 등이 아닌 자연적으로 길러진 동물의 육류가 여기 포함된다.

2. 자연적인 음식natural food

'자연적인 음식'이라 함은 인위적으로 만들지 않은 진짜 음식real food, 곧 자연의 법칙에 맞게 만든 음식을 말한다. 인공 조미료MSG, 인공 감미료, 인공 색소 등은 당연히 여기에 해당하지 않으며, 공장식 농장에서 나온 생산품도 자연적인 음식이 아니다. 특별히 유전자 조작이 된 식품GMO은 주의를 기울여야 한다. 수입하는 콩, 옥수수, 유채 등은 대부분이 GMO 농법으로 생산된 농산품이다.

GMO 콩은 주로 동물의 사료로 쓰이지만(전 세계 콩 생산의 80%는 사료용이다), 우리나라에 수입된 GMO 콩은 콩기름 원료로 널리 쓰인다. 옥수수는 시리얼이나 과자의 원료와 단맛을 내는 시럽으로 쓰이고, 유채는 카놀라유 등으로 매우 널리 쓰인다. 우리나라는 2014년 현재 세계 최대의 식용 GMO 곡물 수입국이며, (210만 톤에 이르는) GMO 완제품 식품의 최대 수입국이다. 하지만 GMO의 유해성도 잘 알려지지 않은데다가 판매되는 식품에 GMO 표시가 거의 되어 있지 않아 특별한 주의를 기울여야 한다.

3. 신선한 음식 fresh food

음식을 먹는다는 것은 물질뿐 아니라 한 생명체의 에너지를 섭취하는 일이다. 따라서 당연히 생명력 있는 식품을 섭취하는 것이 기본이다. 이는 적은 양으로도 에너지가 충만한 음식을 섭취한다는 뜻으로, 보존제와 방부제가 들어 있지 않은 신선한 음식을 가리킨다. 이런 음식은 적은 양만으로도 충만한 에너지를 공급받을 수 있다. 소금으로 너무 오래 절인 음식이나 너무 오래 보관해서 기운이 사라진 음식은 피하는 것이 좋다.

4. 유기농 음식 organic food

자연식에서는 무농약 식품을 원칙으로 한다. 비료나 제초제, 그리고 살충제가 우리 몸에 끼치는 영향을 모르는 사람은 없다. 유기농으로 길러진 작물의 모습은 식품 본연의 모습이다. 그러나 병적인 방법으로 길러진 작물은 우리의 건강에 엄청난 악영향을 미친다. 그뿐 아니라 지구에 끼치는 악영향 또한 우리가 상상하는 것 이상이다.

지구에서 살아가는 생명체의 일원으로서 책임감을 느끼고 무농약 재배를 하는 뜻있는 농민들을 지원하고 가능하면 그들과 직거래를 하는 것이 그래서 필요하다. 이미 많은 이가 협동조합 형식 등으로 이런 운동에 동참하고 있는데, 요즘에는 도시에서도 텃밭에서 작물을 기르고 또 그것을 가지고 나와 판매하는 작은 시장이 이곳저곳에서 열린다. 이런 곳을 찾아 그들과 힘을 합쳐 땅도 살리고 자신도 살리는 선택을 하면 좋겠다. 이런 작은 선택 하나하나가 곧 우리의 후손에게 물려줄 땅을 살리는 일이며 지구를 살리는 일이다.

5. 로컬 푸드 local food

먼 나라에서 들여온 수입 작물이 점점 더 밥상을 지배해 간다. 그 식품들은 운반하는 동안 일어날 수 있는 변질을 막기 위해 약물 처리가 되어 있을 뿐 아니라, 먼 거리를 이동하는 운송 수단에서는 이산화탄소를 다량 발생시킨다. 하지만 무엇보다 내가 살아온 땅에서 자란 로컬 푸드는 면역력을 높여주고 나의 기운과 조화롭게 어울리기 때문에, 먼 곳에서 들여온 수입 식품과는 비교할 수 없이 중요하다.

예를 들어 단맛이 많이 나는 열대 과일은 열대 지방 사람들에게는 적합하지만, 당도가 높고 기운이 너무 차서 사계절이 뚜렷한 지역의 사람 체질에는 맞지 않는다. 토마토나 고추와 같이 원래의 산지가 열대 지방인 식품들도 될 수 있으면 적게 먹을 것을 권한다. 내가 살고 있는 지역에서 바른 마음가짐으로 재배된 식품이야말로 가장 건강한 식품이며 치유 효과가 뛰어난 식품이다.

6. 계절 음식 seasonal food

봄에 나는 음식이 무엇인지 떠올려보라. 땅을 뚫고 올라오는 새파란 순의 채소나 나물은 겨울을 보내고 깨어나는 우리의 몸이 가장 필요로 하는 그 기운을 가지고 있다. 여름에는 무더위 속에서 무르익은 여름 작물을, 가을에는 풍성한 가을의 수확물을, 그리고 모든 생명이 기운을 비축하는 겨울에는 저장

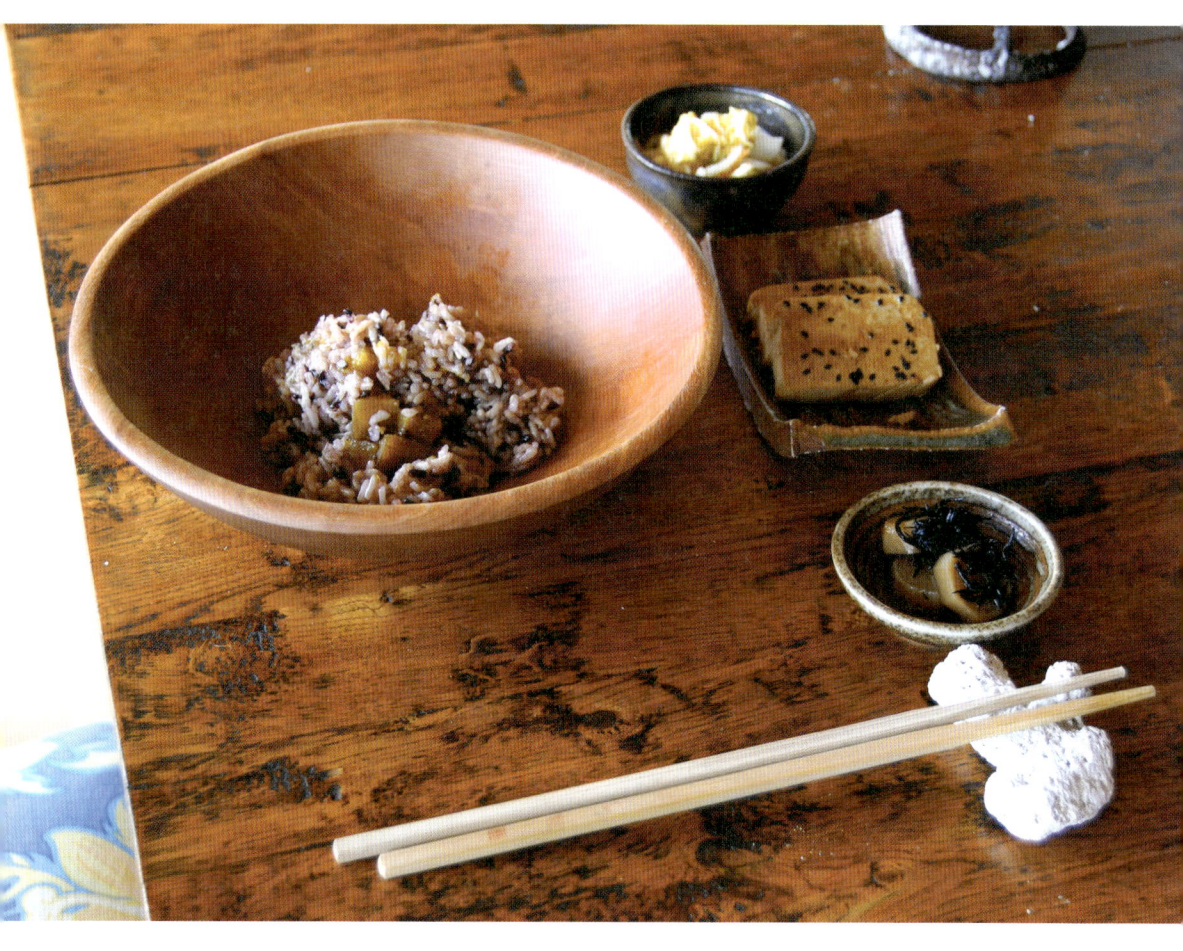

음식을 취할 때에는 기운이 낮은 음식을 피하고
포식을 삼가는 것이 이상적입니다.
어떤 것이든 음식은 몸 안에서 산화되기 때문에
'소식'은 건강을 지키는 데 중요한 역할을 하지요.
또한 기운이 높은 먹을거리들은 항산화 작용을 할 수 있으며
적은 양으로도 높은 에너지를 공급해 줍니다.

해 놓은 뿌리채소나 햇볕에 말린 채소 그리고 절여놓은 채소를 먹으라. 때에 맞는 작물은 철에 따라 변하는 오장의 기능을 강화시켜 줄 뿐 아니라 그 계절에 필요한 영양소를 공급한다. 요즘은 채소와 과일이 시도 때도 없이 쏟아져 나와 우리를 현혹하지만 이는 건강을 해치는 요소가 될 수 있다. 자연의 소리에 귀를 기울이고 그 흐름에 맞는 식재료를 선택하자.

7. 전통적인 식품 food in harmony with tradition

조상들의 DNA는 후손들의 몸에 기록되어 전해져 내려오고 있으며, 그 중 중요한 것이 조상들의 식습관이다. 조상들로부터 내려오는 식습관은 그들이 살아온 땅과 조화를 이루고 있으며 계절의 변화에 맞는 것들이다. 오랜 동안의 시행착오를 거쳐 지혜가 자리를 잡고 그걸 반복하면서 후손들의 체질과도 자연스럽게 조화를 이루게 된 것들이다.

예를 들면 통곡물 중심의 식생활을 했던 동양인들은 육식 중심의 식생활을 했던 서양인들에 비해 장의 길이가 길다는 연구 결과가 있다. 이 때문에 음식이 장에 머무르는 시간이 긴 동양인들은 같은 양의 육식을 섭취했을 때 서양인들에 비해 대장암과 같은 병에 걸릴 확률이 훨씬 높다. 그뿐 아니라 유제품 소화 능력도 현저히 떨어져 서양인들에 비해 유제품을 먹었을 때 질병에 노출될 위험성이 높다. 이렇게 우리가 속해 있는 전통 사회와 우리 조상들이 먹었던 음식을 먹는 것이 나의 건강에도 중요하다는 점을 잊지 말아야 한다.

8. 밸런스가 맞는 음식 balanced food

식단에서 중요한 부분이다. 여기서 밸런스란 산성과 알칼리성 음식의 밸런스, 그리고 탄수화물·단백질·섬유질·비타민 등 영양소의 밸런스 등을 말한다. 또한 신맛·짠맛·쓴맛·매운맛·단맛의 밸런스와 오행에서의 다섯 요소가 갖는 색깔의 밸런스, 조리법의 밸런스 등도 포함된다.

조리법의 밸런스란 끓이기, 굽기, 볶기, 데치기, 찌기 등 긴 시간 익히는 조리법부터 익히지 않고 그냥 먹는 생식까지 조리법을 골고루 사용하는 것을 말한다. 건강한 사람은 생식이 좋지만 소화 기관이 약한 노약자나 건강에 문제가 있는 사람은 긴 시간 푹 익힌 음식이 좋다. 또한 더운 여름에는 익히지 않고 먹는 게 좋지만, 추운 겨울에는 오랜 시간 푹 익힌 음식이 더 좋다. 몸의 기운을 자연의 리듬과 맞추어가며 무리 없는 식단을 짜는 것이 중요하다.

9. 순하면서도 입에 맞는 음식 delicious food

얼마 전 지인으로부터 디톡스에 좋다고 소문이 났다는 음식을 소개받은 적이 있다. 몸에 좋다는 채소를 모두 넣어 푹 삶아 먹는 것이었다. 그런데 보기부터가 우선 부담스러웠다. 칙칙해 보이는 색깔도 그렇고 냄새도 심상치 않았다. 나는 "맛이 있으세요?" 하고 물었다. 그녀는 답했다. "맛이 있긴요. 맛으로 먹나요? 몸에 좋다니까 약으로 먹는 거지요."

귀한 채소가 잔뜩 들어 있음에도 불구하고 맛없게 만들어진 음식을 억지로 먹는다는 것은 자연스럽지 않다. 신선한 식재료는 우선 아름답고 향이 있으며 맛도 좋다. 그것들의 궁합을 맞추어 현명하게 조리하면 영양가 높은 영양식과 치유식이 된다. 자연식이나 치유식이라 해서 맛없고 먹기 힘들어야 한다는 건 잘못된 생각이다.

앞서 언급했듯이, 식재료가 신선하고 뛰어나면 훨씬 더 맛있고 아름답고 향기로운 게 정상이다. 그래서 자연식을 '자연의 식도락 natural gourmet'이라 부르는 것이다. 자연식은 어느 음식보다도 신선하고 아름다우며 향기롭고 품위가 있다. 이를 즐기려면 이를 먹는 사람 또한 그 품위에 맞는 순수한 입맛을 가지고 있어야 한다. 자극적인 음식이나 가공 음식에 길들여진 입맛은 아름답고 향기로운 음식을 즐기지 못한다.

우리의 몸에서는 아름답고 향기로운 음식을 보는 순간 소화 흡수 기관이 가동되기 시작한다. 군침이 돌며 알칼리성 효소인 아밀라아제를 분비하고 위장도 서서히 소화 준비를 한다. 이어서 췌장도 소화 효소를 분비하는 등 온 몸이 만반의 준비를 시작한다. 이 때문에 우리가 먹는 음식은 가장 쉬운 방법으로 소화·흡수되어 짧은 시간 내에 우리의 몸으로 변화한다. 그러니 음식은 신선하고 아름답고 향기로우며 맛이 순한 것이 좋다. 자연식은 이 부분에서 다른 음식에 비해 월등함을 잊어서는 안 된다.

자연식의 이론적 토대
매크로바이오틱, 아유르베다, 음양오행 그리고 영양학

자연 건강식과 치유식은 세계적으로 잘 알려진 고대 치유식의 전통 세 가지를 기본으로 삼는다. 매크로바이오틱, 아유르베다, 음양오행이 그것이다. 이런 전통은 끊임없이 발표되고 사라지는 많은 이론들 속에서도 오랜 세월 동안 살아남고 깊이를 더해온 인류의 소중한 지혜이다.

매크로바이오틱은 한국에서 흔히 장수식, 혹은 뿌리부터 껍질까지 통째로 먹는 방식으로 알려져 있다. '매크로바이오틱macrobiotic'은 '우주적인' '거대한'이라는 뜻의 '매크로macro'와 '생명'이라는 뜻의 '바이오틱biotic'이 합쳐진 단어이다. 해석하자면 "우주의 기운과 조화를 이루는 생명체의 존재 방식"이라는 의미이다.

이 단어를 처음 쓴 사람은 고대 그리스의 의사 히포크라테스다. 그는 병과 환경, 식생활의 관계를 중요하게 생각하며 장수하는 이들을 일컬어 '매크로비오스macrobios'라 불렀다. 20세기 초 일본인 조지 오사와George Ohsawa에 의해 그 철학과 이론이 확립되었고, 그의 제자인 미치오 쿠시Michio Kushi에 의해 세계적인 치유식의 하나로 자리를 굳히게 되었다.

밀가루와 육류 중심의 식생활을 하는 서양 사회에서는 '현미 식이요법'이라 불리기도 하며, 암 치유에 특별한 효과가 있다 하여 '암 식이요법'이라 불리기도 한다. 당뇨병이나 심장 질환을 포함한 많은 현대병에 큰 효과가 있는 것으로 알려져 있다.

매크로바이오틱은 우리가 자연, 나아가 우주와 하나라는 사상에 기초한다. 인간이 자연의 일부이므로 그 기운을 따라야 한다는 것이다. 매크로바이오틱은 자연의 기운을 크게 두 가지로 구분하는데, 하나는 팽창의 기운 expansive energy이고 다른 하나는 수축의 기운contractive energy이다. 마치 지구가 원심력과 구심력이라는 두 개의 반대되는 힘으로 움직이고 있는 것과 유사하다. 이 두 힘의 균형이 무너지면 지구는 우주에서 존재할 수 없다. 매크로바이오틱은 음식이 지닌 기운도 크게 이 두 가지로 보며, 따라서 인간이 먹는 음식도 어느 한쪽으로 치우치지 않게 중심을 잡는 것을 원칙으로 한다.

매크로바이오틱에서 핵심은 현미인데, 이는 현미가 영양과 생명력이 풍부할 뿐만 아니라 중도中道의 기운을 강하게 지닌 음식이기 때문이다. 통식품 전체의 기운을 섭취하므로 뿌리와 껍질을 되도록 있는 그대로 사용하고, 신선한 채소, 통곡물로 맛과 모양이 변하지 않도록 단순하게 조리를 한다. 매크로바이오틱에서는 원칙적으로 전체 식생활의 20~30%를 통곡물로, 생채소와 발효 채소, 익힘 채소를 40~60%, 콩류를 5~10%, 나머지를 제철 과일과 해조류로 구성할 것을 권장한다.

20세기 초에는 전체 식단의 절반 정도를 통곡물로 섭취했지만 환경과 우리 몸이 산성화된 요즘은 곡류의 분량을 줄이고 채소를 더 많이 사용하며 약간의 좋은 기름을 첨가한다.

퍼져나가는 팽창의 기운은 자연에서 꽃을 피운다. 그 기운은 우리의 몸을 느슨하고 부푼 듯 만드는 작용을 하는데, 극팽창의 기운을 가진 음식이 바로 빵과 설탕이다. 반대로 원래의 모습으로 돌아가려는 수축의 기운은 몸의 중심을 향하여 단단하게 뭉치는 작용을 말하는데, 극수축의 기운을 가진 음식은 육류나 소금이다. 짜게 먹거나 소금을 많이 먹는 사람들을 보면 단단하다는 느낌을 받는다. 반면 설탕을 많이 먹는 사람은 부한 느낌, 풀어진 느낌을 주기도 한다.

몸은 자연스럽게 이 기운의 밸런스를 맞추려 애를 쓰는데, 예를 들면 강한 수축의 기운을 지닌 짠 음식이나 육류를 많이 먹으면 팽창의 기운을 지닌 단 음식이나 와인(술)을 찾게 된다. 특히 육식을 하는 이들은 빵을 함께 먹고 다음날에는 설탕을 넣은 커피나 오렌지주스 등 단 조식을 찾는다. 이런 식으로 우리의 몸은 두 기운의 밸런스를 맞추려 안간힘을 쓰는데 이때 많은 에너지가 소진된다.

단 음식을 계속 먹고 싶어 하는 이들에게 영어에서는 "sweet craving이 있다"는 표현을 쓴다. 그럴 때 "단 음식을 끊어야지"라는 다짐만으로는 효과가 없다. 오히려 팽창의 기운 반대쪽에 있는 수축의 기운이 강한 음식을 줄이는 것이 좋다. 그렇게 양극에 있는 식품을 함께 줄이면서 중심을 잡는다. 이것이 매크로바이오틱의 기본 방법인데, 이 과정에서 몸도 평화로워질 뿐 아니라 마음도 안정되고, 특히 그 안정된 에너지가 치유와 해독에 사용될 수 있다.

극팽창 기운을 지닌 식품으로는 약, 가공 식품, 술, 설탕, 우유, 아이스크림, 빵, 흰쌀밥, 흰 밀가루, 열대성 과일 등이 있으며, 극수축의 기운을 가진 식품은 흰 소금, 모든 육류, 계란, 치즈 등이 있다. 스트레스도 극수축의 기운에 해당된다. 그래서 스트레스를 많이 받는 사람은 단 음식이 당기거나 술을 마시고 싶어진다. 팽창의 기운과 수축의 기운의 차이가 적은 중도의 식품에는 현미, 통곡물, 콩, 해조류, 뿌리채소, 온대성 기후에서 자라는 채소, 견과류, 그리고 샘물에서 나오는 신선한 물 등이 속한다.

팽창과 수축의 기운에 따른 음식 분류

수축 contractive	중도 center	팽창 expansive
가공 소금, 쇠고기·돼지고기, 닭고기, 치즈, 생선, 계란, 스트레스	현미, 통곡물, 콩, 뿌리채소, 사계절 채소, 사계절 과일, 해조류, 견과류	설탕, 흰 밀가루, 흰쌀, 열대 과일, 열대성 과일주스, 열대성 채소, 가공 오일, 냉동 식품, 우유, 아이스크림, 술, 커피, 약물

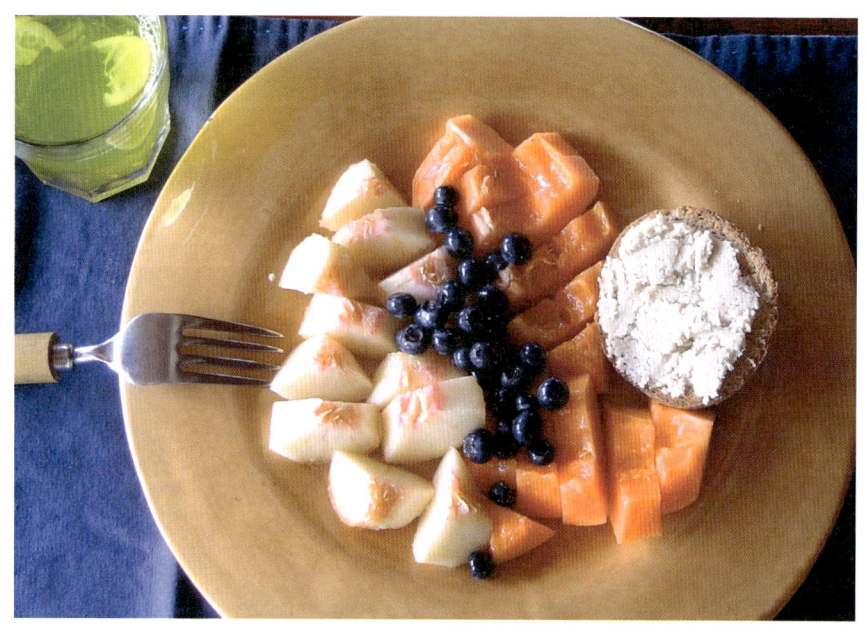

조식에는 단 조식과 짠 조식이 있는데
전날 육식을 한 경우에는 단 조식이 입에 당깁니다.
그것은 육식의 '수축'의 기운이 그 균형을 잡기 위해
'팽창'의 기운인 단 음식을 필요로 하기 때문입니다.
설탕과 같은 단맛을 가미하지 않은 부드러운 자연 과일식으로
몸을 알칼리화시켜 주는 것이 좋습니다.

자연식의 두 번째 토대는 고대 인도의 치유 의학에서 유래한 '아유르베다 식이요법ayurvedic diet'이다. 산스크리트 어로 '아유aye'는 '삶'을, '베다veda'는 '앎'을 뜻한다. 즉 아유르베다란 '삶의 지혜 혹은 생명의 과학'이라는 뜻인데, 식이요법뿐 아니라 요가, 명상, 약초 치료 요법, 마사지 등 여러 가지 치유의 방법이 담겨 있다.

아유르베다에서는 우리 몸을 에너지로 만들어진 소우주로 여긴다. 마음과 정신과 몸은 하나이며, 따라서 우주와 인간의 몸을 연결하는 것을 건강하게 사는 방법으로 생각한다. 많은 종교에서 따르고 있는 식이요법이 아유르베다의 이론을 바탕으로 하고 있는데, 그중 붓다는 이 식이요법 이론을 기본으로 음식을 취하라고 가르친 것으로 알려져 있다.

아유르베다에서는 우주의 기운을 세 가지로 나누고, 그 세 가지 기운의 조화를 이용해 적절한 치유의 방법을 선택한다. 세 가지 기운은 몸을 가볍게 하고 맑고 순수한 기운을 도모하는 '사트바sattva', 정열과 충동, 폭력 등을 대표하는 '라자스rajas', 그리고 게으름과 어리석음의 어두운 상태를 상징하는 '타마스tamas', 이렇게 세 가지로 나뉜다.

아유르베다에서는 사트바 기운이 강한 음식을 권한다. '사트빅 음식sattvic food'은 맑은 마음과 평화로움을 유지해 주는 음식인데, 통곡물, 신선한 채소나 과일, 콩, 견과류 등으로 만들어진 채식 중심의 음식이다. '라자식 음식rajasic food'

은 신경을 자극하고 반응적인 태세를 조작하는데, 대개 자극적인 음식이며 몸에 고통을 유발하기도 한다. 마지막으로 '타마식 음식tamasic food'은 육류나 통조림, 상한 음식, 오래 절여 썩은 음식 등과 같이 죽어 있는 기운을 대표하는 음식을 말한다. 과식도 이에 속한다. 이 타마식 음식은 마음을 어둡고 아둔하게 하므로 지혜롭고 의식 있는 삶을 지향하는 사람들에게는 적합하지 않은 음식이다.

자신이 상황에 늘 민감하고 빠르게 반응하는 사람이라면, 그저 원래 성격이 그런 거라 여기며 넘겨버리지 말고 즐겨 먹는 음식과 생활 습관을 조심스럽게 들여다볼 필요가 있다. 우선 라자식 음식과 같이 몸에 자극을 주는 맵고 짠 음식, 강한 향신료가 들어간 음식을 줄이는 것이 좋다. 이런 라자식 음식은 먹는 순간 신경에 자극을 주며, 몸이 자극 상태에 있으면 자기도 모르는 사이에 참을성이 없어지고 외부 상황에 바로 반응을 하게 된다. 누군가 자신에게 거슬리는 말을 했다고 생각하거나 쉽게 흥분을 하게 된다. 폭력적인 말이나 행동이 쉽게 나오기도 한다. 음식에 담긴 요소들이 신경을 자극해서 몸과 마음을 힘들고 불편하게 하기 때문이다. 그리고 특히 이 라자식 음식은 몸에 통증을 일으킨다. 특히 신경성 질환이나 관절염과 같은 염증 질환이 있거나 몸에 늘 통증을 호소하는 사람에게는 라자식 음식을 중단할 것을 권한다.

타마식 음식은 지혜와 자비로움으로부터 멀어지게 하는 음식이다. 육식, 술 등이 여기에 속하고, 통조림 같은 가공 식품, 오랫동안 절여놓았거나 여러 번 조리한 음식 등이 모두 여기에 속한다. 타마식 음식은 먹으면 먹을수록 계속 그 기운

안에 머물고 싶어진다. 자신의 생각, 자신의 감각에서 빠져나가는 게 오히려 부담스러워진다. 예를 들어 고기를 계속 먹으면 점점 그것만 맛있다고 생각되며 계속 먹고 싶어 한다. 아유르베다에서는 그것을 "어둠 속에 있는 상황이 편하기 때문"이라고 설명한다. 하지만 아유르베다에서는 아픈 이들을 치유하기 위한 육식의 가치 또한 인정한다. 몸에 공기vata의 성질이 강해서 허약해진 특별한 상황이 그런 경우이다. 다만 생명을 지키기 위한 급한 상황이 아니라면 동물이 겪는 고통과 육식을 했을 때 쌓이는 업을 고려해서 채식을 할 것을 권장한다.

끝으로 빼놓을 수 없는 것이 음양오행이다. 음양오행에서 우주는 천天, 지地로 나뉘어져 있으며, 이는 양陽과 음陰으로 해석되기도 한다. 음식에서는 음에 해당하는 찬 기운을 가진 식품과 양에 해당하는 더운 기운을 가진 식품의 조화를 찾아 중도를 택하고, 목木, 화火, 토土, 금金, 수水 다섯 기운을 음식에 조화롭게 사용해 오장의 평안함을 유지하는 것이 핵심이다.

자연식 셰프들은 기본적으로 이 음양오행에 해당하는 음식을 외워서 식단을 짤 때 참고한다. 한 끼의 자연식 식단은 계절에 맞게 음과 양의 기운이 맞아야 하고 오행이 모두 들어 있는 조화로운 식단이어야 한다. 아이러니하게도 그게 바로 서양의 자연식 조리사가 하는 일이다. 자연식을 단순히 채식 식단이라고만 생각해서 이런 기본을 무시하고 육류를 제외한 식단을 짠다면 건강에 문제가 생길 수도 있다.

음의 기운과 양의 기운을 가진 음식

음cold	cool	중도moderate	warm	양hot
소금, 토마토, 멜론, 바나나, 조개	두부, 콩, 밀, 양배추, 샐러리, 오이, 사과, 오렌지, 버섯, 요거트	현미, 옥수수, 렌틸콩, 완두콩, 당근, 호박, 아몬드, 연어	검은콩, 양파, 마늘, 고구마, 와인, 버터, 호두, 브로콜리, 우엉, 키노아	쇠고기, 인삼, 고추

음식에서 음양오행을 적용하는 방법은 음과 양의 기운과 다섯 가지 오행의 기운을 골고루 사용하는 것이다. 오행의 다섯 가지 기운은 음식에서 각기 다른 색깔, 다른 맛을 나타낸다. 그리고 오행에 상응하는 오장五臟도 각기 다르다.

봄에 해동이 되자마자 제일 먼저 땅을 밀치고 솟아나는 것이 새싹이다. 새싹은 오행 가운데서 목木의 기운을 대표하는 식품이며, 오장 가운데서는 해독을 담당하는 간과 담낭의 기운이 이에 속한다. 간과 담낭은 봄에 그 기운이 왕성하며 새싹은 해독을 돕는다. 초록색으로 된 채소들이 목 기운에 속하며, 맛으로는 신맛이 여기에 해당된다.

여름은 화火 기운에 해당하는 계절이다. 이때에는 특히 심장의 기능이 활성화된다. 화 기운이 강한 식품들은 대개 붉은색을 띠고 있으며 맛이 씁쌀하다. 곡류에서는 키노아가 화 기운을 가진 대표적인 식품이며, 씀바귀, 아스파라거스, 실파, 고추, 피망, 딸기나 산딸기, 토마토 등 대개 초여름이나 한여름에 나는 식품들이 여기에 속한다. 이외에도 초콜릿, 와인, 커피 등도 이에 속하는데, 화 기운의 건강한 식품을 잘 먹지 않는 사람들이 이런 가공된 식품을 즐겨 찾는 경향이 있다. 그 결과 심장의 기운이 약해질 수 있으니 주의해야 한다. 특히 심장의 기운이 이미 약한 사람은 이것들을 피하고 화의 성질이 강한 좋은 식품들로 대체해 주는 것이 좋다.

토土의 기운을 가진 대표적인 식품은 겨울 호박이다. 오장의 기능이 원활해지도록 도와 몸을 편안하게 해주며 영양가가 높아서 자연식에서는 빼놓을 수 없는 중요한 식품이다. 호박죽은 병약자나 노약자에게는 점심이나 저녁으로도 좋고, 건강한 사람들의 조식, 또 가을이나 겨울철의 보양 음식으로도 훌륭하다.

이밖에도 노란색이나 주황색을 띠고 있는 식품이 토 기운을 가진 식품에 속하며, 위장과 췌장의 기운을 강화하여 소화 기관의 기능을 돕고 마음을 안정시킨다. 곡물로는 조가 이에 속하고, 옥수수, 호박, 고구마, 바나나, 복숭아, 아몬드, 현미 조청 등이 여기에 속한다.

금金 기운이 강한 식품들은 주로 흰색을 띠는데, 맛은 대부분 칼칼하고 매콤하다. 대표적인 곡류로는 쌀이 있는데, 특히 쌀의 흰 부분이 이에 속한다. 양파나 대파, 무, 연근, 콜라비, 컬리 플라워cauliflower, 마늘, 두부, 배, 와사비, 머스터드 등이 이에 속하는데, 몸 안의 에너지를 순환시키는 역할을 한다. 폐가 금 기운에 영향을 가장 많이 받는 장기이며, 가을에 가장 기운이 활달하다.

수水 기운이 강한 음식은 대개 검은색이나 갈색 등 색깔이 짙은데, 대표적인 식품은 검은콩과 다시마, 말린 표고버섯이다. 장기 중에는 이뇨와 배설 작용을 하는 신장과 방광이 수 기운을 지녔다. 계절로는 겨울이 이에 해당하기 때문에 겨울에 신장의 기운을 보해주는 게 좋다. 오행에서 신장은 수명을 보호하고 관할하는 장기로 특별히 중요하다. 신장에 이상이 있을 경우에는 과한 운동을 피하고 적절한 음식으로 기운을 보충해 주어야 한다.

집에서 대체적으로 쉽게 이 조화를 맞추려면 다섯 가지의 맛과 색깔을 다양하게 담으면 된다.

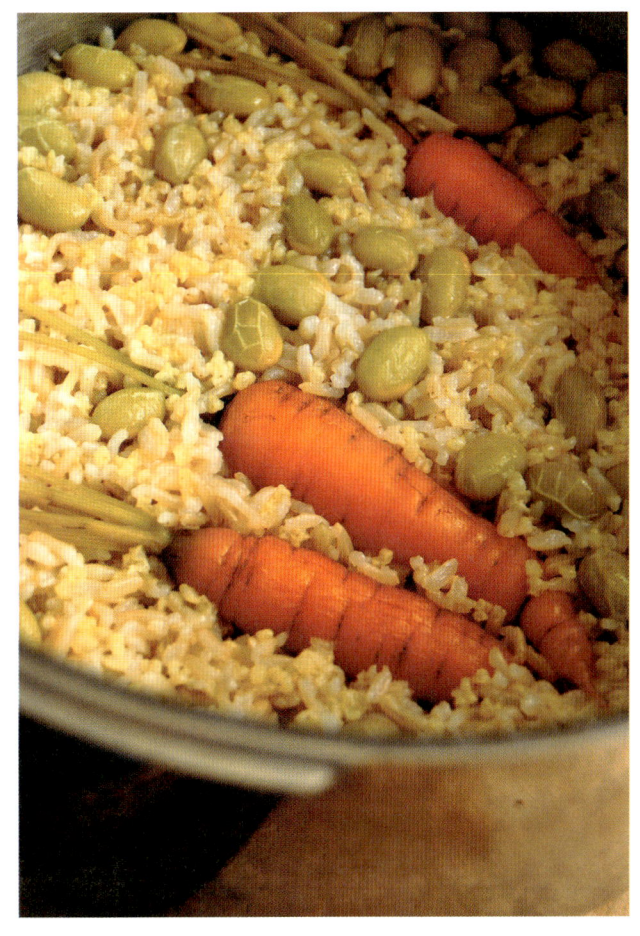

가을은 새로 수확된 통곡물이 풍성한 계절입니다.
또한 땅(土)의 기에서 쇠(金)의 기로
넘어가는 환절기이기도 합니다.
뜸이 잘 들은 현미밥은 금의 기를 대표하는 음식이며
노란색의 조는 토의 기를 대표하는 곡물입니다.
밤새 불린 현미와 조를 이용해 채소밥을 만들어보았습니다.

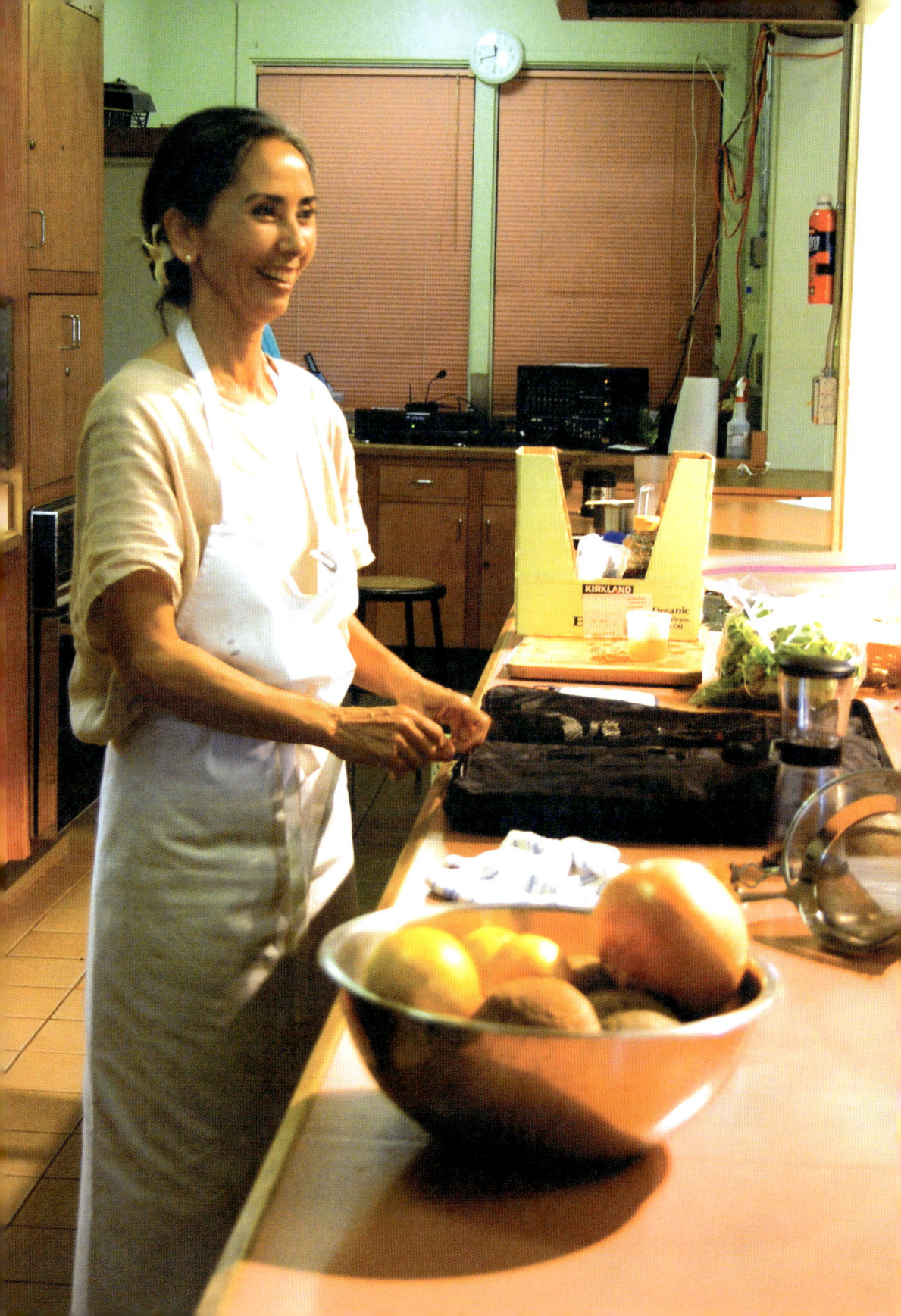

몇 가지 중요한 이야기

PART 3

자연식에서는 우스갯소리처럼 말하곤 하는 일종의 법칙이 있다.
"모든 흰색 음식을 가까이 하지 말라"가 그것이다.
흰 설탕, 흰 소금, 흰 밀가루, 흰 쌀밥, 하얀 유제품……
만들어지는 과정에서 희고 깨끗하게 보이기 위해 너무 많은 첨가제가 쓰이기 때문이다.

통곡물과 콩, 무조건 불리고 싹 틔우기

자연식의 중심은 통곡물과 콩이다. 발아가 가능한 통곡물과 콩에는 동물성 단백질을 따로 섭취할 필요가 없을 정도로 좋은 단백질이 많이 포함되어 있다. 특히 현미와 콩을 동시에 섭취하면 단순 단백질이 완전 아미노산으로 변형되기 때문에, 동물성 단백질을 과하게 먹을 때 생기는 여러 문제점을 피할 수 있다.

그러나 보통 통곡물과 콩은 몸 안에서 쉽게 소화·분해되지 않는다. 이는 생명체의 씨앗인 통곡물과 콩이 자기 씨앗을 보호하는 막을 지니고 있기 때문이다. 그 때문에 통곡물과 콩은 먹기 전에 물에 불리는 것이 좋다. 물에 불리면 통곡물이나 콩은 싹을 틔우기 위해 자신의 보호막을 내린다.

보호막을 내리는 데에는 최소 7~8시간이 걸리는데 싹을 틔우기까지는 조금 더 긴 시간이 필요하다. 싹이 나올 때까지 기다려야 할 필요는 없지만 최대한의 효과를 위해 실온에서 하루 밤 정도 충분히 불리는 편이 좋다. 단지 하룻밤 이상 물에 불리는 경우에는 두 번 정도 물을 갈아주어야 한다.

물에 불린 통곡물은 불리지 않은 것에 비해 섬유질이나 비타민, 무기질이 훨씬 뛰어나며 완전 단백질도 열 배 이상 많이 담겨 있다. 이들은 면역력을 높여 질병을 예방하고 장기의 해독을 도우며 항암 효과까지 있는 완전 식품이다.

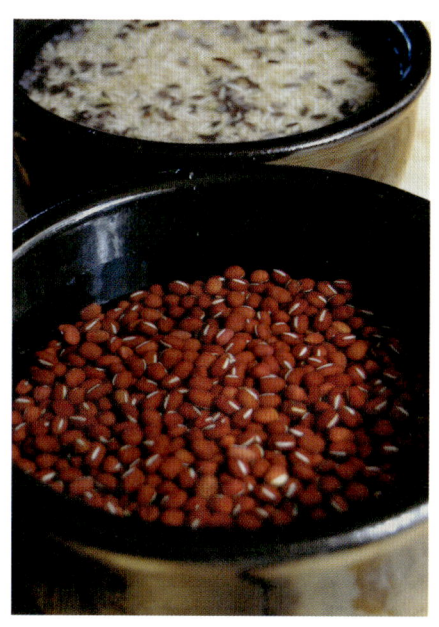

통곡물이나 콩을 써서 음식을 할 때에는
물에 충분히 불렸다가 사용해야 합니다.
순을 틔우는 것과 같은 이치이지요.
그 과정에서 씨앗을 감싸고 있는 막이
내려지고 그 다음에 조리를 해야
소화 흡수가 월등해집니다.
물론 영양가도 더 높게 변형되지요.

소금과 기름

1. 소금

음식을 만들 때 가장 중요한 재료가 무엇이냐고 묻는다면 나는 두말할 것도 없이 소금을 꼽는다. 소금은 예부터 음식을 만들 때뿐 아니라 일상 생활에서도 신비하고 귀한 존재였다. 어른들은 도둑이 들거나 부정적인 사람이 집에 다녀간 뒤에는 문 앞에 소금을 뿌려 기운을 정화하기도 했다. 정갈한 일본 음식점에 가면 문 앞에 접시에 담긴 소금을 볼 수 있다.

소금은 이처럼 신성함을 지닌 바다의 에센스로 여겨졌고, 소금의 흰색은 순결함을 상징했다. 소금은 정화하는 성질이 있어서 자연 치유를 시작할 때에도 바닷물에 몸을 담글 것을 권한다. 이는 몸이 산성화되어 생긴 병을 치유하는 첫 단계인데, 바닷물 안의 소금이 몸을 알칼리화하고 살균 효과도 내기 때문이다. 우리 몸은 지구의 몸과 마찬가지로 72% 이상이 소금물로 이루어져 있다. 이처럼 몸의 상태와 소금의 비율은 중요한 관계를 맺고 있기 때문에 소금의 질은 매우 중요하다.

매크로바이오틱에서는 소금을 강한 수축의 기운을 지닌 음식으로 분류한다.(그러나 정제하지 않은 좋은 천연 소금은 약한 수축의 기운만을 지닌다.) 자연식에서는 설탕은 전혀 쓰지 않지만, 소금은 좋은 것으로 소량 사용한다. 소금은 강한 알칼리성 식품이며 성질이 차고 몸의 기를 아래로 내리는 역할을 한다. 오행에서는 수水 기운에 해당하는데, 그에 해당하는 장기는 신장이어서 소금은 신장의 기능에 중요한 역할을 한다. 그 때문에 잘 알려진 대로 과한 소금 섭취는 신장을 상하게 한다.

소금의 섭취량은 사람과 환경에 따라 알맞게 조절해야 한다. 운동을 많이 하거나 땀을 많이 흘리는 육체 노동을 하는 사람은 적당한 양의 좋은 소금을 섭취할 필요가 있지만, 몸이 잘 붓거나 고혈압이 있는 사람들은 소금의 섭취를 줄여야 한다.

소금 안에 들어 있는 요오드는 갑상선의 건강을 지키는 데 중요한 성분이다. 그러나 정제하는 과정에서 요오드는 모두 사라진다. 화학적인 가공으로 요오드가 다시 첨가된 소금은 오히려 갑상선에 크게 해가 될 수 있다. 한국 음식 중에는 소금으로 절인 음식이 의외로 많은데 질이 낮은 소금을 쓰는 경우가 대부분이므로 주의할 필요가 있다.

소금은 크게 두 종류로 나눈다. 하나는 바닷물을 말려 채취한 바닷소금, 다른 하나는 땅에서 나는 돌소금이다. 바닷소금은 어느 바다, 어떤 환경에

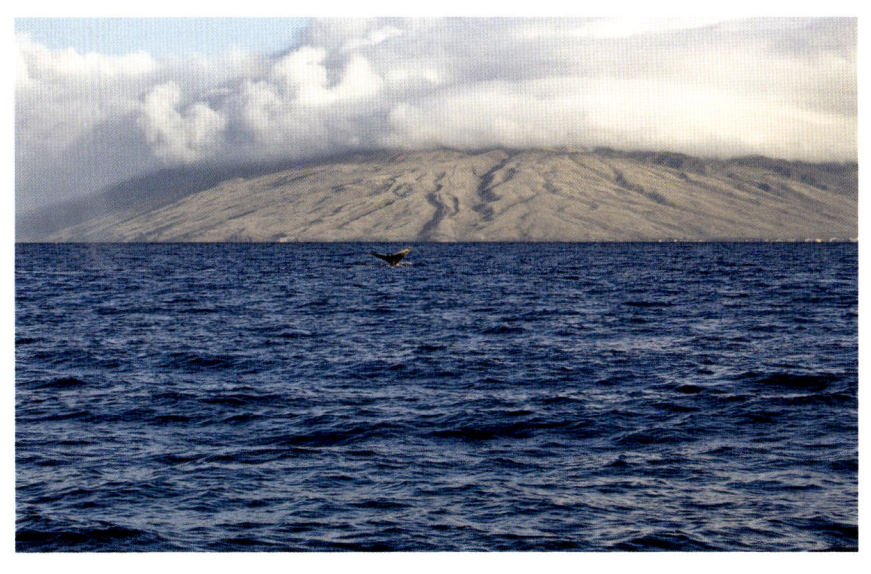

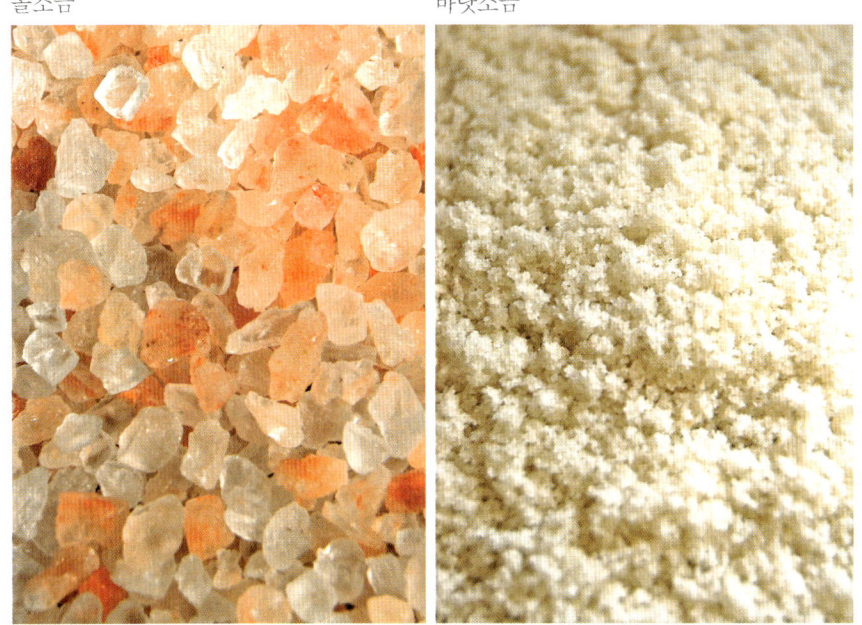

돌소금 바닷소금

서 채취되었느냐에 따라 맛의 차이가 있다. 하지만 우리가 먹는 하얀 소금은 이런 순수한 바닷소금이 아니라 정제한 소금이다. 정제한 소금은 성분뿐 아니라 맛도 순수하지 않아 자연식에서는 쓰지 않는다.

돌소금은 돌이나 수정 같은 모양으로 특정한 지역의 땅 속에 대량으로 묻혀 있다. 흰색에서 분홍색 그리고 옅은 갈색에 이르기까지 다양한 색깔을 띠며, 맛도 바닷소금보다 덜 짜고 복합적이다. 오염되지 않은 바닷소금을 구하기가 점점 어려워지는 요즘, 원시 바다의 소금인 돌소금은 그 순수함과 특이한 맛으로 많은 이의 마음을 사로잡는다. 특히 히말라야 지대는 돌소금의 보고라 알려져 있는데, 이곳에서는 오래전 바다 밑에 있던 지형이 솟아오르면서 고인 바닷물이 증발되어 소금이 만들어졌다. 그 과정에서 땅 속에 있는 각종 미네랄이 소금 안에 녹아들어 독특한 색깔과 순수함이 그대로 보존되었다.

돌소금은 기운이 바닷소금보다 따뜻하고 풍부한 광물성 영양소를 포함하고 있어서 몸이 차고 몸 안에 바람(風)의 기운이 강한 사람에게 좋다. 오래 끓이는 음식이나 삶는 음식에 잘 어울리고 현미밥을 지을 때 조금씩 넣어도 아주 좋다.

2. 기름

모든 기름은 정제된 가공 식품이다. 콩기름이든 올리브유든 참기름이든 모든 기름은 원재료에서 분리·정제되었고, 따라서 쉽게 산화 및 부패되는 성질을 가지고 있다. 플라스틱 병에 담아 파는 시중의 기름은 간혹 유통 기간이 2~3년으로 되어 있는데 방부제를 넣지 않은 좋은 기름이라면 가능하지 않은 일이다.

또 보통 기름을 오픈한 뒤에도 실온에서, 그것도 열감이 있는 싱크대 아래에 보관하곤 하는데 이 또한 적절하지 않다. 특히 식물성 기름은 대개 씨나 견과류에서 추출된 불포화 지방산으로 그 상태가 불완전하기 때문에 쉽게 변질되고 빛과 열에 민감하다. 따라서 정제된 기름은 어둡고 서늘한 곳에 보관하고, 고온으로 조리하는 것도 피해야 한다. 치유식에서는 열 조리를 할 때 기름 대신 물을 쓰기도 한다.

기름을 살 때에는 어두운 유리병에 담겨 있고 입구가 완전히 밀봉된 것을 고르는 게 좋다. 작은 병으로 사서 차고 어두운 곳에 보관하고 되도록 빠른 시일 안에 사용하도록 한다. 기름을 섭취하는 가장 좋은 방법은 정제된 기름보다 호두나 해바라기 씨, 참깨 같은 고지방 통식품을 있는 그대로 먹는 것이다.

기름에는 포화 지방과 불포화 지방, 지방산의 성질을 바꾸어놓은 트랜스 지방이 있다. 포화 지방은 돼지기름이나 소기름, 버터 그리고 코코넛 기름 등과 같이 찬 공기에서 굳어지는 지방인데, 고온에서 안전하게 조리할 수 있다는 장점이 있다. 그러나 콜레스테롤 함량이 높아 건강을 해칠 수 있으니 각별한 주의가 필요하다. 근래에는 건강을 생각하는 이들과 채식주의자들에게 식물성 포화 지방인 코코넛 기름이 많은 사랑을 받고 있다. 특히 비건 베이킹(빵이나 과자를 굽는 것)에서는 버터 대신 코코넛 버터를 이용한다.

상온에서 액체 형태인 불포화 지방은 오메가 9, 오메가 6, 오메가 3으로 나뉜다. 숫자가 낮을수록 지방산이 불완전하고 더 쉽게 산화된다. 그래서 오메가 3 함량이 높은 식품은 열을 가하지 않고 먹어야 하며, 어두운 곳에서 단기간 보관해야 한다. 자연식에서 주목받는 올리브유는 오메가 9 지방산이 높은 불포화 지방이지만 냉장고처럼 낮은 온도에서는 굳는다. 오메가 9 지방산이 식물성 불포화 지방산 가운데서는 가장 안정된 상태의 기름이기 때문이다.

오메가 9 지방산은 흡수가 어려운 오메가 3 지방산의 흡수를 돕고 나쁜 콜레스테롤을 몸 안에서 제거하며 간과 담낭의 기능을 돕는다. 드레싱 등 그냥 먹는 음식에는 엑스트라 버진 올리브유를, 열을 가하는 음식이나 베이킹에서는 그냥 올리브유를 쓴다.

콩기름이나 참기름, 해바라기씨유 등은 오메가 6 지방산이 주를 이루는 기름인데, 적당량만을 사용하는 게 좋다. 특히 한식에 많이 들어가는 참기름과 들기름은 맛과 향을 진하게 하고 보관 기간과 추출량을 늘이기 위해 볶아서 짜는데, 이 때문에 적은 양을 가끔 사용하는 것이 좋다.

오메가 3 지방산은 몸 안에 돌고 있는 나쁜 지방산을 제거하고 혈액 응

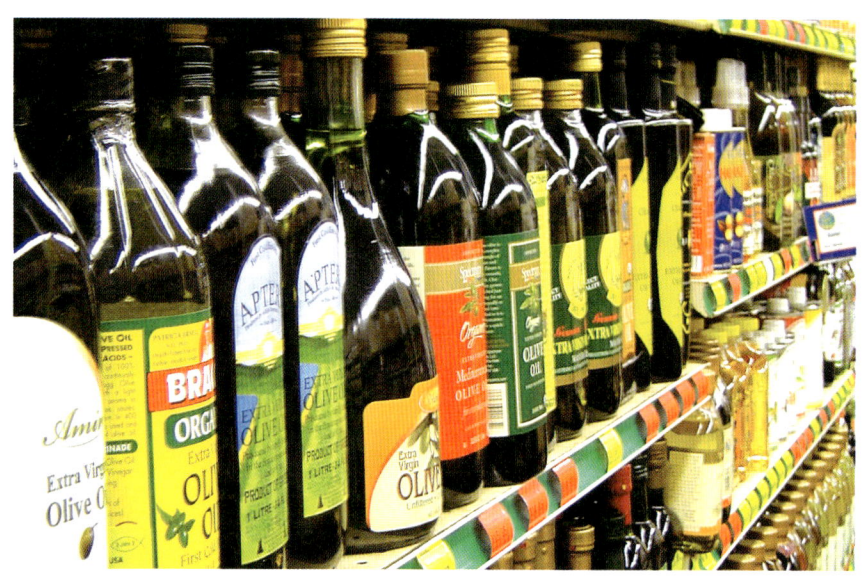
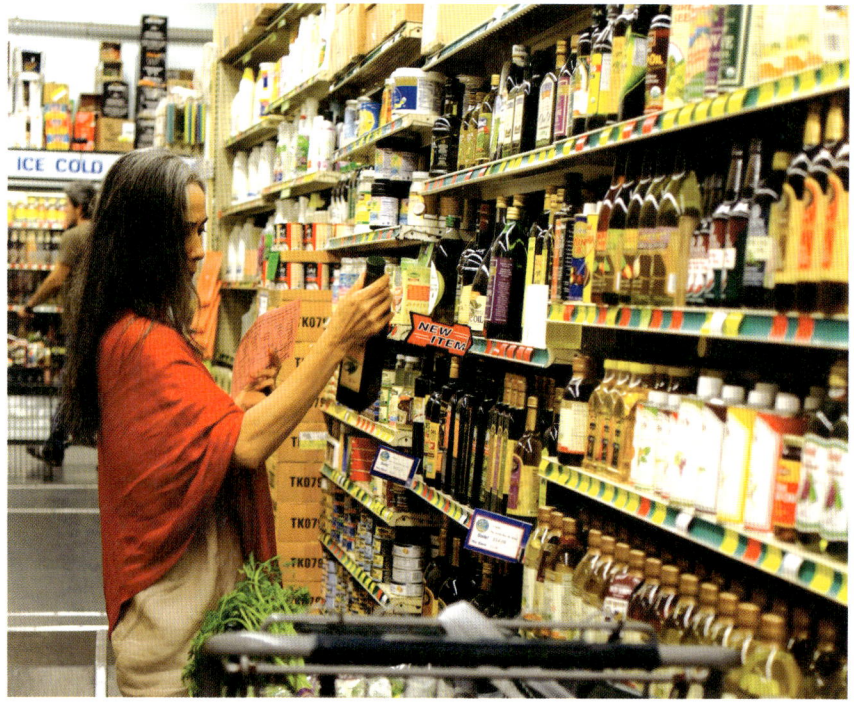

고를 방지하여 동맥경화에 효과가 있다. 또 손상된 신경을 회복하고 뇌의 기능을 촉진하기도 한다. 특히 면역성을 강화시키는 역할을 하기 때문에 치유식에서도 빼놓을 수 없는 유익한 지방산이다. 연어나 정어리, 달걀 노른자에 함유되어 있지만 채식 위주인 자연식에서는 아마씨유나 대마씨유가 각광을 받고 있다.

가장 조심해야 하는 기름은 역시 마가린, 쇼트닝 같은 트랜스 지방이다. 트랜스 지방은 심장병이나 암, 당뇨, 비만, 간질환 등과 같은 심각한 질병을 일으키며 면역력을 손상시킨다. 아이들이 간식으로 즐겨 먹는 빵과 과자에 많이 들어 있으므로 특별히 주의해야 한다.

설탕과 감미료

자연식을 만들 때 특별히 주의해야 할 것은 바로 설탕이다. 자연식에서는 정제된 소금이나 설탕을 쓰지 않는다. 어떤 경우에도 단맛을 내기 위해 설탕을 쓰는 일이 없다. 흑설탕, 각설탕은 물론 콘 시럽, 아가베 등 정제된 스위트너 모두 마찬가지다. 사카린이나 아스파탐은 더 말할 것도 없다. 이런 '제품'들은 모두 심하게 가공되었고, 가공 과정에서 과도한 화학물이 첨가되기 때문이다.

그 대신 자연식에서는 순수 메이플 시럽, 현미 조청, 엿 시럽, 꿀 등을 쓴다. 순수 메이플 시럽의 당도는 설탕의 85% 정도이다. 빵과 과자를 굽거나 디저트를 만들 때 순수 메이플 시럽을 사용한다. 당도 65%에 해당하는 현미 조청은 향과 맛이 무난해 다양한 음식에 사용할 수 있다.

보리로 만든 엿 시럽은 현미 조청에 비해 맛과 향이 강해 양식에는 약간 부담이 되는 듯한 느낌이 들지만, 레시피에 따라 조정해 가며 쓸 수 있으며 동양 음식에서는 쓸 수 있는 가능성이 더 높다. 꿀의 경우에는 자기가 사는 지역에서 나는 정제하지 않은 것을 쓰는 것이 좋다. 자기 지역의 꿀이 면역력 증강에 가장 효과가 있는데 42°C 이상의 열을 가하면 효소와 미세균이 파괴되므로 가능하면 그냥 먹는다.

하지만 자연식에서는 감미료를 쓰지 않는 게 가장 좋다. 치유식에서는 더욱 그렇다. 양파나 당근, 고구마나 호박과 같이 단맛이 강한 채소를 써서 국물을 만들어 쓰고 생과일이나 과일즙을 졸여서 디저트를 만든다.

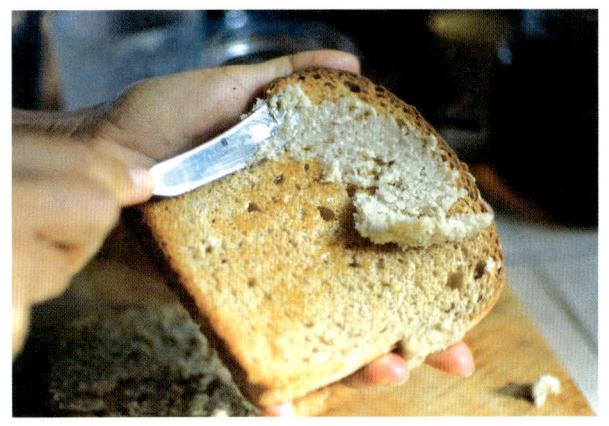

자연식은 늘 귀한 약재나 풀로 생소한 음식을
만들어 먹는 것이 아니라 우리가 늘 대하는
간단한 음식을 중심으로 가공되지 않은 재료를
현명하게 쓰는 것을 말합니다. 흰빵 대신 통곡물 빵을
그리고 가공 유제품인 버터보다는 깨를 간
참깨버터를 쓰고 약간의 동네 꿀을 곁들여봅니다.

그릇과 조리 기구

　　조리 기구에서 무엇보다 중요한 것은 원자재와 실용성이다. 조리 기구의 자재로는 스테인리스, 알루미늄(양은), 유리, 돌, 나무 등으로 다양하다. 알루미늄은 값이 싸고 열 전도율이 높아 많은 사람이 즐겨 사용하는 조리 기구이다. 특히 단시간에 조리를 마쳐야 하는 식당이나 오븐을 사용해 과자와 빵을 만드는 곳에서 널리 사용한다. 알루미늄은 오래 쓰면 중금속을 배출하므로 스테인리스나 유리로 된 조리 기구를 쓰는 이들도 점차 늘고 있다. 그러나 스테인리스로 조리하면 음식이 잘 타고 고루 익지 않으며, 유리는 무겁고 다루기가 어렵다는 단점이 있다.

　　그래서 요즘은 알루미늄과 스테인리스를 적절하게 합성한 조리 기구가 많이 나온다. 불이 직접 닿는 부분은 알루미늄으로, 음식이 닿는 안쪽 면은 스테인리스로 제작한 조리 기구는 단시간에 골고루 조리가 되면서도 쉽게 타지 않는다. 단지 뜨거운 조리 기구에 갑자기 찬물을 붓는 일을 삼가고 씻을 때에도 일단 식힌 다음 찬물에 담가야 한다. 그래야 소중한 조리 기구를 손상시키지 않고 안전하게 오래 쓸 수 있다.

조리 기구에는 특별히 화려한 장식이나 모양이 필요하지 않다. 나는 길게 손잡이가 달린 기구들을 선호하는데, 손잡이 부분이 쉽게 뜨거워지지 않고 한 손으로 움직여가며 조리할 수 있기 때문이다. 그러나 국이나 스튜를 만드는 용량이 큰 기구들은 양손을 모두 사용해야 움직일 수 있으므로 양쪽에 손잡이가 달린 것을 쓴다.

식기를 고를 때에는 플라스틱이나 합성 나무, 알루미늄 그리고 일회용 종이로 된 것을 피해 사기 그릇 같은 도자기 제품으로 믿을 만한 것을 선택한다. 특별히 납 성분이 포함되어 있지 않은가를 살펴야 한다. 색상이나 디자인도 단아하고 간결한 것일수록 싫증나지 않고 오래 쓸 수 있으며, 음식의 색깔과 질감 또한 풍성하게 살아난다.

보관 용기로는 유리나 스테인리스, 도자기 제품이 좋다. 특히 발효 식품이나 식초가 들어간 음식, 양념이 많이 들어가거나 뜨거운 음식은 절대 플라스틱 봉지나 용기를 사용해서는 안 되며, 알루미늄 호일의 사용도 줄이는 게 좋다. 도시락 통으로도 플라스틱이나 알루미늄보다 스테인리스나 나무가 좋고 나무젓가락도 화학 처리를 많이 하니 가급적 쓰지 않는 게 좋다. 집 안에서 간단하게 만든 것을 쓰면 보람도 있고 훨씬 멋스럽다.

행주나 부엌 수건도 키친타월 같은 표백된 일회용 제품보다는 천으로 만들어 쓰는 게 좋다. 세탁이나 설거지를 할 때의 세제도 되도록 자연 세제를 쓰고, 최소한의 양만 사용하는 게 몸에 좋다. 부엌이라는 작은 공간에서 몸에 들어가는 화학 물질을 줄이거나 없애기 위해 할 수 있는 일만 나열해도 우리가 얼마나 많은 화학 물질에 둘러싸여 사는지 절감하게 될 것이다.

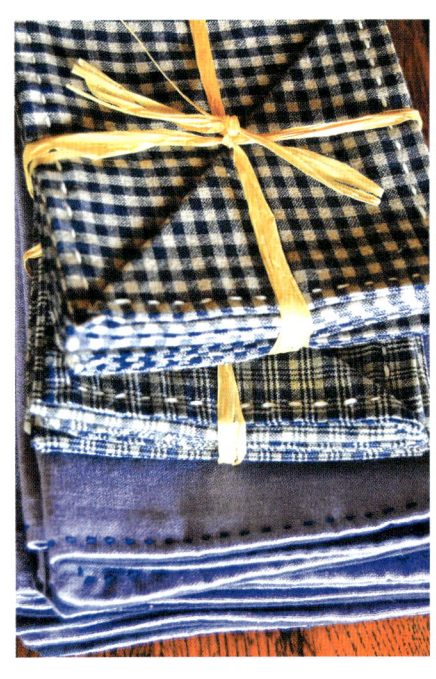
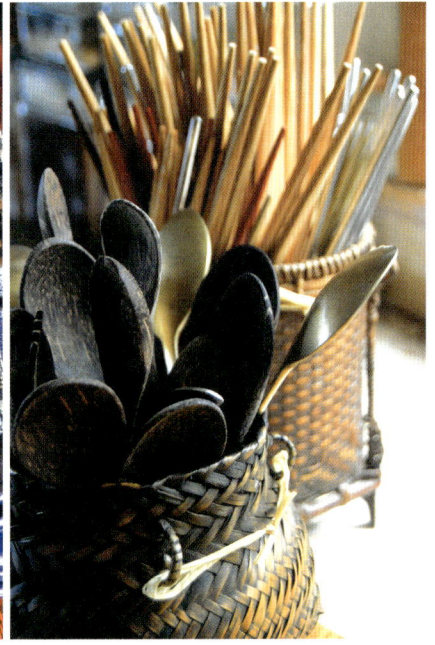

당신의 음식이 온 근원을
거슬러 올라가면

"식품 산업이 이상적으로 생각하는 소비자는, 식탁에 묶인 채 식품 공장에서 뱃속까지 바로 통하는 튜브로 먹을거리를 받아먹는 사람일 것이다."

"먹는 사람이 먹을거리가 농사나 땅과 상관이 있다는 생각을 더 이상 하지 못한다면, 그는 아주 위험스러운 일종의 문화적 기억상실증을 앓고 있는 셈이다."

"식품 산업 입장에서는 먹을거리와 농사 사이의 연관성을 흐려야 하는 충분한 이유가 있다. 소비자가 자신이 먹는 햄버거나 생의 대부분을 제 배설물이 질퍽한 사육장에 갇혀 있던 비육우肥肉牛에서 비롯된 것임을 알아서 좋을 리 없다. 접시에 담긴 송아지 고기 커틀릿이 몸을 돌릴 공간이 없는 사육 칸에서만 살던 송아지의 살이라는 사실을 알아서 좋을 게 없다. 콜슬로(날 양배추를 잘게 썰어서 드레싱을 친 샐러드)에 대한 연민이 덜 자상할지 몰라도, 가로세로가 1.6킬로미터나 되는 양배추 밭이 위생과 생물 다양성에 끼치는 영향이 어떠할지에 대해 생각해 보도록 부추길 필요는 없을 것이다. 거대한 규모의 단일 경작 방식으로 기른 채소란 독한 농약에 의존할 수밖에 없기 때문이다. 좁디좁은 데 갇혀 사는 동물이 항생제나 각종 약품에 의존할 수밖

에 없듯이 말이다."―이상 인용문 모두 웬델 베리,《온 삶을 먹다》

"마지막 나무가 사라진 뒤에야, 마지막 강물이 더럽혀진 뒤에야, 마지막 물고기가 잡힌 뒤에야, 그대들은 깨닫게 되리라. 사람이 돈을 먹고살 수는 없다는 것을."―크리 족 인디언 예언자

하와이 마우이 섬에는 아직도 사탕수수 밭이 넓은 면적을 차지한다. 100여 년 동안 설탕은 하와이 군도의 주 농작물이었고, 노동력은 중국, 일본, 한국, 필리핀 등에서 실어간 값싼 노동자들이 보충했다. 지금은 기계가 노동자를 대신한다. 농장은 공장 시스템으로 돌아간다. 밭에는 제초제 및 살충제 자동 분사기가 설치되어 있다.

사탕수수는 심은 날로부터 2년 만에 수확되는데 그 기간 동안 어마어마한 농약이 살포된다. 농약은 섬 주민들이 숨을 쉬기 어려울 정도로 심각하다. 자기 힘을 잃은 땅은 날로 더 많은 농약을 필요로 한다. 그리고 뿌려진 농약은 얼마 떨어져 있지 않은 바다로 흘러 들어간다. 이런 악순환이 이미 100여 년간 지속되고 있다.

2년이 다 되어 사탕수수를 수확할 때가 되면 그곳 사람들은 새벽부터 밭에 불을 놓는다. 한 구역씩 정확하게 태우는데 그 불길이 어마어마하다. 화학 약품의 독성을 품은 연기가 하늘을 가득 메우고 까만 분진이 사방으로 퍼

져 내린다. 주민들은 그 가루를 '검은 눈black snow'이라고 부른다. 시내에 사는 사람들은 바람을 타고 이동하는 이 검은 눈을 피해 다른 동네로 피신을 하기도 한다.

그렇게 밭 전체를 태우고 나면 새까만 줄기만 남고 그 새까만 줄기를 트랙터가 한꺼번에 거둬 공장으로 가지고 간다. 그걸 짜서 사탕수수의 물을 받는다. 물론 새까만 사탕수수 물이다. 그 액을 끓이고 말려서 결정체로 만드는 과정에서 많은 첨가제가 들어가고, 마지막에 표백제를 넣어 하얗게 만들면 설탕이 완성된다. 처음부터 끝까지 모두 화학 첨가물과 표백제로 만들어지는 것이다. 흑설탕이라 해서 나을 것은 없다. 오히려 흰 설탕에 다시 색을 들이는 과정이 더해질 뿐이다.

다행히 자연식에서는 건강식과 치유식 모두 설탕을 쓰지 않는다. 물론 같은 이유로 정제한 흰 밀가루도 쓰지 않는다. 자연식에서는 우스갯소리처럼 말하곤 하는 일종의 법칙이 있다. "모든 흰색 음식을 가까이 하지 말라"가 그것이다. 흰 설탕, 흰 소금, 흰 밀가루, 흰 쌀밥, 하얀 유제품, 하얀 크림, 하얀 마요네즈, 하얀 닭 가슴살 등 원래 흰색인 통식품을 제외한 모든 흰색 재료는 요리에 쓰지 말라는 의미이다. 만들어지는 과정에서 희고 깨끗하게 보이기 위해 너무 많은 첨가제가 쓰이기 때문이다.

앞장에서 소금의 중요성을 언급했다. 하지만 요즘 같은 때에 깨끗하고

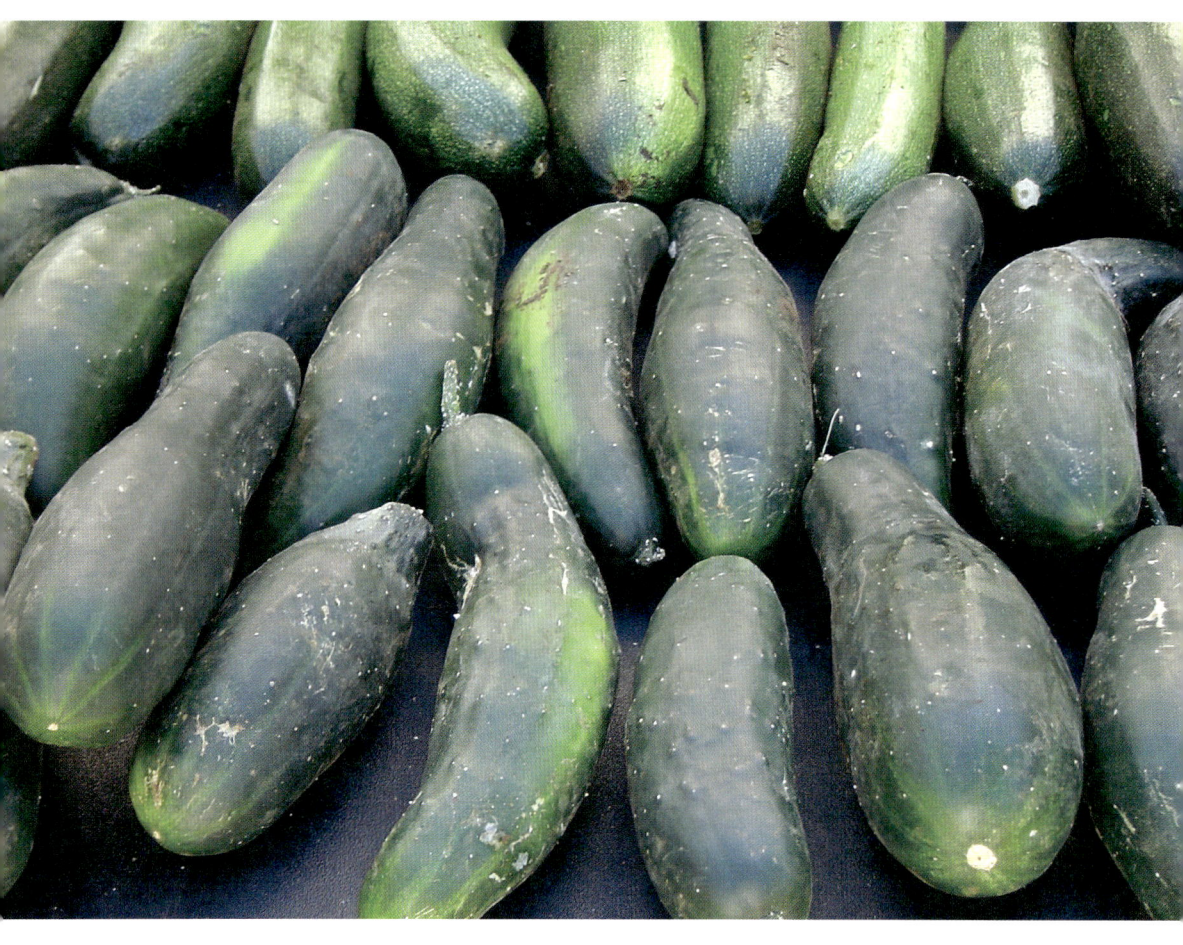

농약을 쓰지 않아서 제멋대로 자란 채소들을 보면
옛 여인네의 순박한 모습을 보는 듯합니다.
그래서인지 더욱 정이 가고 푸근하게 그 아름다움이 느껴집니다.

좋은 소금을 찾기란 쉽지 않다. 바닷물의 오염이 날로 심각해지고 있기 때문이다. 가정용 화학 제품에서부터 농약과 공업용 폐수, 원유, 핵 폐기 물질까지 상상할 수 없을 정도로 많은 양의 오염 물질이 쉬지 않고 강과 바다로 흘러들어가고 있다.

플라스틱의 문제도 만만치 않다. 태평양 한가운데에 미국 텍사스 주의 두 배가 되는 플라스틱 섬이 떠 있다는 뉴스를 접했다. 얼마나 많은 플라스틱이 모여 있는지 상상이 가지 않을 정도이다. 썩어서 흙으로 돌아가지도 못하는 플라스틱이 바닷물에 의해 미세하게 분해되어 바닷물과 함께 떠돈다. 그리고 우리는 그 바닷물을 인류 식량의 보고로 여긴다. 굳이 일본산 해산물의 방사능까지 걱정하지 않아도 "해산물은 식량으로 부적당하다"는 연구 결과가 나오는가 하면, 날이 갈수록 청정 소금의 값이 금값으로 치솟는다. 대체 무엇을 어떻게 해야 한다는 말인가?

이는 더 깨끗한 소금을 찾아 헤매는 것보다, 더 좋은 식자재를 찾으려 애쓰는 것보다 근본적인 문제이다. 우리의 바다, 우리의 땅을 오염시키는 일을 당장 멈추지 않으면 안 된다는 뜻이다. 이것은 환경 단체나 정부 기관만의 일이 아니다. 당신과 나, 그저 흰 설탕 한 수저를 두고 고민하는 우리 모두의 몫이다. 한 명 한 명의 작은 선택이 무엇보다 중요하다. '설마 나 한 사람쯤이야?'라는 생각을 버리고 깨어난 눈으로 사물을 볼 수 있어야 한다. 의식적인 선택을 하고 그 작은 행동들이 모이고 이어지면 변화가 가능하다.

어려 보이기 위해 혹은 예뻐지려 머리를 염색한다 하자. 염색이 건강을 해친다는 걸 모르는 사람은 없을 것이다. 그걸 감수한다 해도 문제는 끝나지 않는다. 세면대에서 씻어버린 염료는 하수구를 지나 어디로 흘러들어 갈까? 땅으로, 강으로, 바다로…… 그리고 당신은 거기서 나오는 소금을 먹는다. 거기서 나오는 굴을 '바다의 우유'라며 먹는다. 우리는 나의 머리 염색과 바다의 오염을 쉽게 연결시키지 못한다.

그뿐만이 아니다. 작은 비닐 봉투에서부터 화장품, 세탁 세제, 청소 세제, 건물 자재 등 땅과 바다를 오염시키는 화학 물질의 종류는 끝이 없다. 하지만 우리의 의식은 언젠가부터 자연의 진리에서 슬며시 끊어졌다. 어디서부터였을까? 어째서 끊어졌을까? 무엇이 우리의 의식을 이렇게 끊어지게 했을까? 분명 우리는 언제부터인가 스스로 만든 개념에 갇혀버렸다. 이제는 선조들의 지혜를 다시 배우고 우리 깊숙한 곳에서 이미 알고 있는 지혜와 연결되어야만 한다.

내 몸을 건강하게 하려 시작한 자연식 식생활은 우리에게 의식意識에 대한 의문을 던지고, 이는 지구 환경에 대한 성찰로 이어진다. 몸이 맑아지면서 마음과 정신도 맑아져 사물의 실체가 확연하게 보이기 시작한다. 옳고 그름에 대한 정의도 달라진다. 우리가 우리 안에 이미 자리 잡고 있는 지혜와 연결만 된다면, 우리는 자연스럽게 다른 선택을 하게 될 것이다.

우리 모두는 누구나 깨어난 의식으로 돌아올 수 있고 의식적인 선택을 할 수 있다. 그리고 지금이 바로 그때이다. 바로 지금, 우리는 깨어나야만 하고 변하지 않으면 안 되는 시점에 서 있다. 우리의 선조들이 그랬듯이 우리도 살아있는 지구를 다음 세대에게 물려주어야 한다. 우리는 이 지구의 소유주가 아니다. 잠시 살고 있을 뿐이다. 우리의 존재가 몸에 깃들어 있듯이 말이다.

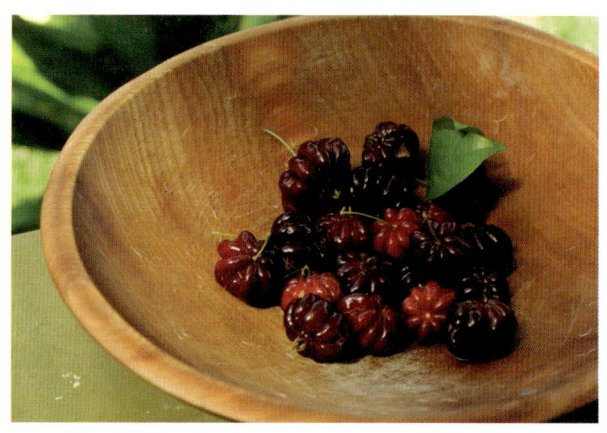

아침에 뜰에 내려가 따 온 수리남 체리입니다.
자연이 공급하는 먹을거리는 적은 양으로도
많은 기운을 줍니다. 많은 사람들이 재난을 당하고 있는
어려운 때에 적은 먹을거리를 귀하게 여기고
서로 나눌 수 있는 마음이 어느 때보다도 필요합니다.

자연스럽게, 자유롭게 요리하기

앞서 이 요리책의 특징을 설명할 때 언급했듯이 레시피에는 정답이 없다. 따라서 내가 만들 때를 기준으로 '레몬주스 1/3컵' '마늘 1쪽' 등으로 양을 표현하기는 했지만 그것이 '정량'은 아니다. 상황이나 계절에 따라 무언가를 더 넣거나 덜 넣을 수 있다. 양을 지키는 것에 사로잡힐 필요가 없다. 몇 인분이라고 표시하지도 않았다. 3~4명을 기준으로 생각하기는 했지만 적게 먹는 사람들이라면 5~6명이 먹을 수도 있을 테니 말이다. 나눠 먹을 사람이 많다면 분량을 늘이면 되고, 저장할 수 있는 절임채소류는 넉넉하게 만들어 2~3일 동안 먹어도 좋을 것이다.

다만 음식은 신선하게 먹는 게 가장 좋다. 그러니 너무 많이 남아 보관해 두기보다는 요리를 해서 그때그때 먹는 게 좋다. 무엇보다 중요한 것은 요리하는 자신을 믿고 소박하고 자연스러운 방법으로 즐겁게 만들고 먹는 것이다.

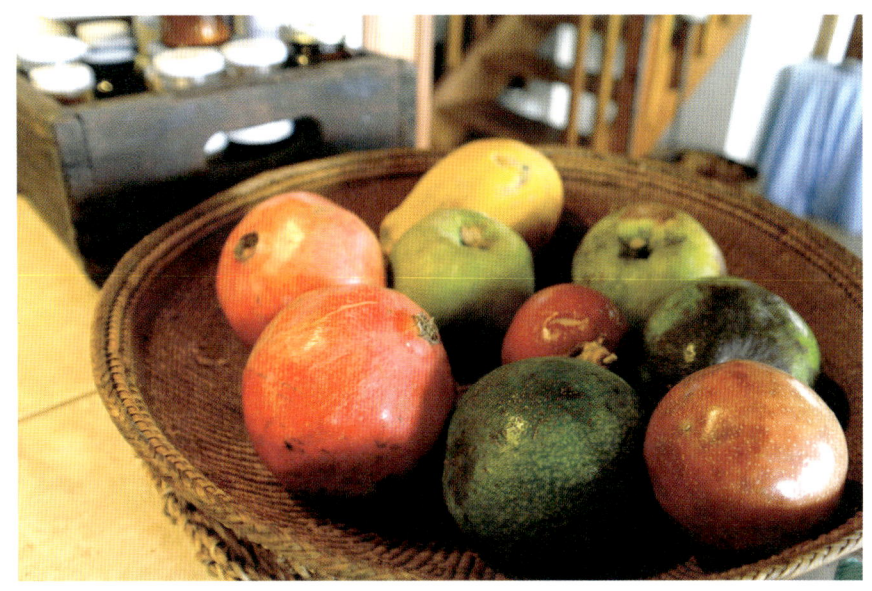

농약을 쳐서 기른 과일에 비해 무농약 과일들은
색깔이나 생김새가 온전하지 않습니다.
찌그러져 있기도 하고 울퉁불퉁하기도 하며
새나 벌레가 먼저 입을 댄 것들도 있습니다.
우리 입에 맞으니 그 녀석들에게도 맛이 있겠지요.
같은 때에 같은 곳에서 살고 있는 것도 인연인데
나누어 먹을 수 있다는 것이 신기하고 흐뭇합니다.

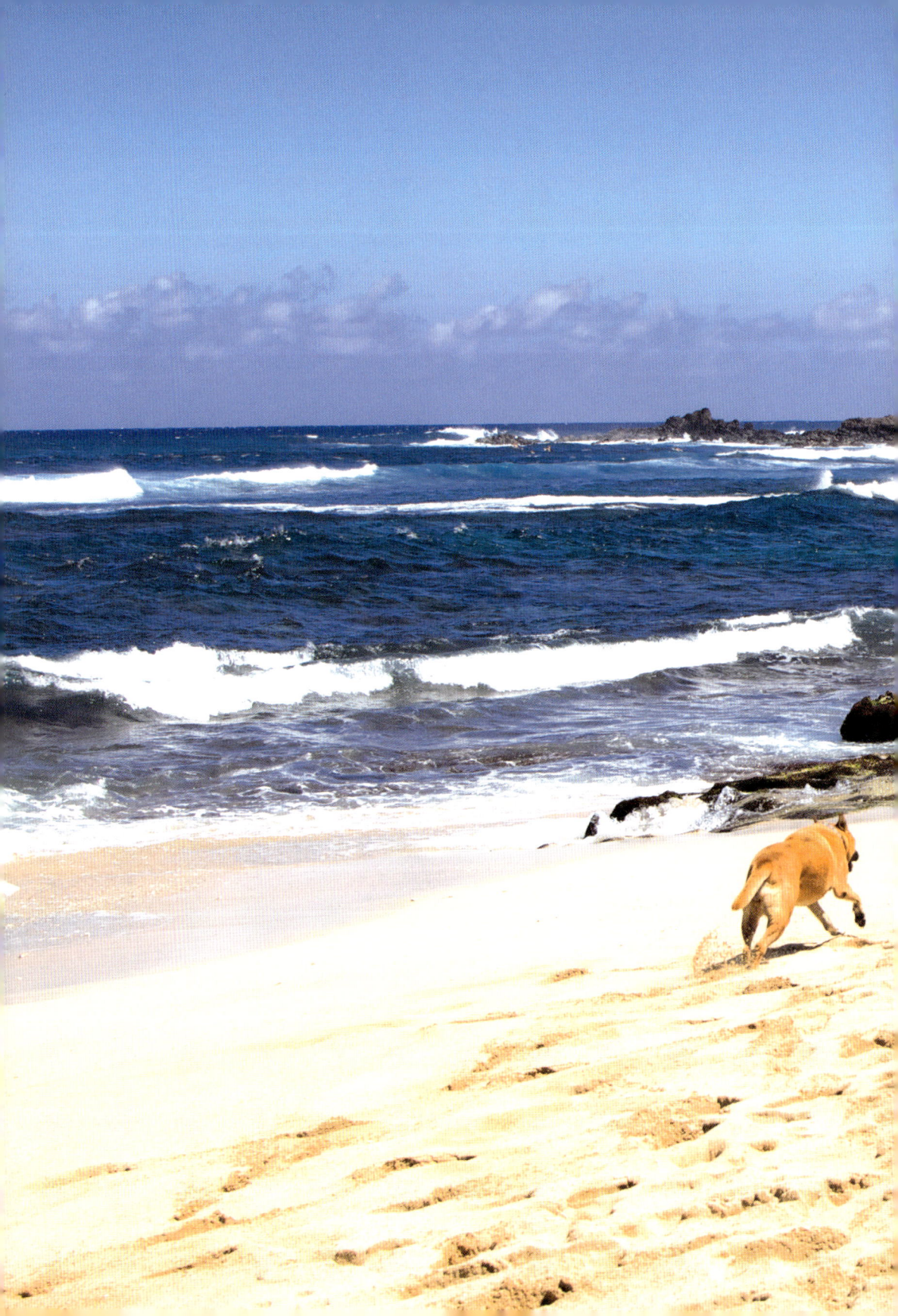

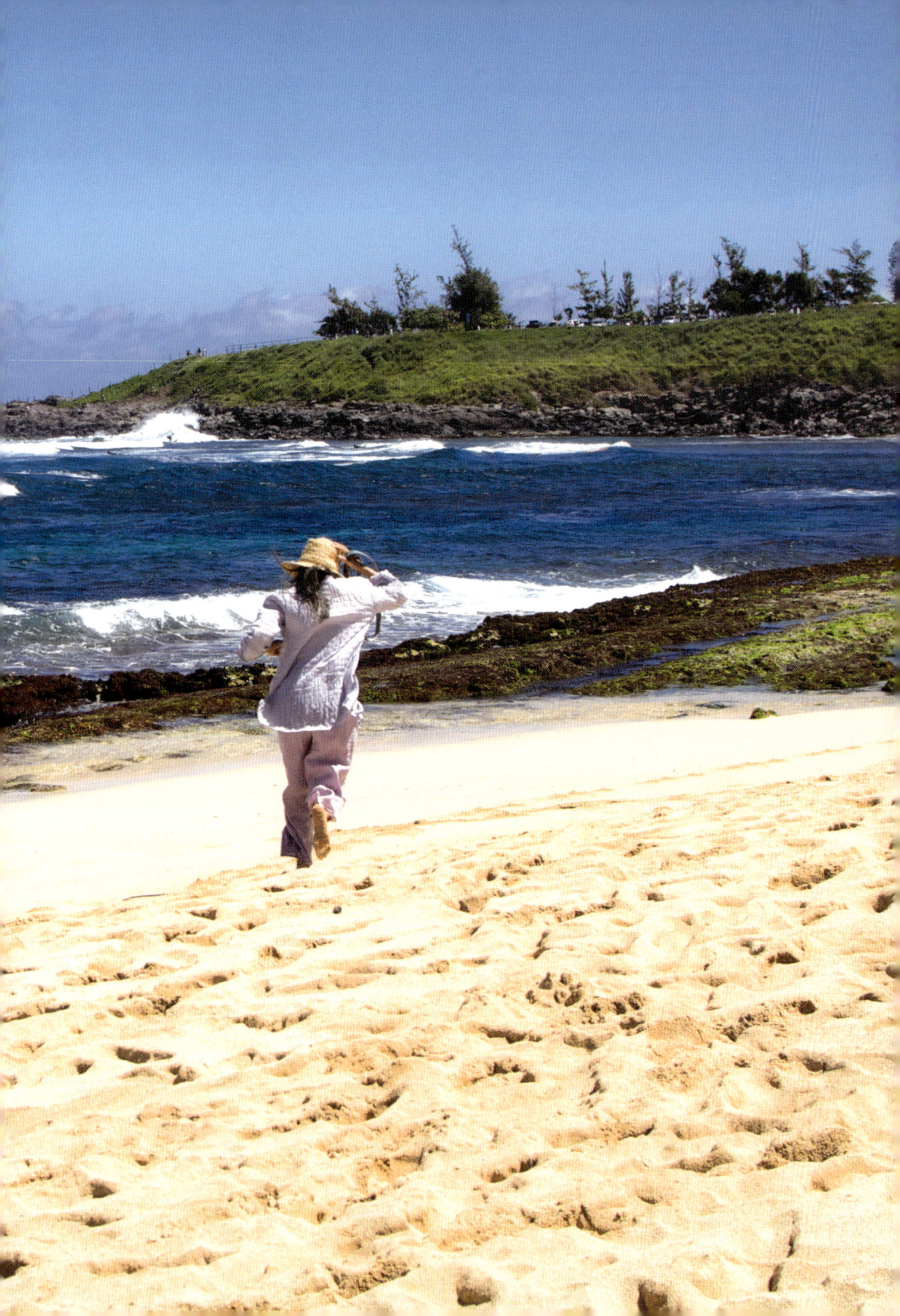

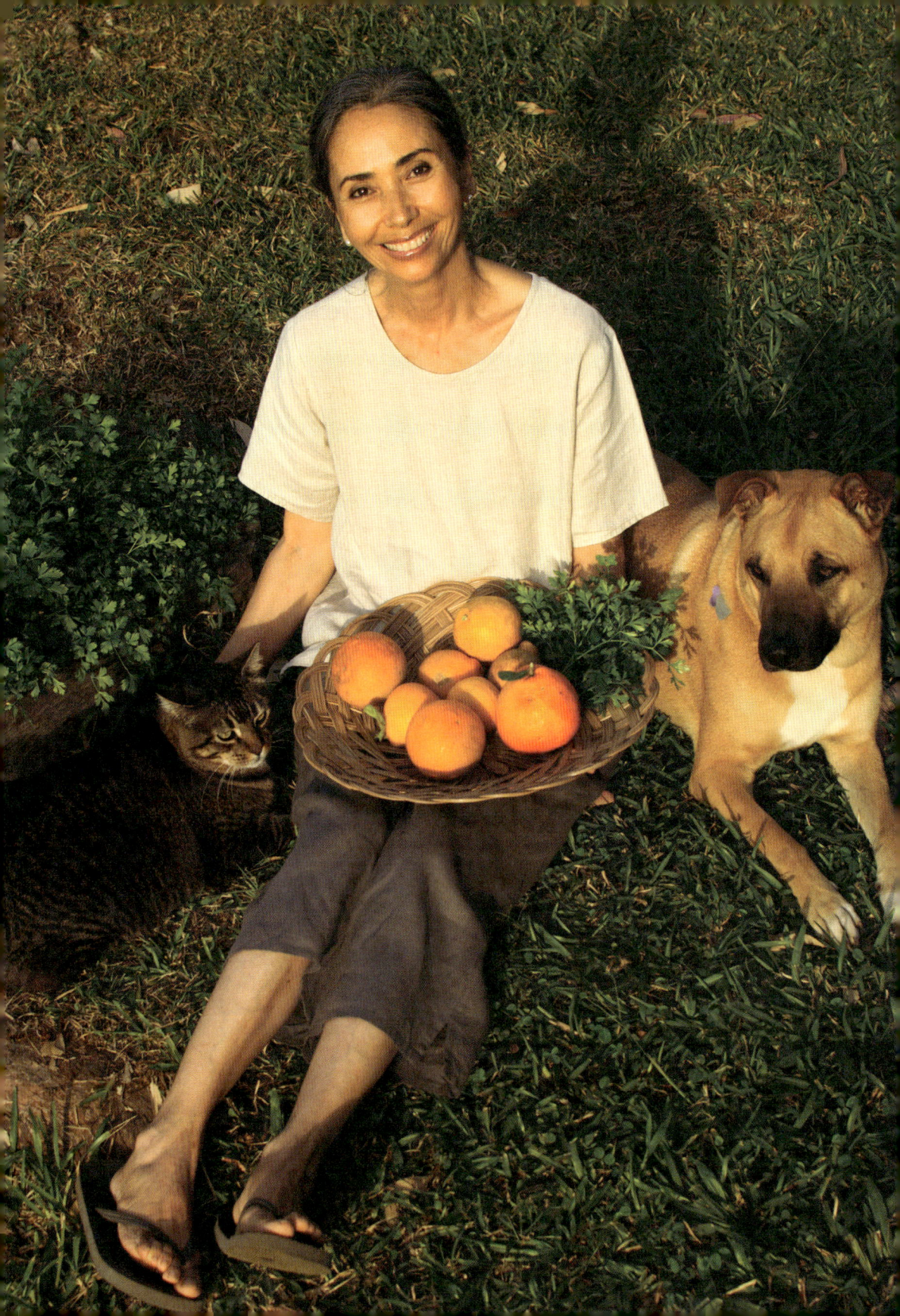

자연 건강식

PART 4

좋은 국물을 기본으로 자연 건강식에서 가장 먼저 고려하는 것은
통곡물 메뉴이다. 현미를 비롯한 통곡물은 매크로바이오틱에서
중도의 기운을 지닌 식품으로 가장 중요시되며,
질 좋은 탄수화물이 많이 포함되어 있어 식단의 중심이 된다.

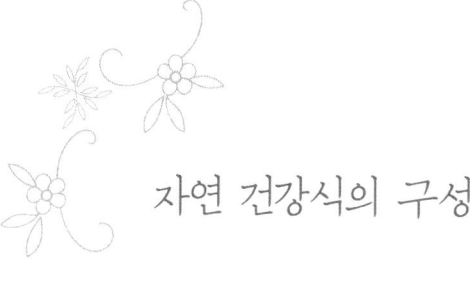

자연 건강식의 구성

생명체가 살아가기 위해 가장 중요한 것은 호흡이고, 그 다음이 바로 물이다. 우리의 몸은 지구와 마찬가지로 4분의 3 정도가 물로 이뤄져 있다. 따라서 좋은 물을 공급하는 것은 생존에 절대적이다. 그런데 물은 에너지와 기억을 담고 있는 물질이다. 사랑을 보내면 분자에 사랑을 기억하고 미움을 보내면 미움을 기억한다.

이는 물을 주요 성분으로 하는 모든 생명체의 성질이 된다. 나무와 풀도 그렇고 개나 고양이, 그리고 인간도 마찬가지다. 이렇게 본다면 "좋은 물 하나로도 인간의 품성과 형태가 바뀔 수 있다"고 말할 수 있다. 좋은 물은 몸을 청결하게 하고 불순물을 몸 밖으로 내보낼 뿐 아니라, 우리의 정신과 마음 상태에까지 직접적인 영향을 미친다.

음식을 만드는 과정에서도 물의 역할이 제일 중요하다. 어느 전통이냐를 막론하고 음식의 시작은 국물이다. 거기에는 예외가 없다. 좋은 국물은 좋은 음식의 기본이 되며 건강한 음식을 조리할 때 빼놓을 수 없는 중요한 역할을 한다. 국물은 국이나 찌개, 수프를 만들 때 사용되고 밥물과 소스, 끓이는 요리나 볶는 요리 등에도 다양하게 쓰인다.

좋은 국물을 기본으로 자연 건강식에서 가장 먼저 고려하는 것은 통곡물 메뉴이다. 현미를 비롯한 통곡물은 매크로바이오틱에서 중도中道의 기운을 지닌 식품으로 가장 중요시되며, 질 좋은 탄수화물이 많이 포함되어 있어 식단의 중심이 된다. 통곡물은 발아 기능을 상실한 흰 곡물에 비해 생명력이 있고 비타민과 섬유질을 포함해 영양가가 높다. 따라서 높은 기운을 가지고 있는 완전 식품에 속한다.

발아 현미, 통찹쌀, 보리, 조, 수수, 통옥수수 그리고 통밀이나 호밀로 만든 빵이나 국수 등이 통곡물에 속하며, 갖가지 생콩과 말린 콩도 여기에 포함된다. 채식 중심의 자연 건강식에서는 식단을 만들 때 쌀, 보리, 콩 등의 곡류를 먼저 결정한 뒤 메뉴를 생각한다.

자연 건강식에서 다음으로 고려할 것은 역시 채소다. 채소는 자연식을 대표하는 먹을거리이다. 철에 따른 갖가지 채소들은 알칼리성 식품이며, 비타민이나 무기질 그리고 섬유질 등 영양가가 풍부할 뿐만 아니라 항산화 작용, 항암 작용 등 인체에 수없이 많은 좋은 영향을 미친다. 우리 인체의 건강과 치유에 반드시 필요한 먹을거리이다.

채소는 성질과 계절에 맞추어 각기 다른 방식으로 조리하는 것이 좋다. 팽창의 기운이 강해지는 봄이나 여름철에는 주로 그때 나는 푸성귀나 잎채소를 즙을 내거나 생으로 먹을 수 있다. 여름에는 몸에서 열을 내보내는 효과가 탁월한 오이나 상추를 살짝 절이거나 생으로 먹는 것도 좋다. 수축의 기운이 강해지는 시기인 가을과 겨울에는 뿌리채소나 줄기채소를 오븐에 굽거나 장시간 끓여 봄과 여름보다는 더 오래 조리하는 방식을 선택하는 것이 이상적이다.

매크로바이오틱에서는 채소와 더불어 해조류를 권한다. 해조류는 채소에 들어 있지 않은 미네랄을 많이 함유하고 있으며, 깨끗한 혈액을 만들고 뼈를 튼튼하게 한다. 매크로바이오틱에서는 콩과 해조류를 하루 식사량의 10% 정도로 섭취하기를 권장한다. 자연 건강식에서 해조류를 중요시하는 다른 이유는 해조류가 강한 알칼리성 식품이기 때문이다. 몸이 산성화되어 여러 가지 질병이 생기는 요즘 알칼리성 식품은 몸의 밸런스를 위해 매우 중요한 식품이다.

예부터 우리나라에서는 아이를 낳은 후 해독 보양식으로 미역국을 먹고 일상에서 김구이를 먹는 등 해조류를 자연스레 먹어왔다. 이 책에서는 해조류에 대해 많은 레시피를 다루지는 않았고 간단하게 짚고 넘어가는 정도에 머물렀다.

자연식 중심의 식사를 한다고 해서 무조건 채소만 먹어야 하는 것은 아니다. 건강한 인체의 균형을 유지하기 위해서는 해조류나 기름, 단백질도 소홀히 할 수 없다. 성장기 어린이나 생활 여건과 체질상 동물성 단백질을 필요로 하는 사람도 있으나 대부분은 많은 양이 필요한 것은 아니기 때문에 소량의 계란으로도 충분한 경우가 많다.

자연식에서는 계란을 조금씩 먹는다. 계란은 유정란과 무정란이 있는데, 채식을 하는 이들은 자연 방사한 계란을 추천한다. 계란 요리를 할 때에는 노른자와 흰자를 모두 쓰는 것이 중요하다. 흰자는 팽창의 기운과 찬 기운을 지니고, 노른자는 수축의 기운과 따뜻한 기운을 지니기 때문이다. 강한 불에서 익히는 것을 피하고 물이나 기름을 섞어 잘 저어서 저온에서 천천히 익히면 계란에 부드러움을 더해준다.

끝으로 과일은 두말할 것 없이 자연이 베푸는 최상의 먹을거리이다. 알칼리성 식품인 과일은 장에 부담을 주지 않고 곧바로 몸 안에서 에너지로 동화된다. 따라서 빠르고 쉽게 에너지를 공급받을 수 있다는 장점을 가지고 있다.

여름이나 가을에 난 과일을 말려서 다른 계절에 사용하기도 하는데, 햇볕에 말리는 과정에서 자연적으로 그 기운이 생과일보다 따뜻해진다. 따라서 말린 과일은 겨울에 주로 먹는 메뉴에 많이 사용된다. 다만 과일은 지역에서 난 유기농 과일을 먹고 채소에 비해서는 다소 적게 먹는 게 바람직하다.

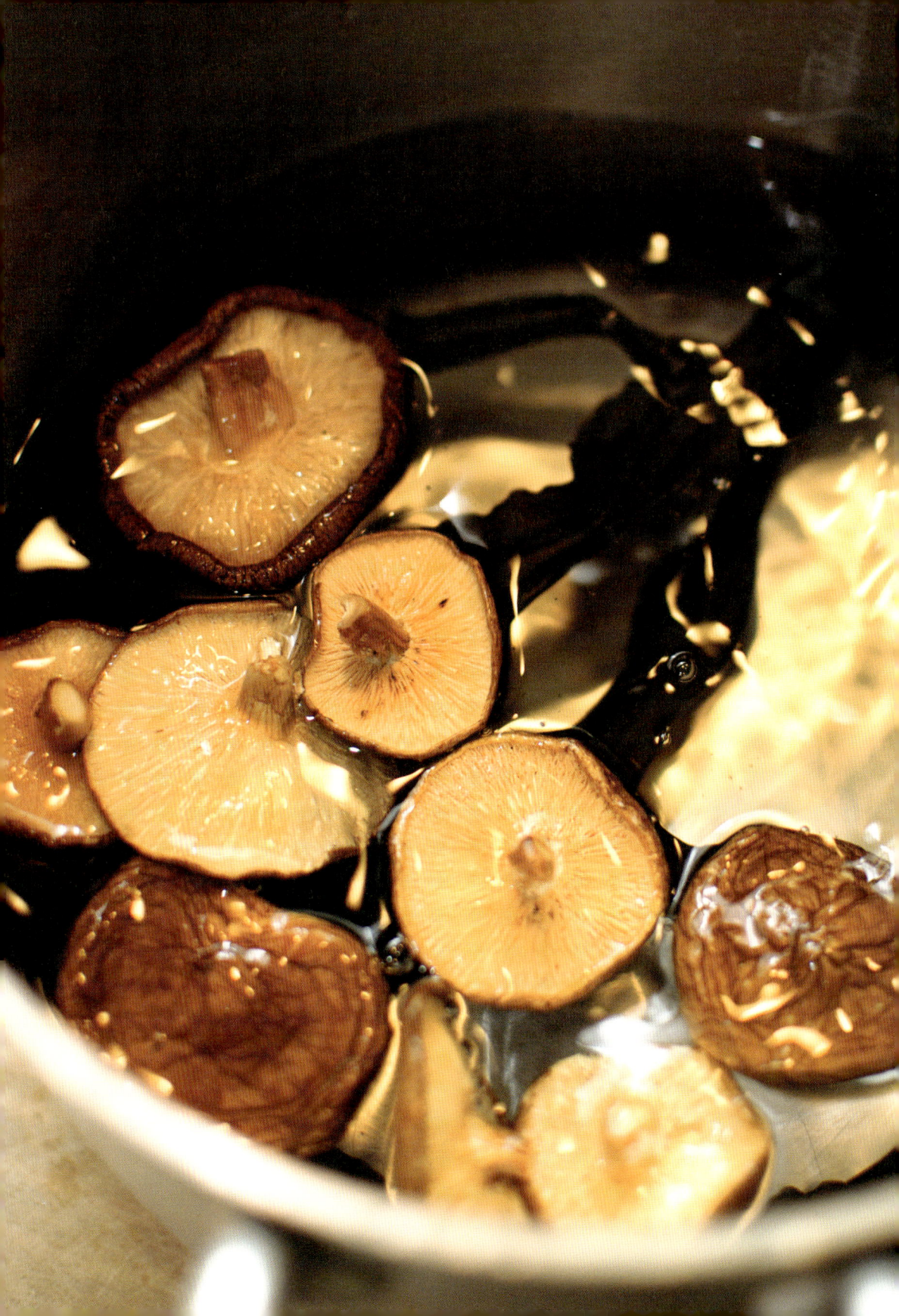

모든 요리의 시작
국물

🌿 자연식에서 주로 쓰는 국물은 전통적인 서양식 채소 국물과 동양의 다시마 버섯 국물이 있다. 때에 따라 사골이나 생선의 뼈를 삶은 국물을 포함하기도 한다.

서양식 수프나 소스, 국수 등의 음식을 할 때에는 미르포아Mirepoix(보통 소스를 만드는 데 쓸 토막 썬 양파, 당근, 셀러리 등의 채소 모음을 말함)라는 채소 국물을 만들어서 쓴다. 미르포아를 만들 때에는 우선 채소를 작은 사각형으로 잘라 올리브유나 코코넛유에 서서히 볶거나 오븐에 구워 시작한다. 기름을 쓰지 않고 아주 적은 양의 물을 넣어 물 볶음을 하기도 한다. 그 다음 찬물을 붓고 허브를 넣어 서서히 끓이는데 이때 양파와 당근, 셀러리의 비율은 2:1:1로 하고, 기호에 따라 2:2:1로 변형해서 쓰기도 한다.

일반적인 채소 국물을 만들 때에는 채소나 허브를 잘게 썰어서 쓰는 방법과 음식을 만든 뒤 잘려나간 채소들을 모아서 국물을 내는 방법이 있다. 국물을 만들 때에는 꼭 찬물을 부어 끓이고, 뚜껑을 덮지 말고 1시간 이상 서서히 끓인다. 이때 10분이나 15분 간격으로 위에 뜨는 거품을 걷어낸다.

한번 만든 국물은 식힌 다음 냉장고에 넣어 3~4일 정도 보관할 수 있으며, 미르포아 국물일 경우에는 냉동고에 얼려놓았다 다시 쓸 수 있다.

국물 | 채소 국물 1

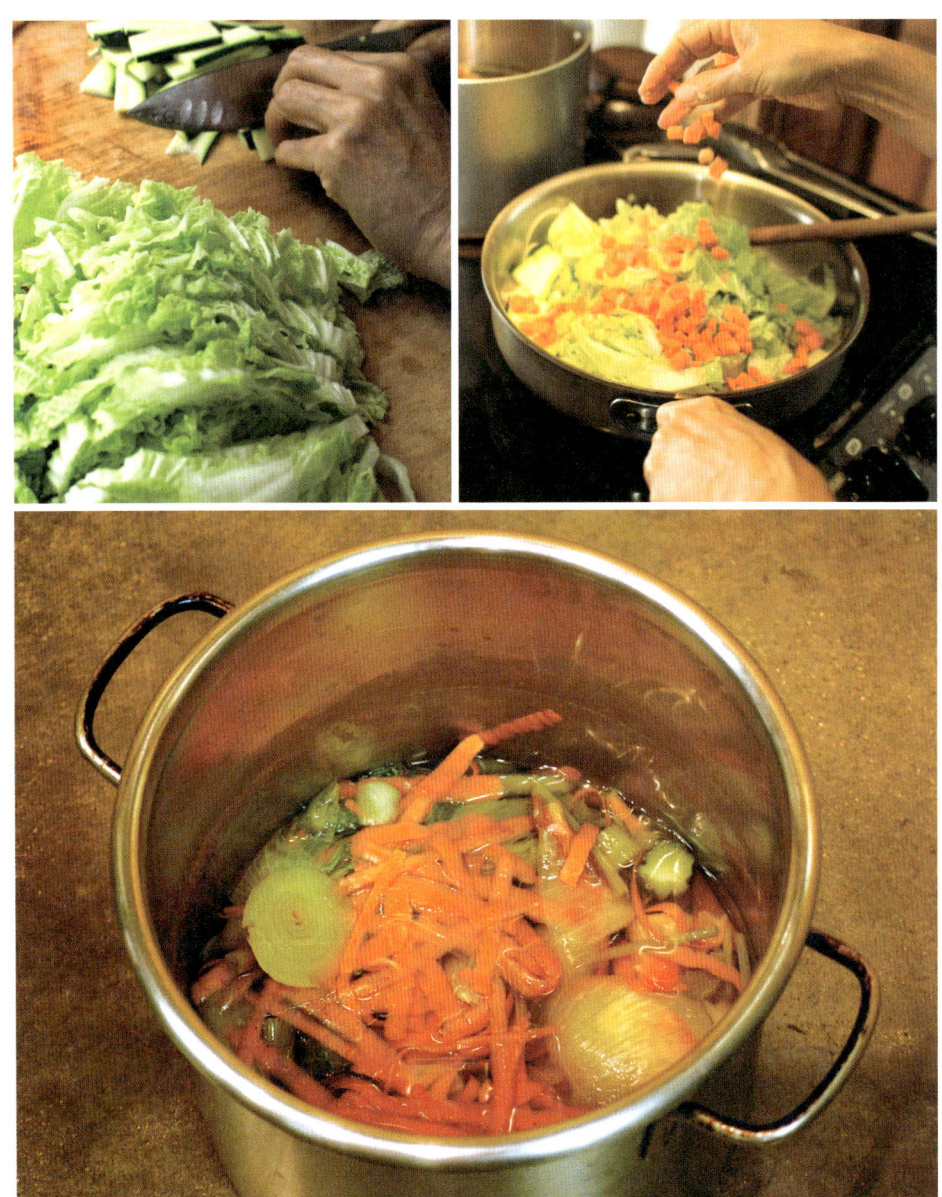

재료 양파 2개, 당근 4~5개, 셀러리대 3개, 로메인 상추 1개, 대파, 파슬리 잔뜩, 월계수 잎, 타임, 마늘 약간

1 모든 채소를 같은 크기로 대강 썰어놓는다.
2 두꺼운 냄비에 맹물을 약간 넣고 먼저 양파를 서서히 볶은 뒤 당근과 셀러리대를 넣어 부드러워질 때까지 볶는다.
3 마지막으로 상추, 대파, 파슬리, 월계수 잎, 타임 등 허브와 마늘을 넣고 찬물을 넉넉하게 부어 끓인다. 불을 줄인 채 뚜껑을 닫지 않고 서서히 끓인다.(1시간 정도.)
4 체에 걸러서 국물만 받아 낸다.

채소 국물은 양파와 당근, 셀러리를 기본으로 하며, 기호에 따라 다른 채소나 마늘 혹은 호두를 함께 넣을 수도 있다. 위에 소개한 재료처럼 여러 가지 허브를 함께 쓸 수 있으나 붉은 빛을 내는 비트나 쓴맛이 나는 채소는 피하는 것이 좋다.

국물 채소 국물 2

재료 채소를 다듬을 때 떨어져나가는 모든 부분

1 모아놓은 자투리 채소들을 잘 씻어 두꺼운 냄비에 담는다.(뿌리, 껍질, 줄거리 등)
2 양파나 파 또는 파슬리 줄거리가 포함되면 좋다.
3 찬물을 넉넉히 붓고 서서히 맛을 우려내며 끓인다.
4 체에 걸러 국물만 쓴다.

신선한 유기농 채소를 주로 쓰는 자연식에서는 다듬을 때 떨어져나가는 채소의 부분들을 버리지 않고 모았다가 채소 국물을 만드는 데 쓰므로 아주 경제적이다. 특히 채소의 껍질이라든가 잎과 줄기가 만나는 부분은 영양가가 높으니 국물을 만들 때 쓰면 좋다. 그러나 농약을 쓴 채소는 이 부분에 농약이 가장 많이 있으니 꼭 이 부분을 잘라내도록 한다.

이렇게 만들어놓은 채소 국물은 꼭 음식을 할 때가 아니더라도 차를 대신할 수 있는 건강 음료가 되기도 하며, 특히 병약자에게는 빼놓을 수 없는 아주 중요한 먹을거리가 된다.

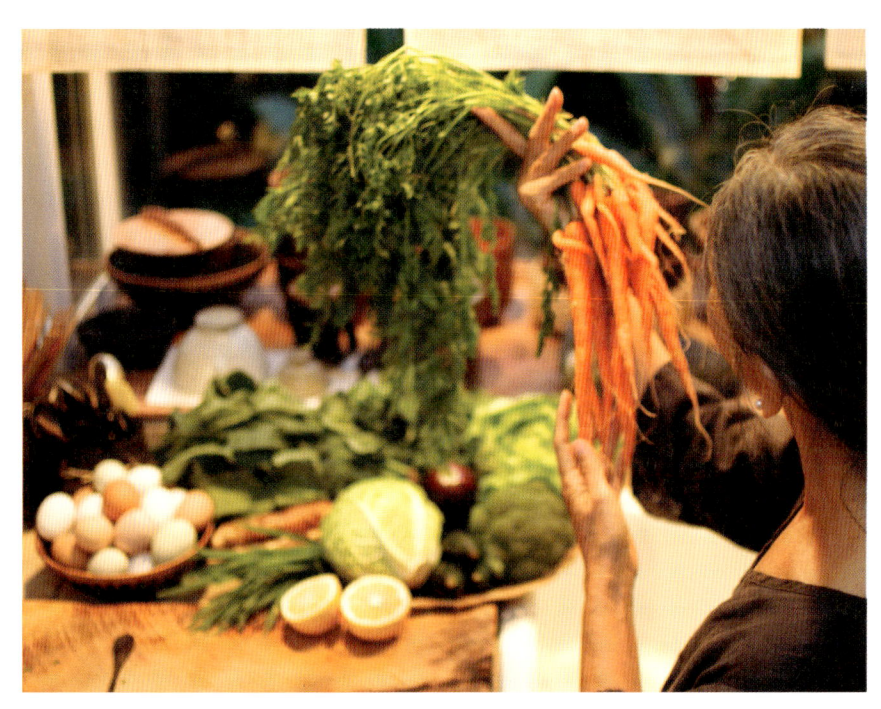

건강을 위해 해독식이나 절식을 할 때에는
좋은 채소 국물을 끓여놓고 마셔가며 하는 것이 이상적입니다.
채소 국물은 산성화되어 있는 몸을 알칼리화시켜 주고
해독을 시켜주며 동시에 적당한 영양을 공급해 주기 때문에
몸에 충격을 주지 않고 좋은 성과를 볼 수 있습니다.
또한 감기나 몸살이 와서 몸이 불편할 때에도
채소 국물을 마시면서 푹 쉬는 것이 효과적입니다.

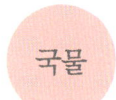 ## 다시마 버섯 국물

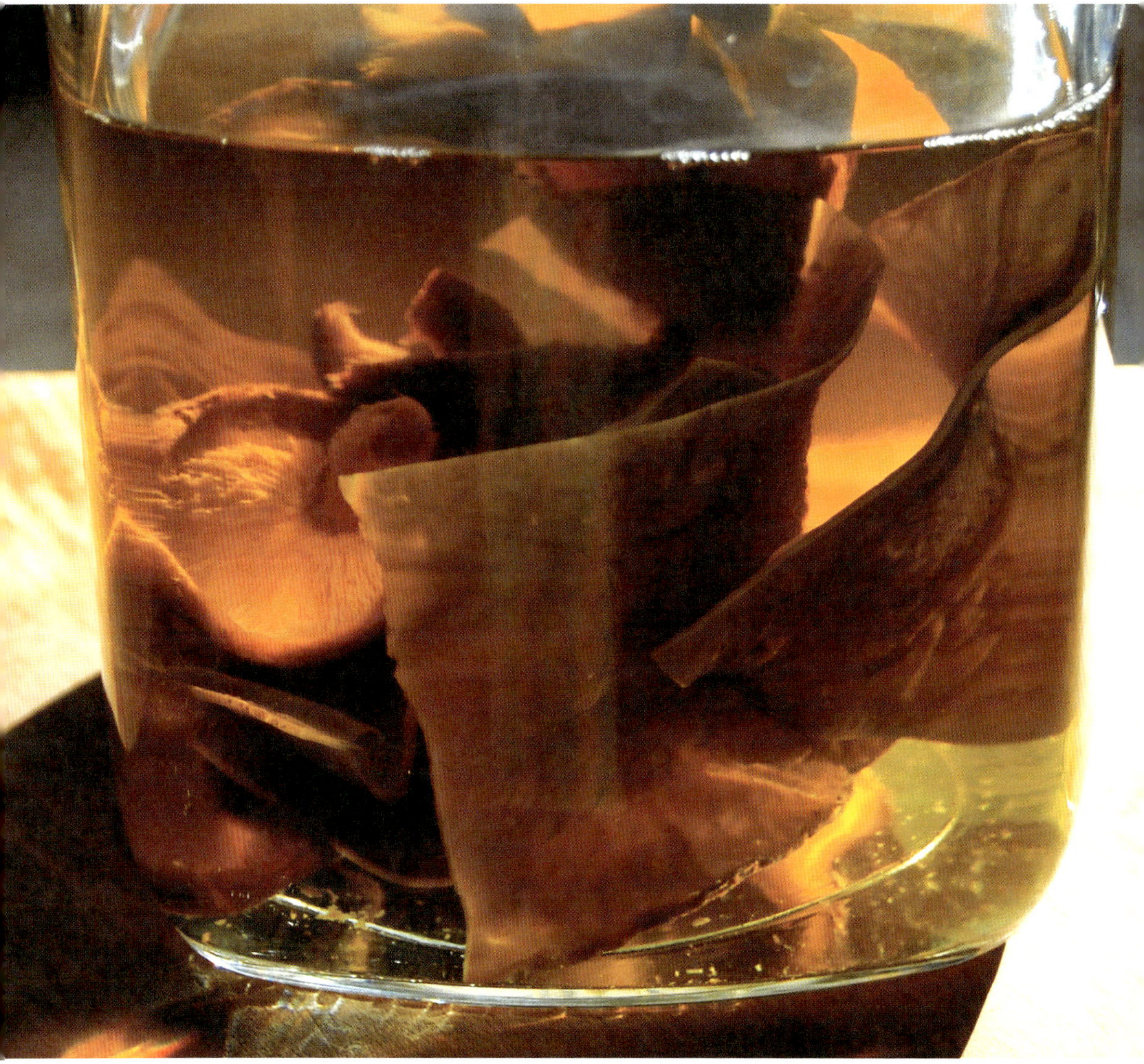

재료 말린 다시마, 말린 표고버섯, 물

<u>1</u> 말린 다시마와 말린 표고버섯을 물에 잘 씻은 뒤 찬물을 부어 45분 정도 서서히 끓인다.

다시마 버섯 국물은 매크로바이오틱 식에서 자주 사용된다. 다시마와 표고버섯의 맛이 잘 어우러져 깊고 달콤한 맛이 난다. 밥을 지을 때는 물론 담백한 국이나 찌개, 국수 국물이나 소스 등 각종 음식의 기본이 된다.

다시마는 오행 중 수水 기운에 해당하는 음식이어서 신장의 기운을 보하고 몸을 알칼리화시킨다. 국물을 내고 난 다시마와 버섯은 잘게 썰어 국이나 찌개에 넣어도 무방하다. 식힌 국물은 냉장고에서 하루 이틀 정도 보관하며 사용할 수 있다.

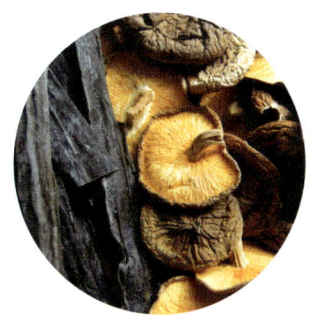

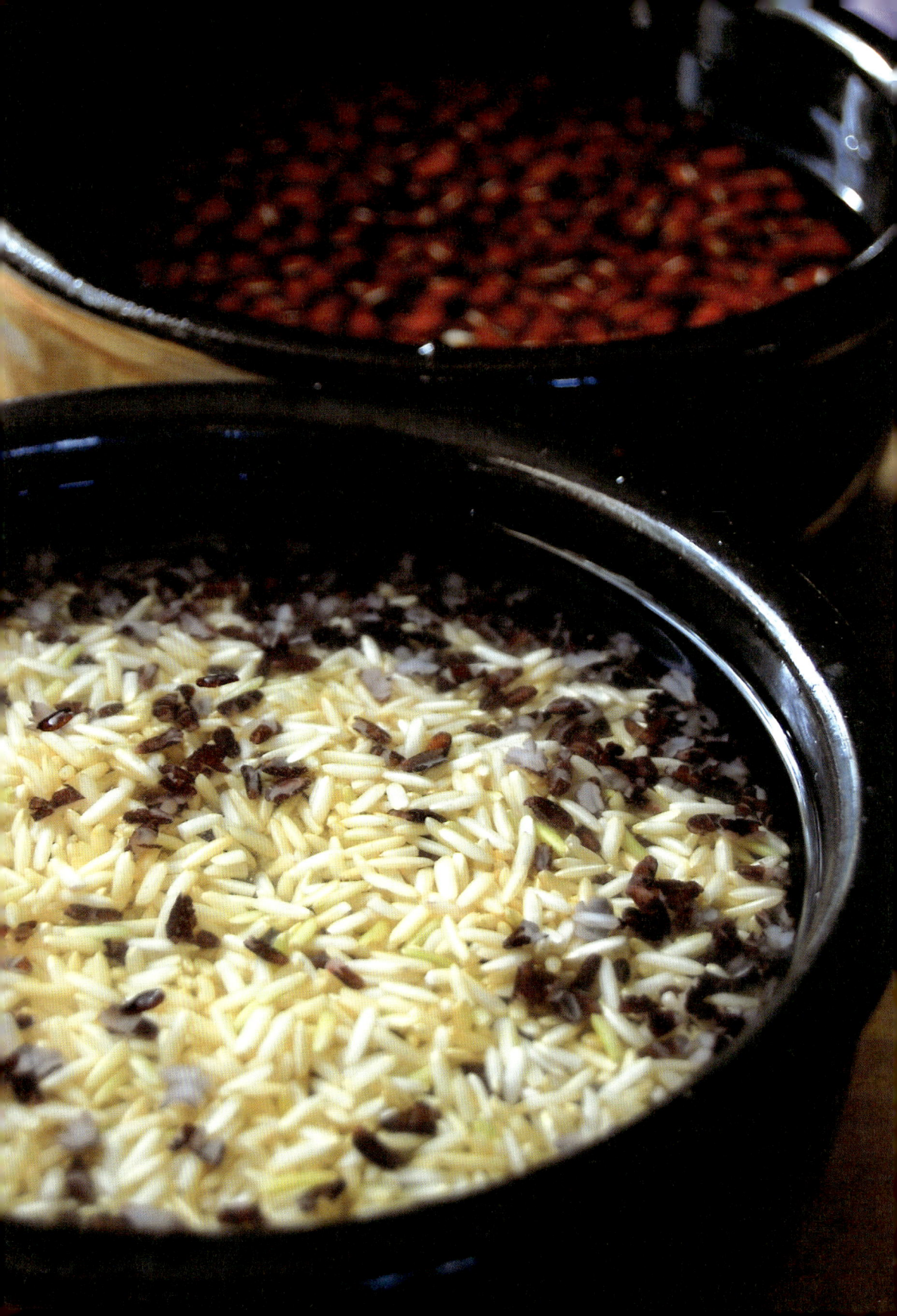

자연 건강식의 핵심
통곡물

현대 사회 식생활의 주를 이루는 흰 쌀, 흰 밀가루 등의 정제된 곡물은 도정, 제분, 표백하는 과정에서 원래 가진 영양소와 기운을 거의 잃는다. 이런 흰 곡물은 많이 먹으면 먹을수록 체내에서 문제를 일으킬 확률이 높고 각종 질병의 원인이 된다. 특히 시리얼이나 과자, 케이크와 같은 가공된 곡물 식품은 음식이라 부르기조차 어려울 정도로 너무 많은 문제점이 있다. 따라서 자연 건강식에서는 생명력의 핵심인 싹을 품고 있는 통곡물을 사용한다.

그러나 통곡물은 소화·분해가 쉽지 않기 때문에 하루 정도 잘 불리고 맑은 물이 나올 때까지 잘 씻어야 한다. 그런 뒤에 압력밥솥을 이용해 45분에서 1시간 정도 서서히 익히는 것이 좋다. 밥이 다 된 뒤에도 10~15분 정도 기운이 가라앉을 때까지 놔두었다가 뚜껑을 열도록 한다. 매크로바이오틱에서 중도中道의 기운이 가장 높은 음식으로 꼽는 현미밥은 슬로 쿠킹의 대표적인 음식이다. 허약한 사람이나 아픈 사람에게는 서서히 오랜 시간 조리한 깊은 기운의 음식이 중요하다.

다시마 한 조각을 넣거나 약간의 소금을 넣은 현미밥은 쌀의 성분을 알칼리화시키기도 하고 소화를 돕기도 한다. 또한 생강을 한두 조각 넣으면 맛도 있고 기운이 높아져서 소화 기관이 약한 사람도 쉽게 소화할 수 있는 음식이 된다. 대개 매크로바이오틱에서는 현미 80%, 현미찹쌀 20%의 비율로 섞어서 밥을 짓는다.

통곡물 현미 당근밥

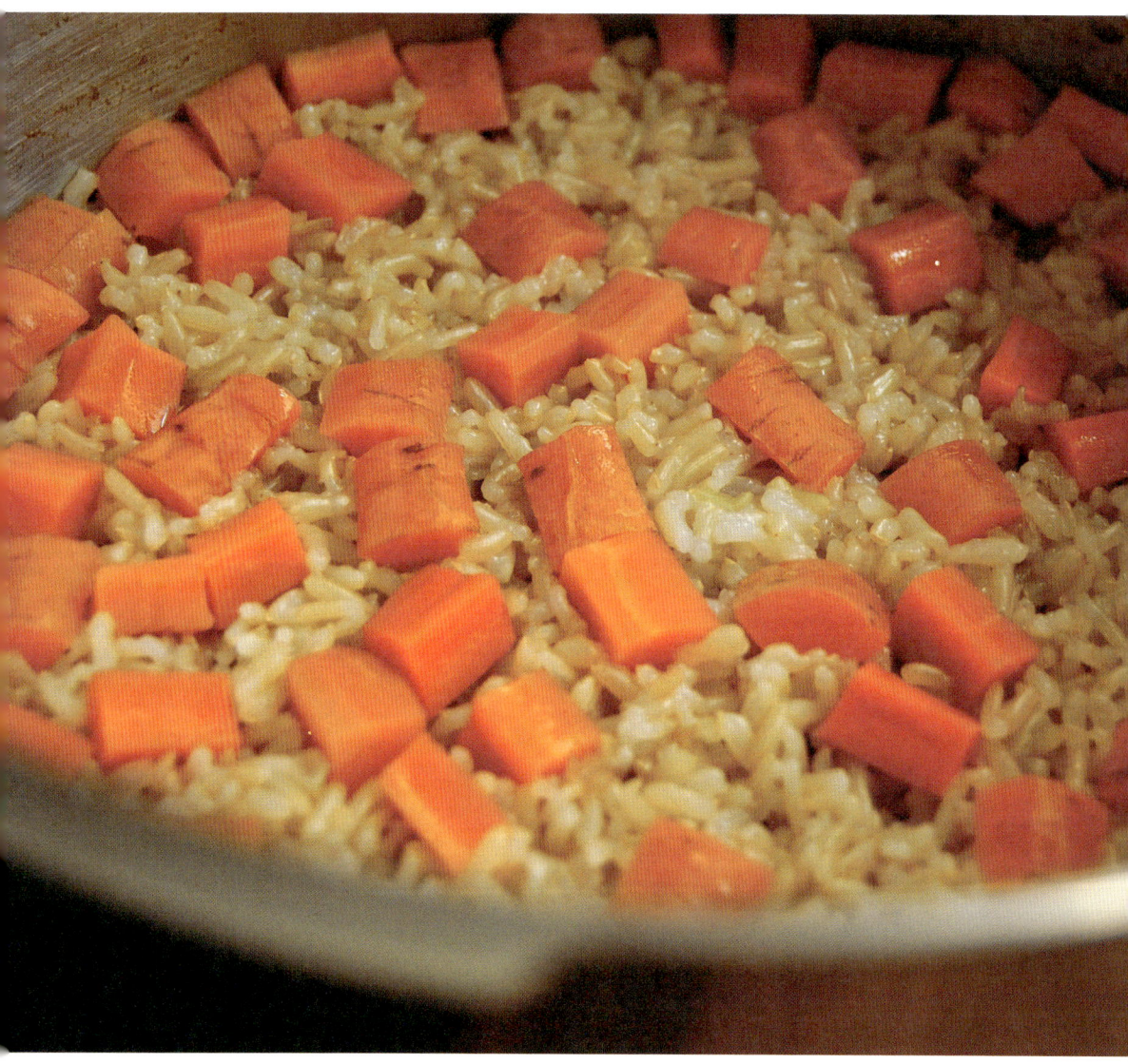

재료 발아현미 3컵, 당근 1컵, 돌소금 약간

1 잘 씻은 현미를 물에 담가 밤새 불려놓는다.
2 당근은 굵직하게 사각썰기로 썬다.
3 현미밥솥이나 압력밥솥에 쌀을 넣고 당근을 얹은 뒤 돌소금을 뿌린다.
4 15분 정도 강불에서 끓인 뒤 약한 불로 줄여 40분 정도 조리한다.
5 불을 끄고 10~15분 정도 뜸을 들인 뒤 압력밥솥의 뚜껑을 연다.

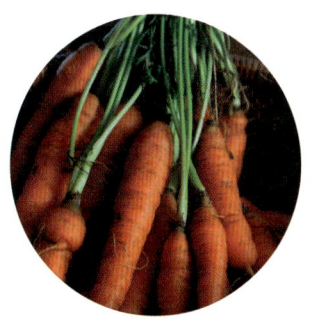

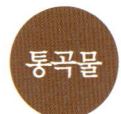 현미 옥수수 채소밥과 케일 무침

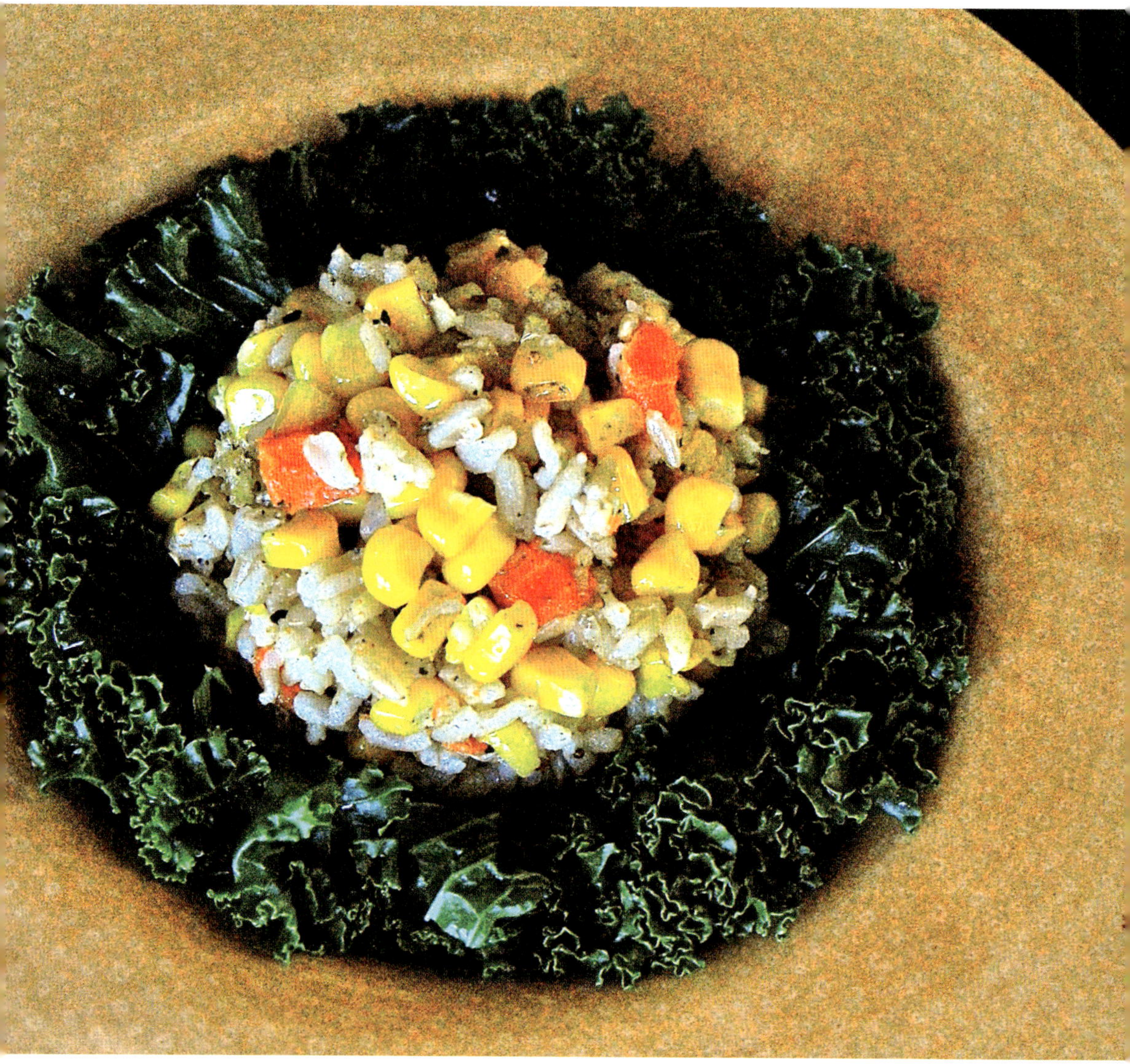

재료 발아현미 2컵, 옥수수 1개, 당근 1쪽, 바닷소금, 올리브유 1큰술, 매실식초 1작은술, 간장 1/2작은술, 케일 한 움큼, 후추 약간, 양파 1쪽, 채소 국물

1 잘 씻은 현미를 밤새 물에 담가놓는다.
2 옥수수는 껍질과 수염을 벗겨낸 뒤 칼로 옥수수 알만 베어가며 떼어놓는다. 이때 껍질과 수염, 옥수수 속대는 버리지 않고 따로 모아둔다.
3 당근은 껍질을 벗겨 작게 깍둑썰기한다.
4 케일은 줄기에서 잎을 분리하여 작은 모양으로 뜯어놓는다.
5 냄비에 옥수수 속대와 수염, 껍질 그리고 당근 껍질, 케일 줄거리를 넣은 뒤 양파 1쪽을 넣고 찬물을 부어 45분 정도 끓여 3컵 정도의 채소 국물을 만들어놓는다.
6 현미밥솥이나 압력밥솥에 불린 현미를 넣고 채소 국물과 소금을 넣어 밥을 짓는다.
7 다른 냄비에 물을 팔팔 끓인 뒤 옥수수 알, 당근, 케일 순으로 데쳐 낸다. 케일은 약간의 올리브유와 매실식초, 간장을 넣고 나무젓가락으로 살짝 버무려놓는다.
8 밥을 퍼서 양푼에 담고 천천히 식혀가면서 준비해 놓은 옥수수와 당근을 함께 넣어 살살 섞어놓는다. 여기에 올리브유와 나머지 매실식초, 후추를 넣어 으깨지지 않게 버무린다.
9 무쳐놓은 케일 샐러드를 접시에 담고 현미 옥수수 채소밥을 가운데 담아 낸다.

채소밥은 만들기가 쉽고 영양가가 높아 한 끼의 한 그릇 식사로 제격이다. 채소를 다듬고 남은 조각으로 채소 국물을 만들어 밥물을 잡는데 옥수수대, 당근, 양파 등의 국물이 밥맛을 한결 달콤하게 살려줄 뿐만 아니라 산성 식품인 쌀을 알칼리화시켜 준다. 살짝 데친 채소들을 밥과 버무릴 때에는 으깨지지 않도록 주의하고 케일도 있는 그대로 가볍게 버무린다.

통곡물 심황 현미밥

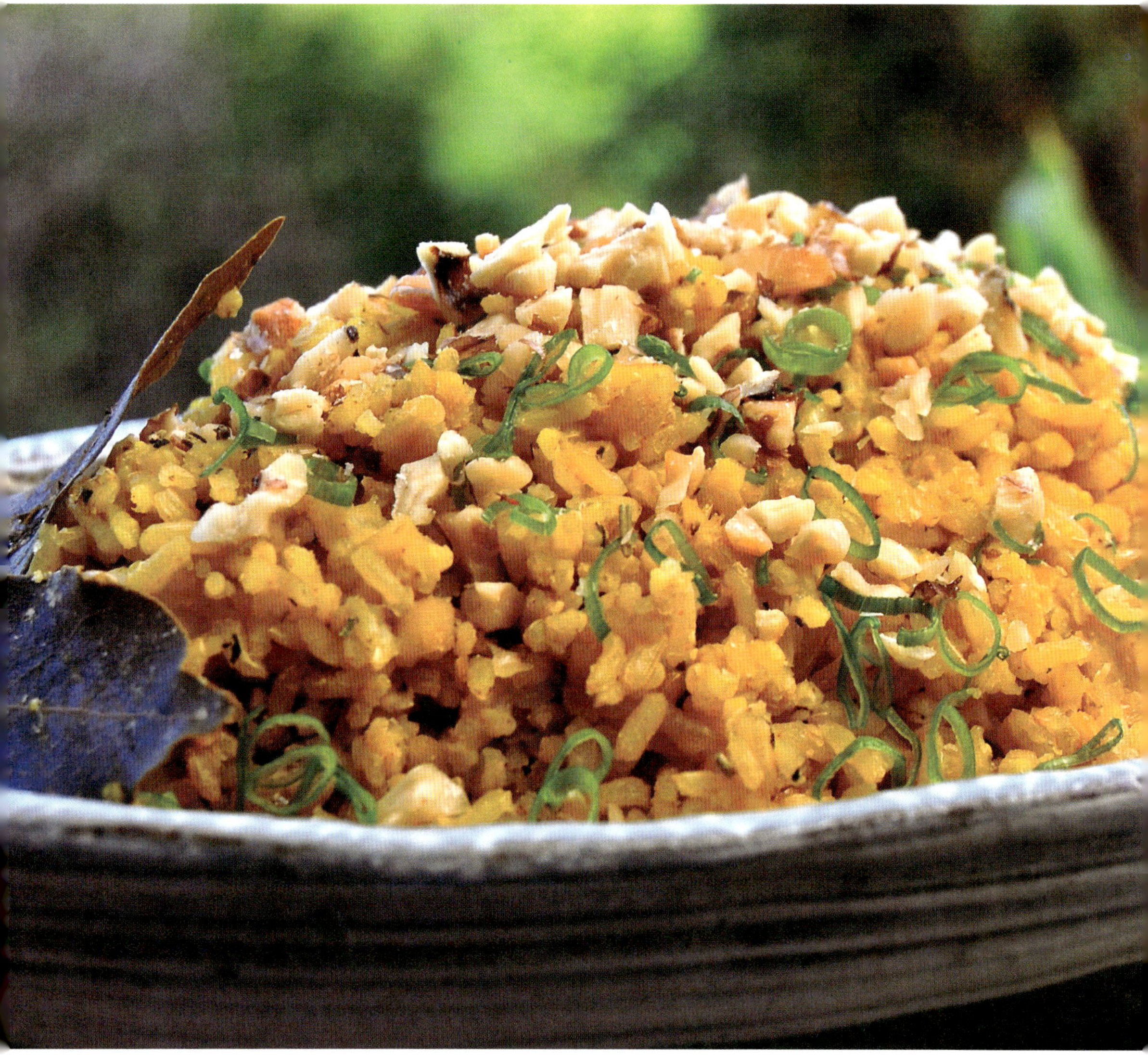

재료 바스마티 현미, 뜨거운 채소 국물, 심황가루 약간, 돌소금 혹은 바닷소금 약간, 월계수 잎 2~3장, 호두 1줌, 실파 혹은 파슬리, 올리브유

1 밤새 물에 불린 현미를 체에 밭쳐 물기를 빼놓는다.

2 남은 채소 동강이들을 끓여 채소 국물을 준비해 놓고, 현미는 마른 팬이나 오븐을 이용하여 노릇하게 살짝 볶아놓는다.

3 호두도 약한 온도의 오븐에 살짝 볶은 후(120℃에서 10~12분 정도) 열이 식은 다음 칼로 대강 잘라가며 부스러뜨려 놓는다.

4 압력솥에 볶아놓은 현미를 안치고 뜨거운 채소 국물을 1.75배 정도 부은 다음 약간의 돌소금과 심황가루, 월계수 잎을 넣어 밥을 짓는다.

5 다 된 밥에 올리브유를 뿌려가며 뒤집어준다.

6 큰 접시에 담고 그 위에 실파나 파슬리를 얹고 호두를 얹어 낸다.

더운 지역에서 나는 바스마티Basmati 현미는 동아시아 지역의 쌀보다 약간 길쭉한데 아유르베다식 음식에 많이 쓰인다. 한국의 쌀에 비해 찰기가 적어 라이스 샐러드를 하기에 적당하다. 살짝 볶은 쌀로 밥을 지으면 맛이 더욱 고소해진다. 끈적거림을 없애주기 위해서 처음부터 뜨거운 채소 국물로 밥물을 잡는다. 바스마티 현미는 다른 현미로 대체 가능하다. 밥을 지을 때 생강가루를 약간 넣으면 향긋한 냄새가 나고 소화에도 도움이 된다.

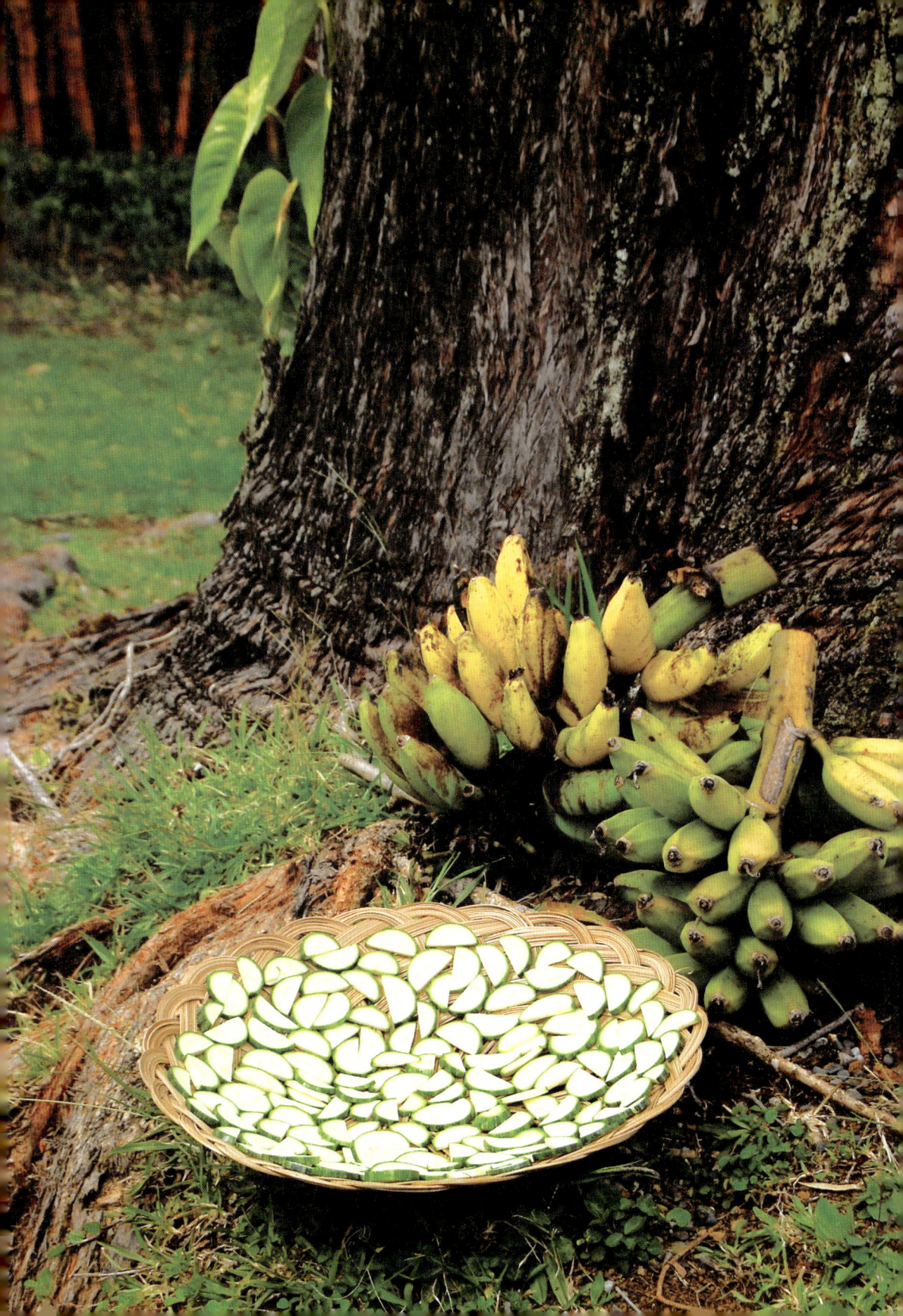

몸과 마음에 에너지를 불어 넣는
채소

현대인의 식생활에 문제가 생기면서 채소의 중요성이 부각되고 있다. 특히 푸른 잎 채소는 비타민과 미네랄이 풍부할 뿐 아니라 활력도 높다. 앞서 언급했듯이 매크로바이오틱에서는 원칙적으로 전체 식생활의 20~30%를 통곡물로, 생채소와 발효 채소, 익힘 채소를 40~60%, 콩류를 5~10%, 나머지를 제철 과일과 해조류로 구성할 것을 권장한다.

  가능하다면 열을 가해 조리하지 않고 생채소를 먹는 게 좋지만 계절이나 경우에 따라 절이거나 살짝 익히기도 한다. 이 책에서 소개하는 절인 채소의 대부분은 소량의 소금으로 숨을 죽이는 방식으로 절이는데, 싱싱하게 바로 먹어도 좋고 3~4일 안에 먹을 수도 있다. 발효시키는 과정에서는 너무 빨리 발효되지 않도록 주의하고, 발효가 시작되면 2주에서 3주 정도 냉장고에 보관해서 먹을 수 있다. 채소의 성질에 따라 소금의 양이 조금씩 변할 수 있다. 잘 발효된 신선한 채소는 매크로바이오틱의 핵심인 현미밥에 곁들여 간단히 먹을 수 있는 최상의 식품이다.

  여기서는 생으로 먹는 채소와 익혀서 먹는 채소, 가볍게 절인 채소로 나누어 정리해 보았다.

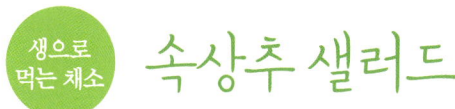

속상추 샐러드

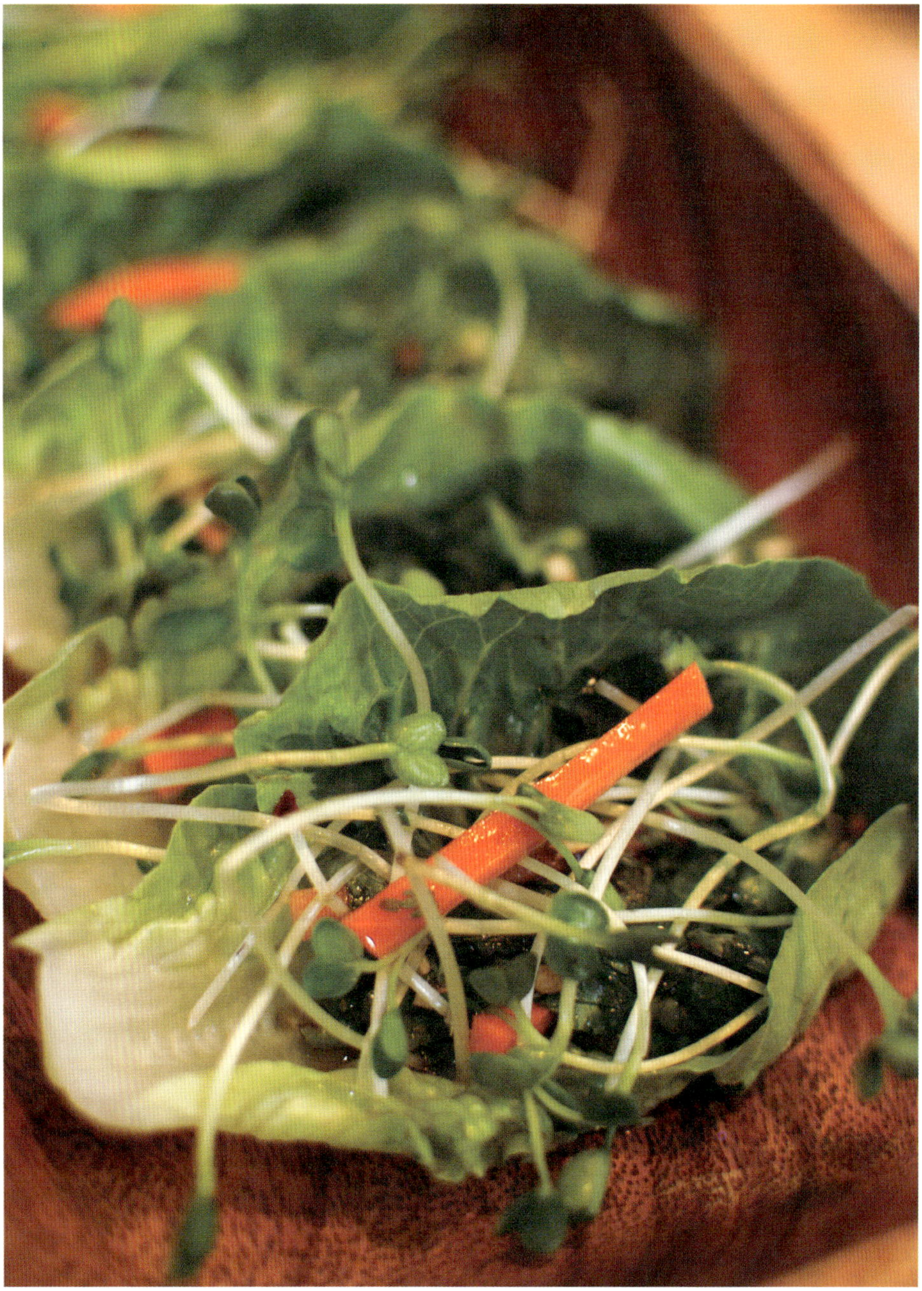

재료 속상추 잎, 무순, 당근, 고수

소스 재료 올리브유, 현미식초, 간장 약간, 파, 마늘 약간, 고춧가루 약간, 참기름 약간, 참깨

1 상추는 잘 씻어 물기를 빼놓고 당근은 채를 쳐놓는다. 고수는 이파리만 골라 잘라 놓는다. 마늘은 곱게 다지고 파도 잘게 썬다.

2 그릇에 올리브유와 현미식초, 마늘, 간장, 고춧가루를 넣고 잘 섞은 뒤, 마지막에 참기름을 넣어 소스를 만든다.

3 소스에 당근, 고수 그리고 파를 넣고 참깨를 뿌린 뒤 상추 잎에 적당히 얹고 그 위에 가볍게 무순을 올려 낸다.

속상추 샐러드는 한국적이면서도 서양 음식에 부담 없이 곁들일 수 있는 상큼한 샐러드다. 봄이나 초여름에 흔한 무순을 곁들여 올려 간편하게 먹을 수도 있다. 상추는 속이 단단하고 모양이 길쭉한 것을 골라 속을 주로 쓰고 넓은 잎들은 따로 떼어놓았다가 쌈이나 다른 음식에 사용한다.

소스에 생마늘을 쓸 경우에는 아주 적은 양만 쓰고, 마늘이 씹히지 않도록 곱게 다져서 사용한다. 간장은 된장으로 대치할 수 있으며, 조금만 사용하여 소스가 짜지지 않도록 주의한다. 샐러드 소스에서 기름과 식초의 비율은 2:1 정도이지만 개인의 체질과 식성에 맞도록 변형해도 무방하다.

쑥갓 미주나 샐러드

생으로 먹는 채소

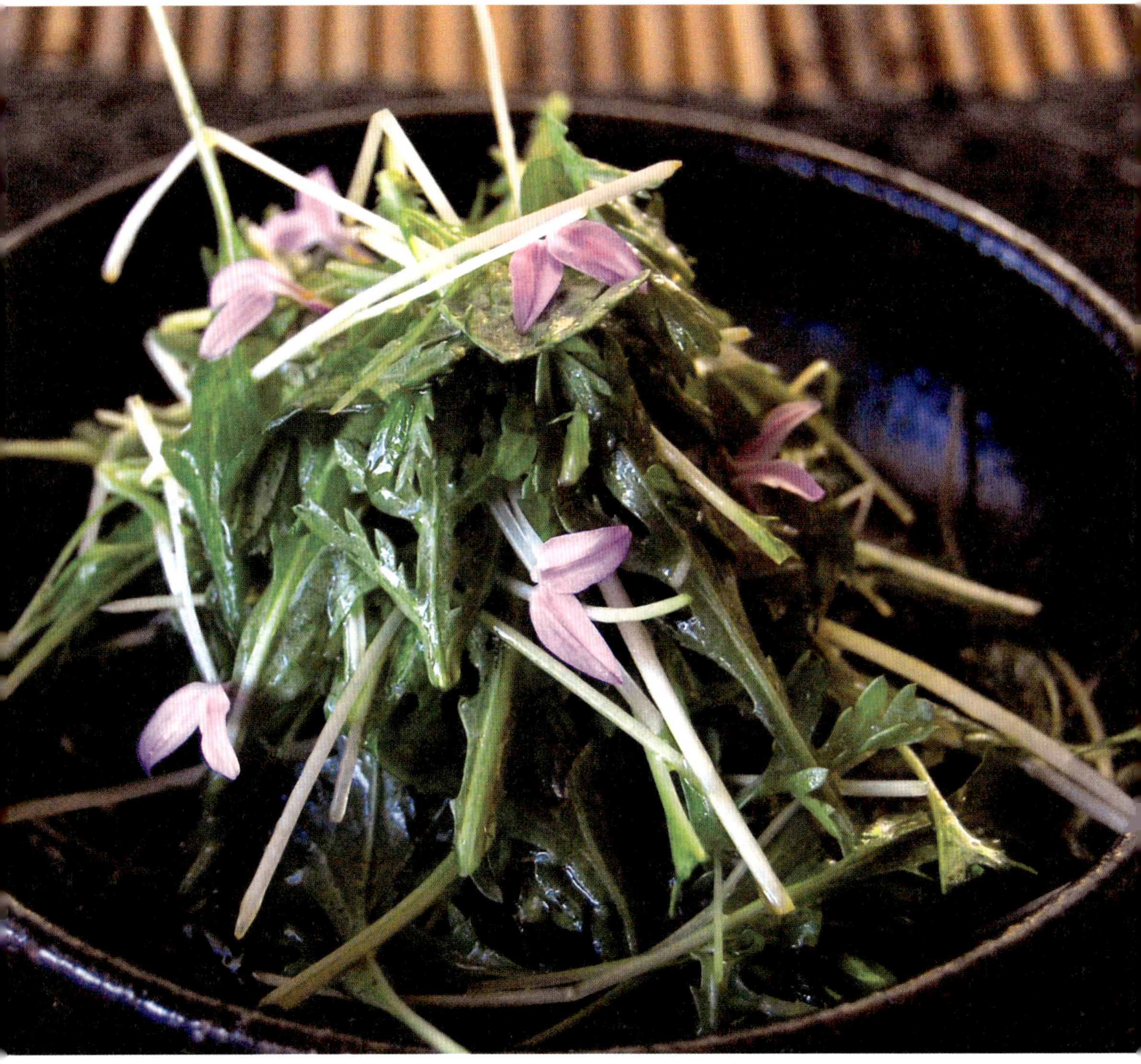

재료 어린 미주나 한 움큼, 어린 쑥갓 반 움큼, 올리브유 1큰술, 아마씨유 1작은술, 매실식초 1/2 작은술, 파꽃이나 부추꽃

1 미주나와 쑥갓은 맑은 물에 씻은 뒤 체에 밭쳐 물기를 빼놓는다.
2 채소를 큰 그릇에 담고 올리브유를 둘러 나무젓가락으로 가볍게 버무린다.
3 매실식초를 넣어 한 번 더 섞은 뒤 마지막으로 아마씨유를 두른다.
4 접시에 담고 부추꽃을 얹어 낸다.

미주나mizuna는 십자화과에 속하는 채소(모양이 네 갈래의 십자가처럼 순이 나는 채소)이다. 길다란 줄기에 나풀거리는 잎을 가지고 있으며 신선한 풀 냄새를 풍긴다. 다 자란 미주나는 잎과 줄기를 따로 조리하지만 어린 미주나는 함께 쓸 수 있다. 단지 잎과 줄기가 워낙 연하기 때문에 살짝 씻어야 하며, 무칠 때에도 손을 대지 않고 나무젓가락으로만 가볍게 뒤적인다. 쑥갓도 어린 쑥갓을 사용하도록 하고, 그렇지 않은 경우에는 위의 연한 부분만 쓴다.

연한 채소는 올리브유를 먼저 둘러야 신선함이 유지된다. 아마씨유는 쉽게 상하는 성질을 가지고 있으므로 먹기 바로 직전에 두른다. 미주나는 어린 상추 순이나 해바라기 순으로 대치할 수 있으며 부추꽃 대신 파꽃이나 쑥갓의 꽃을 사용해도 좋다.

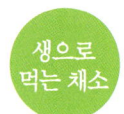 생으로 먹는 채소

해바라기 나물과 어린 겨자 잎 샐러드

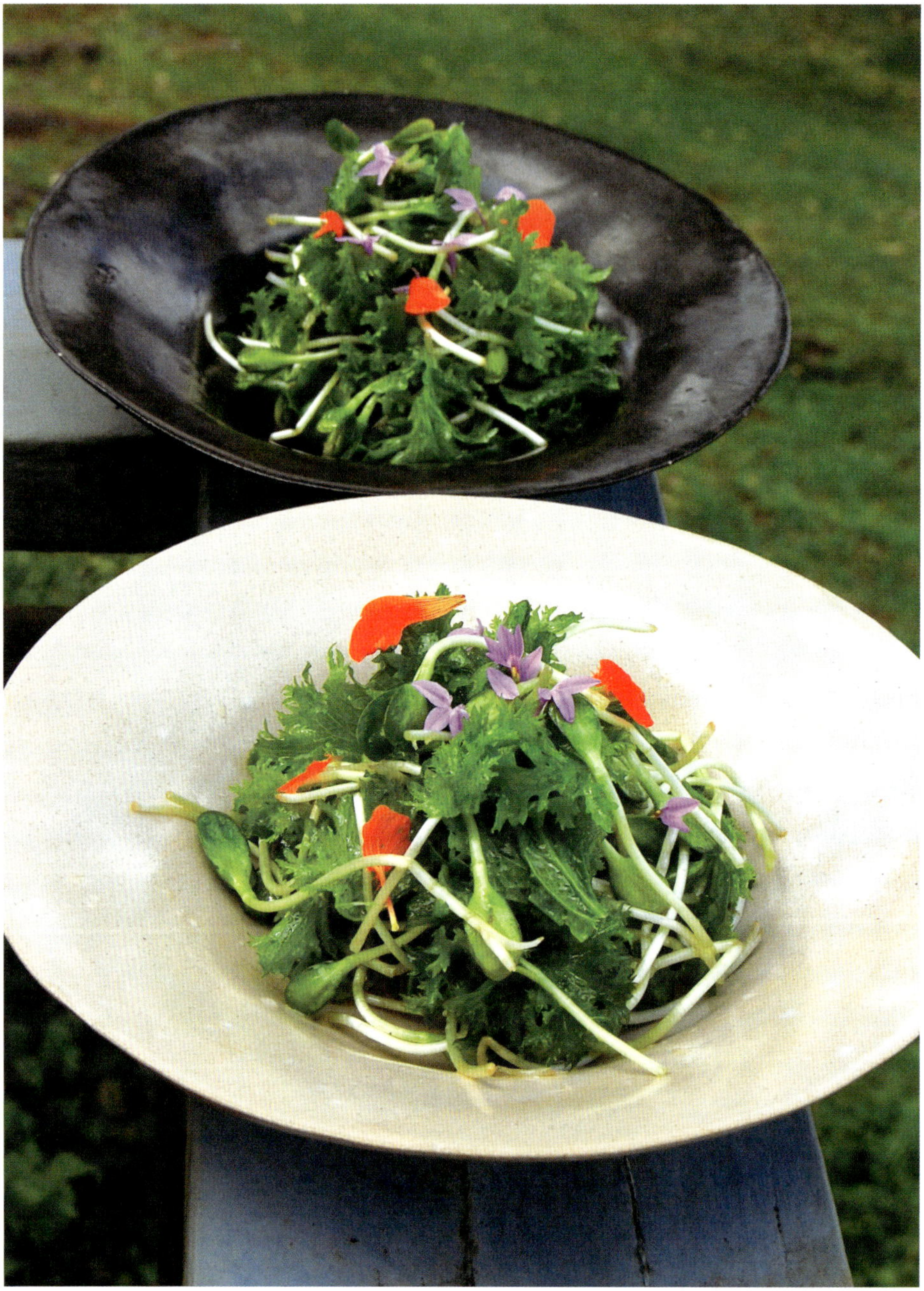

재료 해바라기 나물 1줌, 어린 겨자 잎 1줌, 올리브유 1큰술, 바닷소금 약간, 레몬주스 1작은술 혹은 사과식초, 부추꽃, 금련화

1 해바라기 나물은 다듬고 어린 겨자 잎은 물에 잘 씻은 뒤 한 입에 들어갈 만한 크기로 뜯어놓는다.
2 먼저 생채소 위에 올리브유를 뿌린 뒤 나무젓가락으로 살짝 버무린다. 약간의 소금과 레몬주스를 넣어 한 번 더 버무린 뒤 접시에 담아놓고 부추꽃과 금련화를 얹어낸다.

 생채소 샐러드는 참깨버터나 페스토를 바른 통곡물 빵을 곁들이면 간단한 점심이나 간식으로 손색이 없고 파스타 같은 국수 요리에도 잘 어울린다.

해바라기 나물은 해바라기 씨에서 순을 낸 나물인데 다른 나물들과 마찬가지로 기운이 차기 때문에 봄이나 여름철에 잘 맞는다. 어린 겨자 잎은 매콤하면서도 기운이 따뜻해 밋밋한 해바라기 나물과 잘 어우러진다. 두 가지 모두 연한 채소이므로 올리브유를 먼저 넣고 버무린 뒤에 소금과 식초를 넣어야 먹는 동안 싱싱함이 유지될 수 있다. 부추꽃과 금련화는 각기 독특한 맛을 가지고 있는 식용화로, 보기에 아름다울 뿐 아니라 샐러드의 맛과 향을 돋우는 역할을 한다.

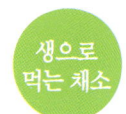 생으로 먹는 채소

콜라비 오일 간장 샐러드

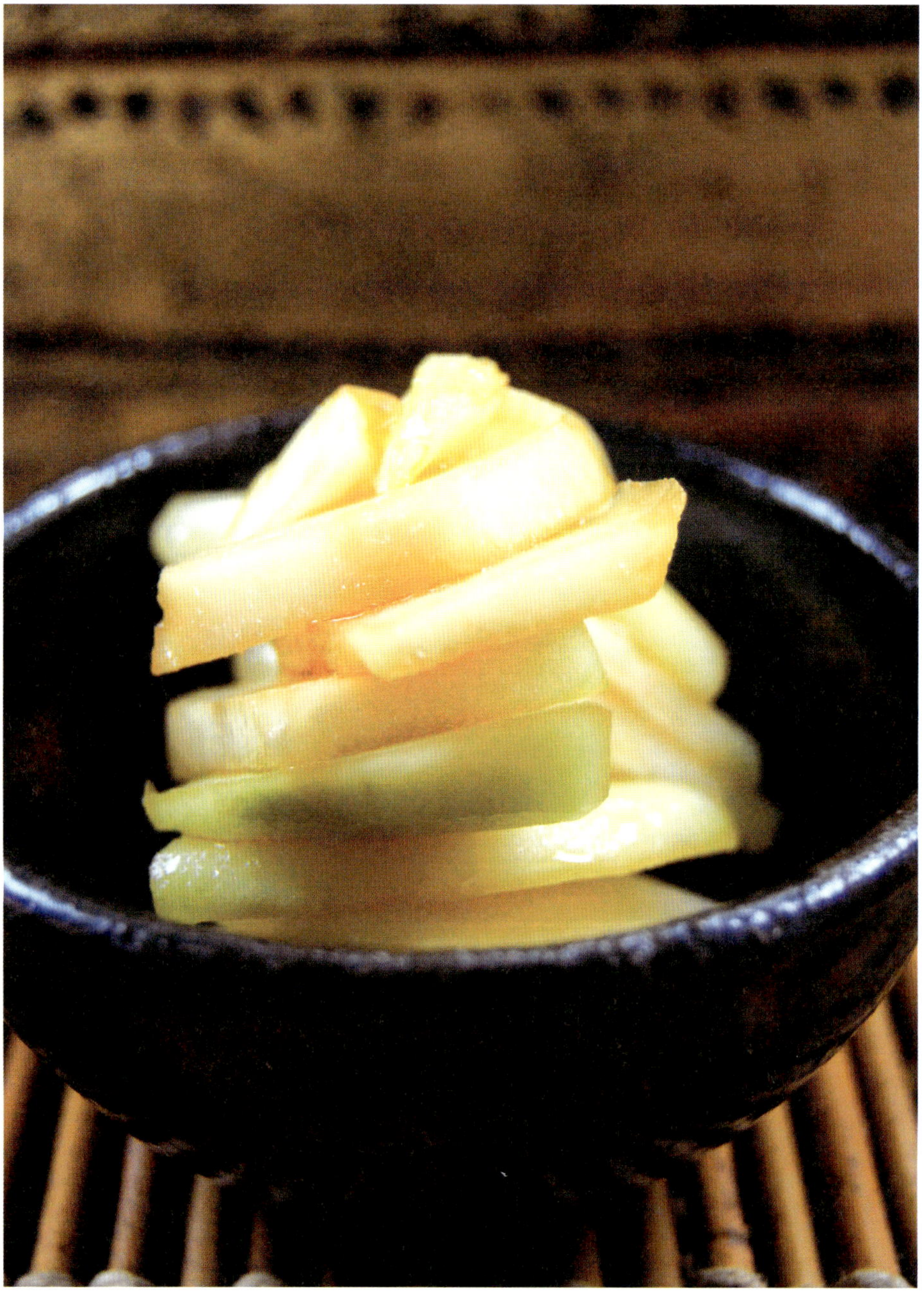

재료 콜라비 3개 혹은 속이 단단한 단 무(맛이 달며 아작한 무) 1개, 저민 마늘 1조각, 간장 2큰술, 매실식초 약간, 올리브유 1작은술, 아마씨유 1작은술

1 콜라비는 껍질을 까서 4등분을 해놓는다.
2 뚜껑이 있는 유리 용기에 콜라비와 간장을 넣고 뚜껑을 꼭 닫은 뒤 힘 있게 흔들어준다.
3 뚜껑을 열어 나머지 재료를 모두 넣은 뒤 뚜껑을 닫고 다시 한 번 흔들어준다.
4 그릇에 담아 낸다.

콜라비는 무에 비해 단단하고 맛이 부드러워 바로 먹는 절임 샐러드로 적합하다. 콜라비 대신 다른 무를 사용해도 상관없다. 마늘은 통째로 자른 것을 1쪽만 넣어 기름에 냄새가 배는 정도로 하고, 콜라비의 산뜻한 맛을 살리기 위해서 다른 양념은 쓰지 않는다. 콜라비 오일 간장 샐러드는 만든 후 바로 먹는 게 좋지만 냉장고에서 하루 정도 보관할 수도 있다.

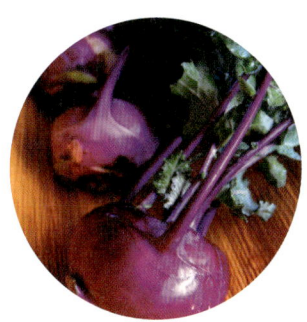

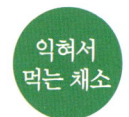

데친 채소 샐러드

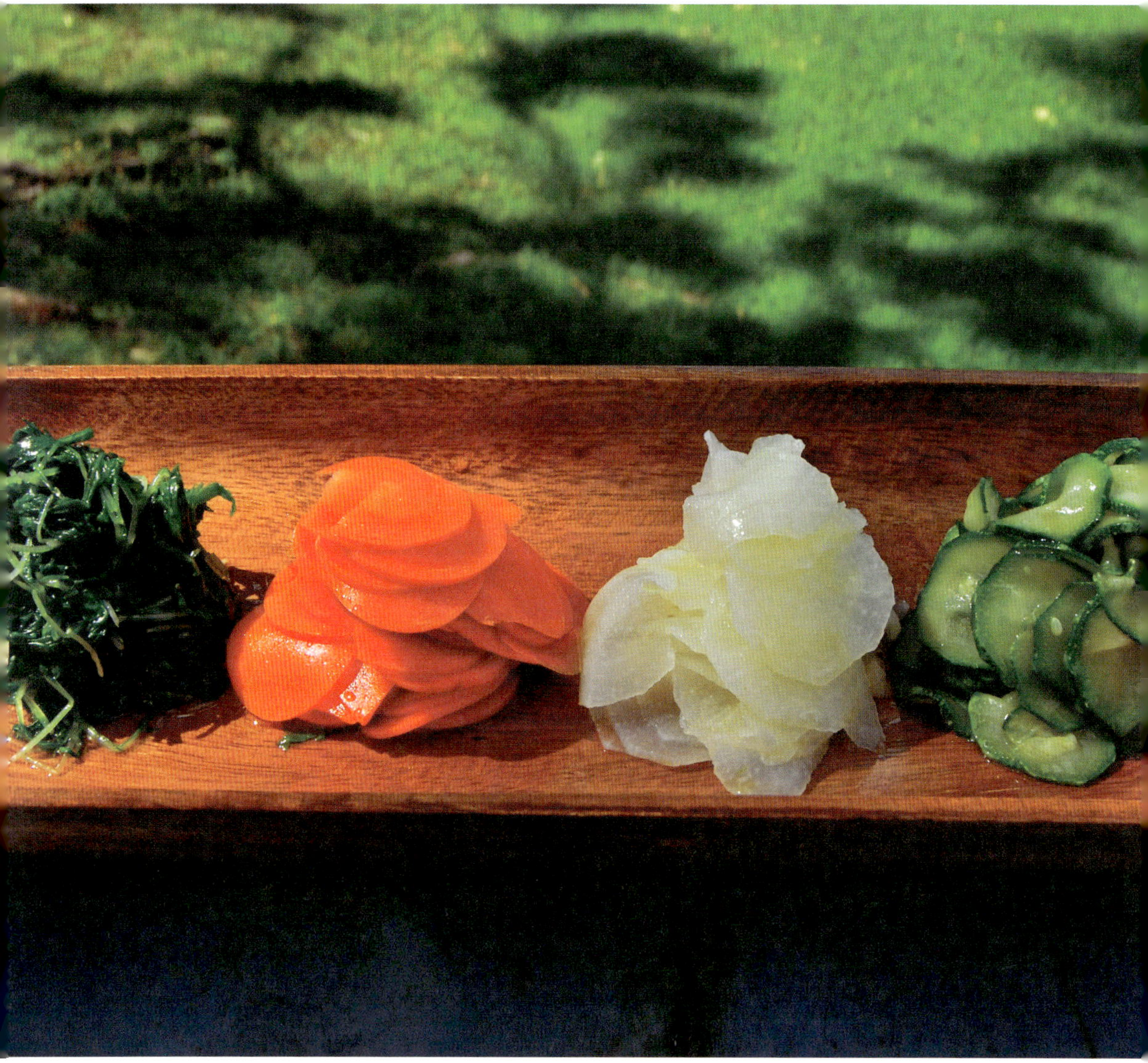

재료 긴 무, 당근, 애호박, 어린 미주나 순 혹은 어린 시금치
드레싱 재료 올리브유, 매실식초 혹은 바닷소금, 레몬주스

1 긴 무는 껍질을 벗겨 얇게 썰어놓는다.
2 당근은 잘 씻은 뒤 다듬어서 얇게 썰어놓는다.
3 호박도 같은 두께로 썰어놓는다.
4 미주나는 잘 씻어놓는다.
5 냄비에 물을 팔팔 끓여 무, 호박, 미주나, 당근 순으로 한 가지씩 데친 뒤 찬물을 둘러 체에 받쳐놓는다.
6 채소를 한 가지씩 올리브유와 매실식초(또는 바닷소금)를 넣어 살짝 버무리고, 무에는 약간의 레몬주스를 가미하여 상큼한 맛을 더한다.
7 싱싱할 때 바로 접시에 담아 낸다.

채소를 데칠 때에는 무를 제일 먼저 데치고 당근을 마지막에 데쳐야 물이 들지 않고 깨끗하게 데쳐낼 수 있다. 미주나나 시금치는 넣자마자 바로 건지고 무와 애호박은 15~20초 정도, 당근은 40~50초 정도 데친다. 데친 채소는 체에 받쳐 가볍게 누르는 정도로 물기를 제거한다.

매실식초는 매실의 신맛 때문에 식초라 부르지만 발효시킨 식초는 아니다. 몹시 짠맛을 가지고 있으므로 조금만 쓴다. 초록색 채소는 신맛을 가미하는 순간 그 빛깔이 변하며, 식초나 레몬은 먹기 바로 직전에 아주 약간만 넣고, 레몬이 없을 경우에는 현미식초나 사과식초를 써도 무방하다.

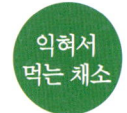

케일 토마토 샐러드

익혀서 먹는 채소

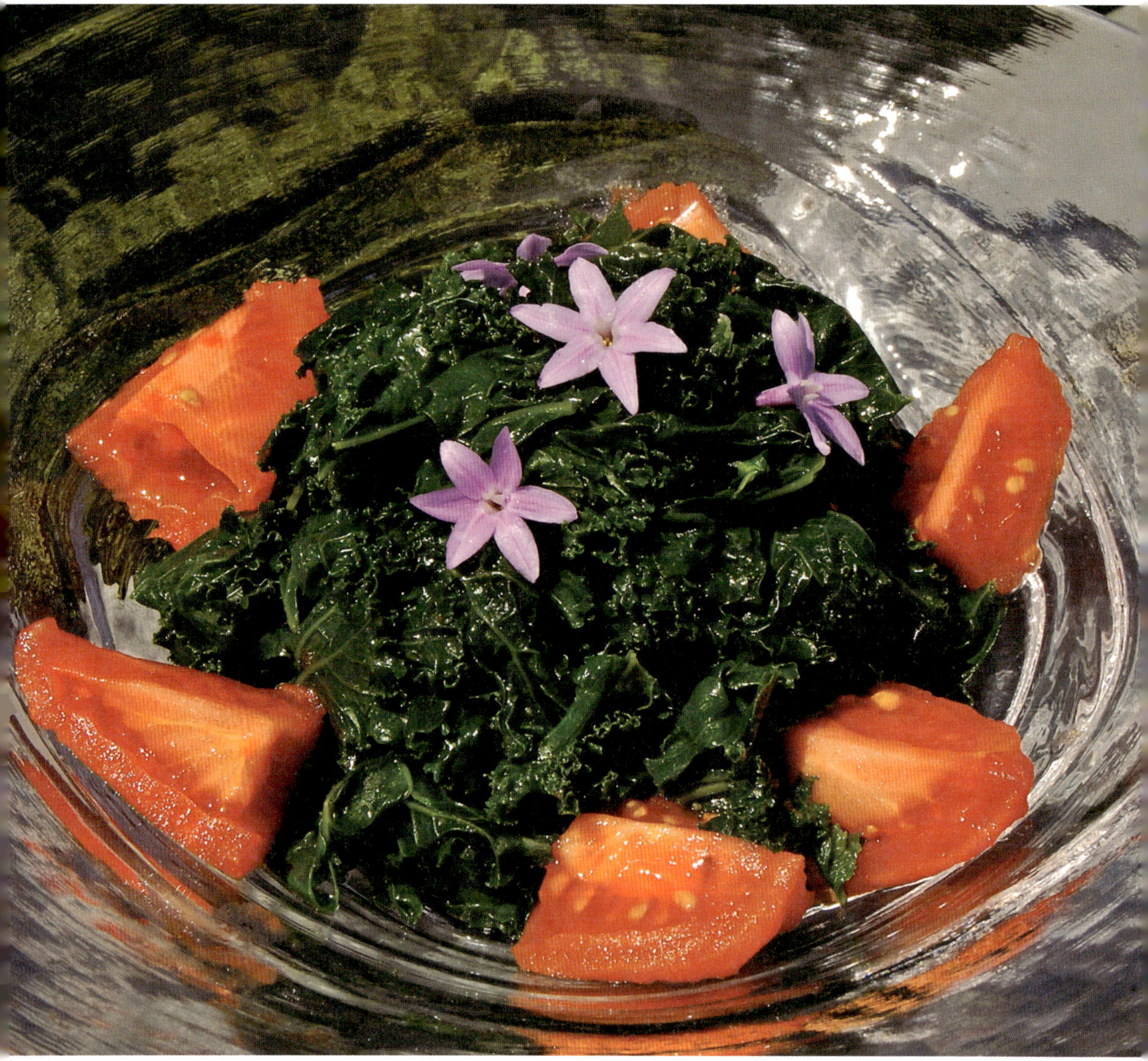

재료 케일, 토마토, 바닷소금, 올리브유, 매실식초 약간, 파꽃이나 부추꽃

1 물에 깨끗이 씻은 케일을 손으로 뜯어 줄기에서 분리해 놓고 토마토는 십자형으로 칼집을 낸다.

2 냄비에 물을 넣고 팔팔 끓으면 케일을 넣어 20~30초 정도 데친 뒤 건져내 찬물을 부어 식혀놓는다.

3 토마토도 끓는 물에 30초 정도 데친 후 찬물에 담가 껍질을 깐 뒤 한 입 크기로 썰어놓는다.

4 케일에 올리브유, 약간의 소금 그리고 매실식초를 넣은 뒤 나무젓가락으로 대강 버무려놓는다.(이때 소금과 매실식초의 양을 잘 조절해서 짜지지 않도록 주의한다.)

5 토마토도 같은 방법으로 버무린다.

6 접시에 담고 파꽃이나 부추꽃으로 장식한다.

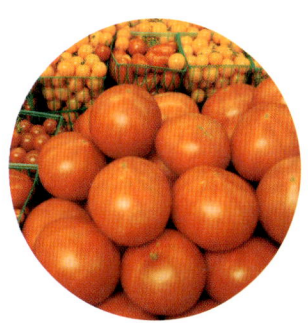

케일은 십자화과에 속하는 채소(모양이 네 갈래의 십자가처럼 순이 나는 채소)로 항암 작용을 하며 따뜻한 기운을 가지고 있어 자연 건강식과 치유식에서는 빼놓을 수 없는 중요한 채소이다. 간을 해독하고 몸의 저항력을 향상시키는데, 케일의 생즙은 위염을 가라앉히기도 한다. 토마토는 성질이 차고 밤에 자라는 야행성 작물이어서 철에 맞게 적은 양만 사용하는 것이 좋다. 매콤한 맛과 향을 지닌 파꽃과 부추꽃은 모두 먹을 수 있다.

뜯고 난 뒤 남는 케일 줄기는 잘게 잘라서 채소밥을 만들거나 찌개나 국을 끓일 때 넣을 수도 있으며, 채소 국물을 만들 때 다른 채소의 남은 부분들과 함께 사용해도 좋다. 살짝 데친 토마토는 맛도 좋고 껍질도 잘 벗겨진다. 토마토를 데치면 찬 기운이 제거돼 위의 부담도 줄어든다. 식성에 따라 간장과 같은 약간의 양념을 가미할 수 있으며, 토마토의 풀어지는 성질 때문에 따로 버무린 뒤 함께 담는 것이 좋다.

호박 고구마 수제빵

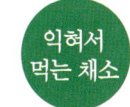 익혀서 먹는 채소

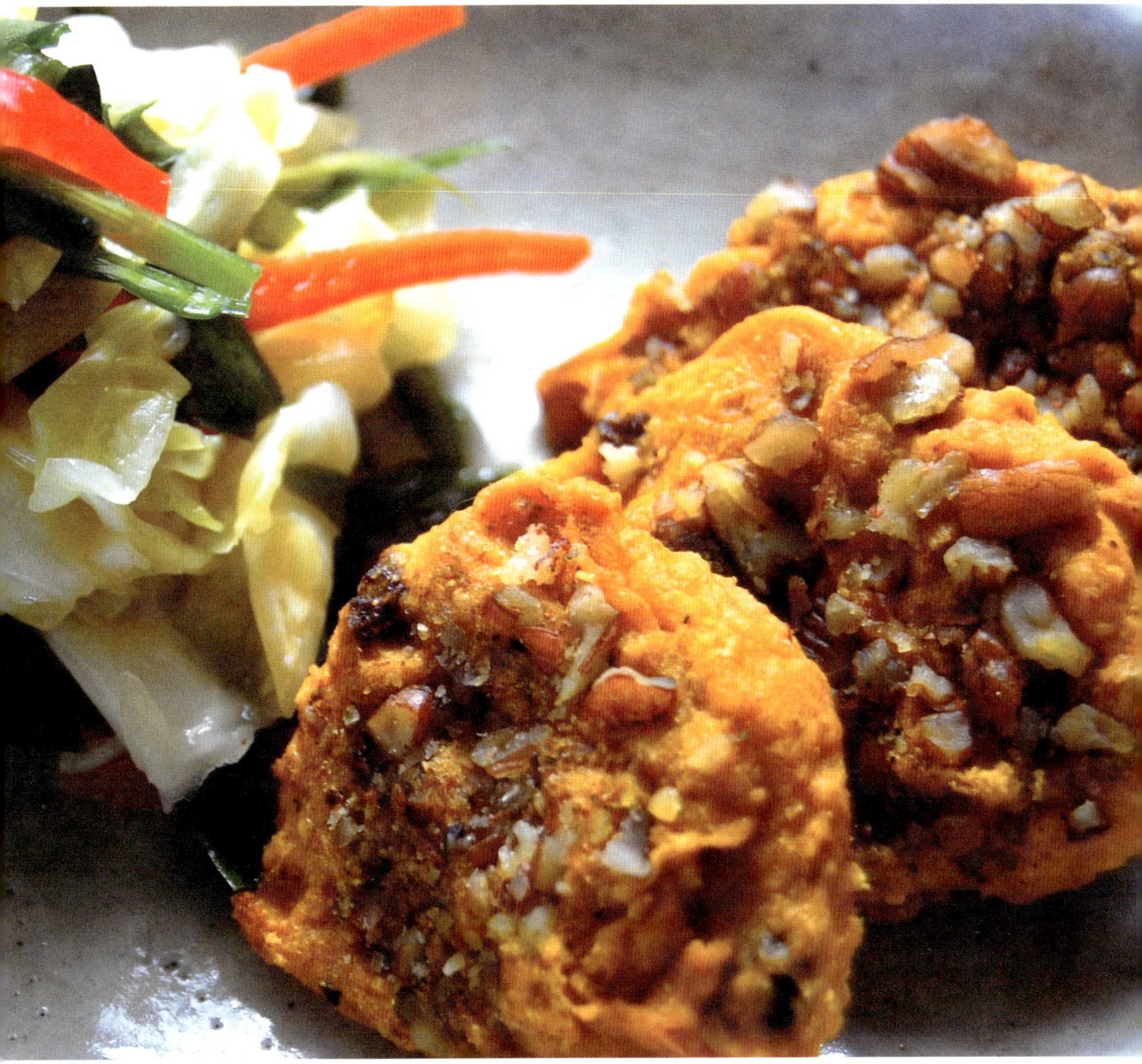

재료 단호박 작은 것 1개, 고구마 2개, 제빵용 통밀가루 1/2컵, 바닷소금 약간, 올리브유 1큰술, 코코넛 버터 녹인 것 3큰술, 건포도 1/2컵, 호두 1/2컵, 계피가루 1작은술, 넛맥 약간

1 단호박과 고구마는 껍질을 벗겨 깍둑썰기한 뒤 물을 자작하게 붓고 소금을 넣어 푹 삶아놓는다.

2 오븐을 175℃로 미리 켜놓고 호두는 잘게 부수어놓는다. 오븐 팬에는 유산지를 깔아놓는다.

3 식은 단호박과 고구마의 물기를 전부 따라내고 약간의 소금을 더 첨가한 뒤 올리브유를 넣어가며 손 기구를 이용해 잘 으깨어놓는다.

4 넛맥과 계피가루를 넣고 계속해서 으깨면서 통밀가루를 조금씩 더해가며 반죽을 한다.

5 마지막으로 코코넛 버터 녹인 것과 건포도를 넣은 뒤 반죽을 잘 버무려놓고 갸름한 스푼을 이용하여 한 스푼씩 떠서 팬 위에 놓는다.

6 부수어놓은 호두를 그 위에 얹고 세 손가락을 이용해 납작하게 누른다.

7 오븐에서 20분 정도 굽는다.

8 오븐에서 꺼낸 뒤 15분 이상 두었다가 낸다.

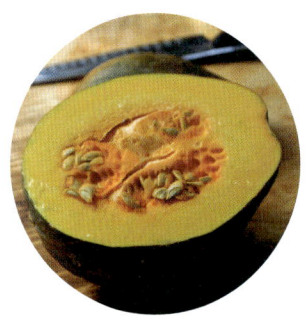

자연 건강식의 수제빵은 베이킹파우더나 설탕, 그리고 유제품을 전혀 넣지 않는다. 집에서도 쉽게 만들 수 있고 싱싱한 샐러드나 발효 절임채소를 곁들이면 아침식사로 대용할 수 있다. 한번 만들어놓으면 2~3일간 냉장고에서 보관할 수 있다. 반죽은 너무 묽지 않게 하고 스푼으로 한 숟갈씩 떠서 모양을 잡아준다.

오븐에서 꺼낸 뒤 15분 정도 놓아둔다는 것은 식혀서 먹는다는 뜻보다는 불에 의해 흥분된 에너지가 가라앉는 데 15분 이상 걸리기 때문이다. 또 이때가 맛도 가장 좋다. 오븐에 구운 음식을 먹을 때 뜨거울 때 바로 먹어야 좋은 줄 아는 사람이 많지만 그렇지 않다. 게다가 베이킹에서는 식히지 않고 손을 대면 부서지거나 자르기가 어렵다.

단호박은 토土 기운을 대표하는 가을 식품으로 그 기가 따뜻하고, 췌장과 비장 그리고 위장을 보강하는 데 중요한 역할을 한다. 게다가 열을 내리고 몸 안에서 기가 잘 유동되도록 돕는다. 설탕과 같이 단맛이 나는 해로운 음식을 갈구하는 욕구를 가라앉히기도 한다.

토 에너지가 강한 단호박과 고구마를 이용하여 만들었기 때문에 소화 기능을 강화시키고 췌장과 비장을 보호하는 역할을 하기도 한다.

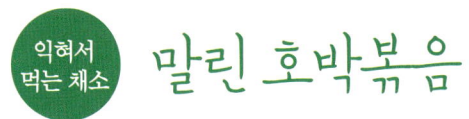

말린 호박볶음

익혀서 먹는 채소

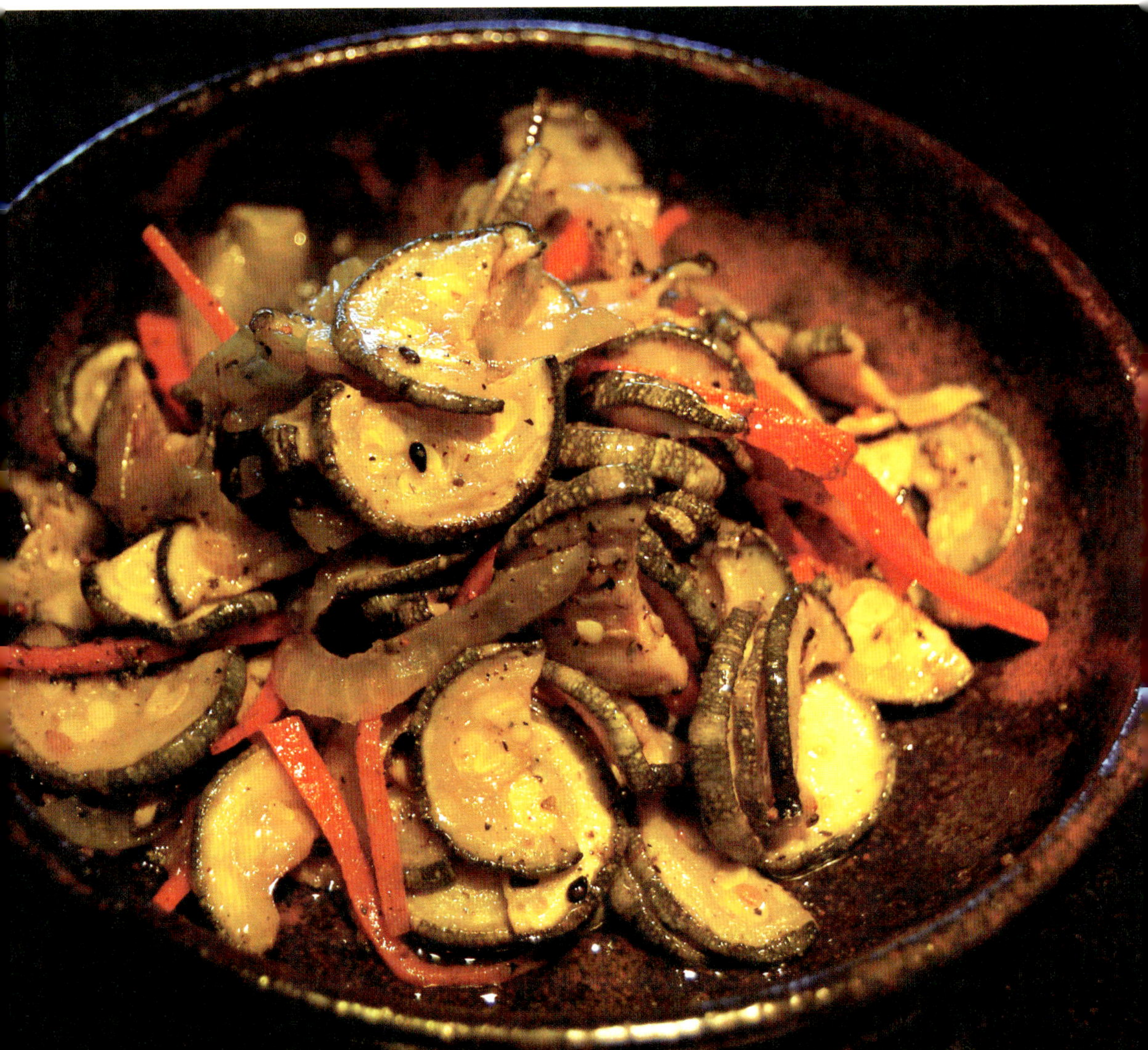

재료 호박 3개, 양파 반 개, 당근 반 개, 올리브유 2작은술, 마늘 1쪽, 바닷소금 약간, 간장 1/4작은술, 채소 국물 혹은 물 1/4컵, 참기름 약간, 깨소금 약간

1 깨끗이 씻은 호박을 반달 모양으로 도톰하게 썬 뒤 채반 위에 펼쳐 반나절 정도 햇볕에 내다놓는다.
2 마늘은 한 번 눌러서 잘게 썰고, 양파와 당근은 채 썰듯 길게 썰어놓는다.
3 중간 불에 팬을 올려놓고 올리브유를 두른 뒤 썰어놓은 마늘, 양파, 당근 순으로 넣고 약간의 소금을 뿌려 살짝 볶아준다.
4 꼬들꼬들하게 햇볕에 말린 호박을 넣어 잠시만 더 볶아준다.
5 간장과 채소 국물을 붓고 자작하게 한 번 끓인 뒤 불을 끄고 참기름과 깨소금을 넣어 접시에 담아 낸다.

애호박은 단호박에 비해 기운이 차서 추운 계절에 너무 많이 먹으면 건강을 해칠 수 있다. 그러나 애호박도 햇볕에 말리면 차가운 기운이 가시고 비타민 D도 증가한다. 보통 월동 준비로 가을볕에 바싹 말려서 먹지만, 필요할 때마다 한나절씩 햇볕에 내놓아 꼬들꼬들할 정도로만 말려서 쓰면 한결 새로운 맛이 난다. 조리는 간결하게 하는데, 너무 짜지지 않도록 주의한다.

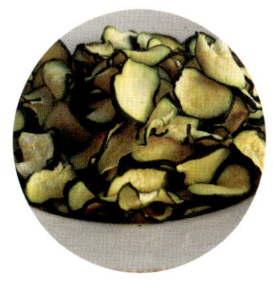

익혀서 먹는 채소 | 뿌리채소 구이

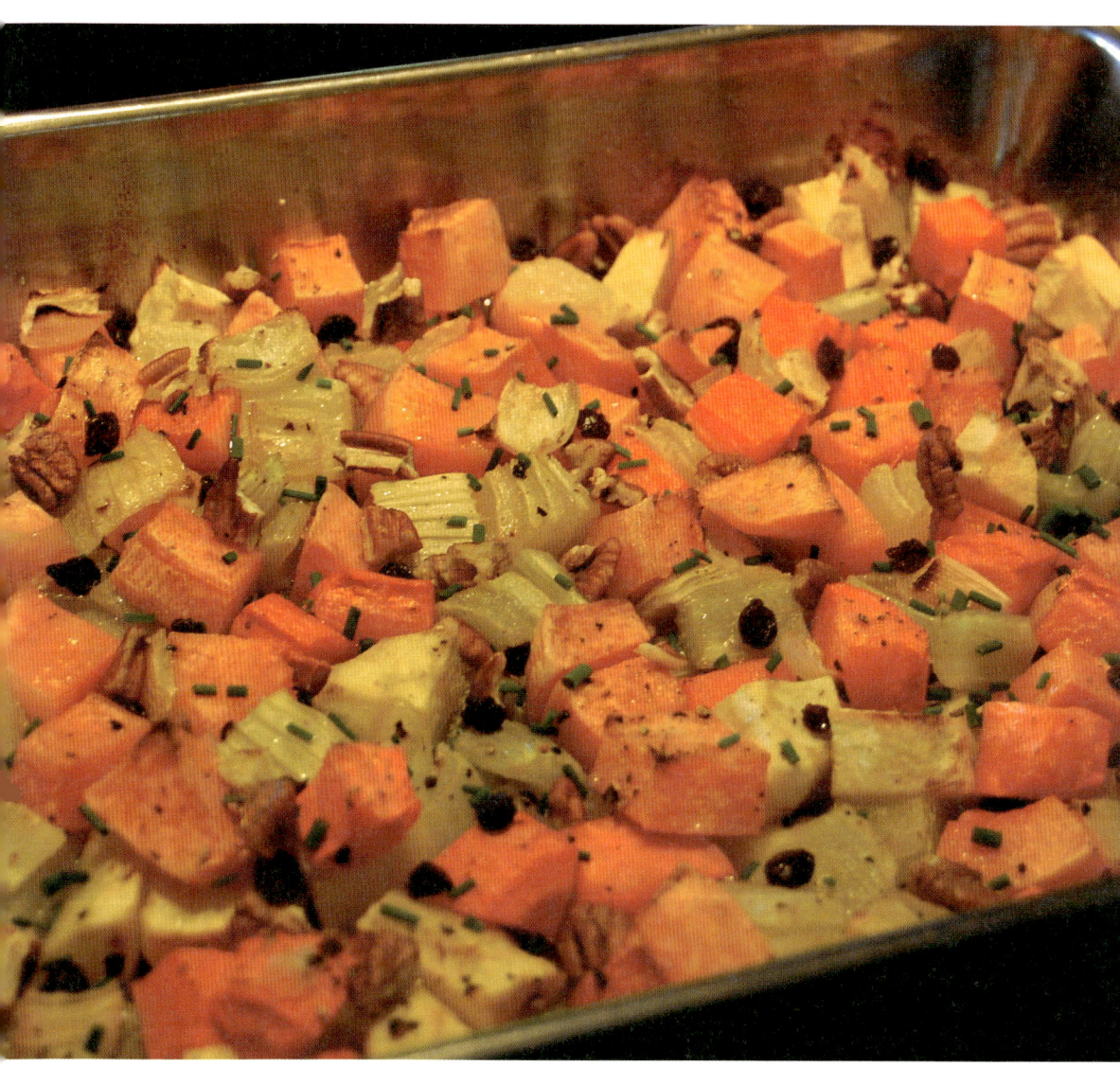

재료 양파 1개, 당근 큰 것 1개, 셀러리 3줄기, 버터넛 호박 혹은 단호박(당근과 같은 양), 파스닙 혹은 흰 당근 1개, 마늘 3쪽, 호두 크게 1줌, 건포도 적게 1줌, 실파, 올리브유 2큰술, 바닷소금 약간, 후추 약간

참깨소스 재료 타히니(참깨버터, 레시피 206쪽 참조) 3큰술, 올리브유 3큰술, 레몬주스 1큰술, 소금 약간, 후추 약간

1 오븐을 190°C로 켜놓는다.
2 모든 뿌리채소와 호박을 같은 정도의 크기로 깍둑썰기한다.
3 마늘은 껍질을 벗겨 잘라놓고 호두도 대강 칼로 부숴놓는다.
4 호두와 건포도를 제외한 채소 전부를 오븐 팬에 담은 뒤 올리브유를 뿌려 섞은 다음 소금과 후추를 뿌려 오븐에 넣는다.
5 채소가 노릇노릇해질 때까지 굽는다.(약 45분~1시간 정도.)
6 채소가 다 구워지기 10분 전에 호두와 건포도를 넣고 마저 구워 낸다.
7 모든 재료를 그릇에 담은 뒤 참깨소스를 부어 부드러워질 때까지 잘 섞어가며 저어서 완성한다.

뿌리채소 구이는 쉽게 만들 수 있는 건강 영양식이다. 오븐에 구울 때는 뿌리채소에 올리브유와 소금, 후추를 뿌린 뒤 먼저 굽고, 호두와 건포도는 쉽게 타기 때문에 나중에 넣는 것이 좋다. 채소를 오븐 팬에 담을 때에는 얇게 펴서 뚜껑을 덮지 않고 굽는다. 적은 양을 구울 때는 토스터 오븐을 이용하기도 한다. 호박은 고구마로 대체해도 좋다. 여러 사람이 모이는 자리에도 잘 어울리는 훈훈한 알칼리성 음식이다. 잘 구워진 채소에 참깨소스를 곁들이면 영양가 높은 끼니가 되며 아이들 간식으로도 좋다.

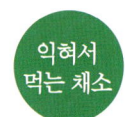 익혀서 먹는 채소

삶은 당근 샐러드

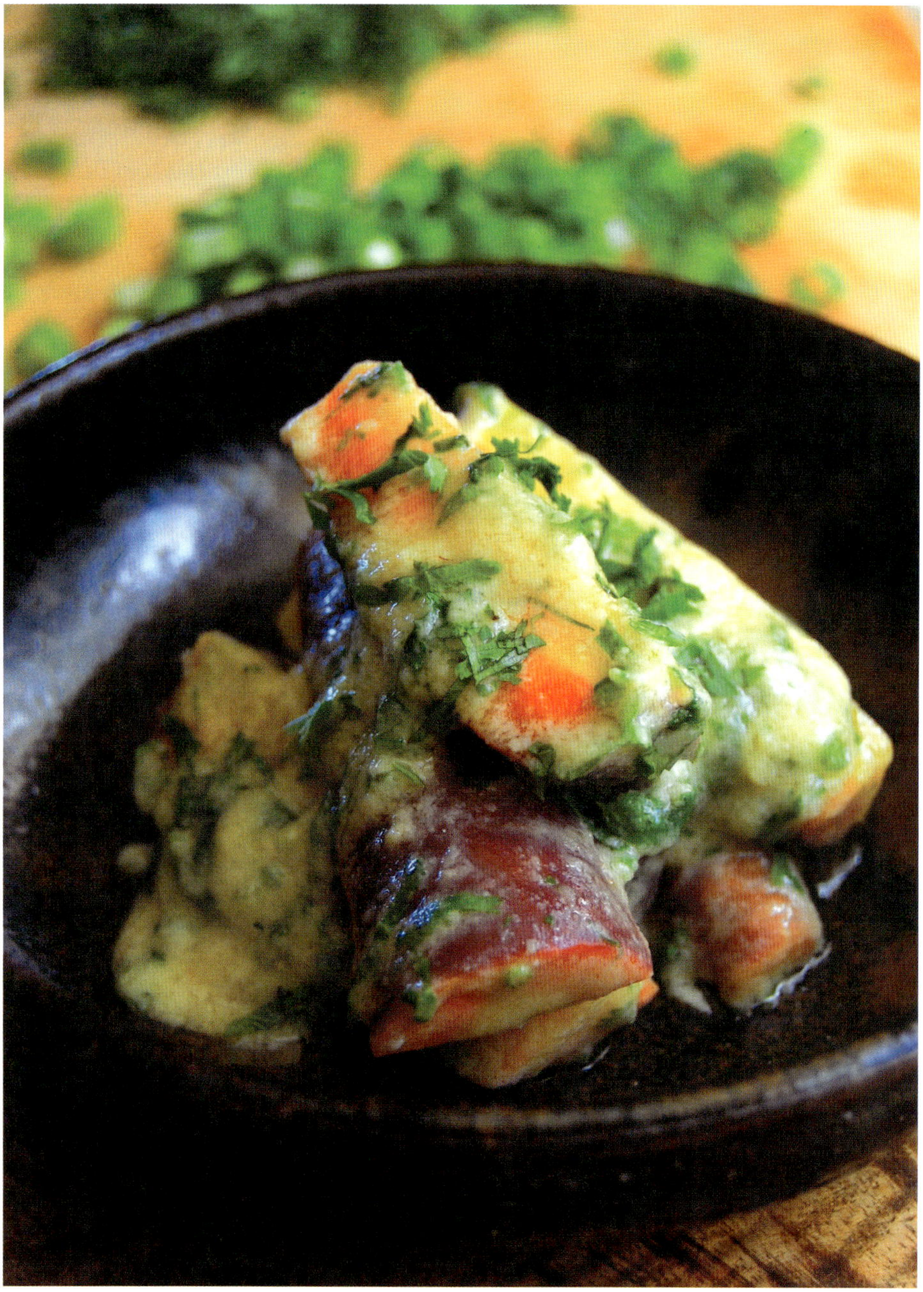

재료 당근(온갖 색깔, 혹은 한 가지 색깔)
소스 재료 흰 미소 된장 반 스푼, 타히니(참깨버터, 레시피 206쪽 참조) 반 스푼, 올리브유, 매실식초 약간, 파슬리 약간, 통후추

1 당근에 물을 자작하게 부어 삶은 뒤 건져 내어 식혀놓는다. 당근 삶은 물은 버리지 않고 소스 만들 때 사용한다.
2 약간의 된장과 타히니, 올리브유, 그리고 당근 삶은 물을 조금 넣고 잘 저어가면서 매실식초로 간을 맞추어 소스를 만들어놓는다.
3 파슬리는 잘 씻어서 물기를 말린 다음 아주 잘게 잘라놓는다.
4 당근을 놓고 소스를 위에 뿌린 뒤 파슬리를 올린다. 마지막에 후추를 갈아 뿌려 마무리해도 좋다.

당근은 샐러드, 주스, 오븐 구이, 절임 등 쓰임이 매우 다양하다. 특히 삶은 당근은 치유식에서도 널리 쓰이며 단맛이 강해서 모두들 쉽게 먹을 수 있다. 삶은 당근에는 좋은 탄수화물이 많이 들어 있기 때문에 밥이나 국수 등을 따로 먹을 필요가 없어서 다이어트나 디톡스를 하는 데도 아주 좋다. 당근을 삶은 물은 드레싱을 할 때 쓰기도 하고, 국물로 써도 좋으며, 식혀서 물 대신 그냥 마셔도 좋다.

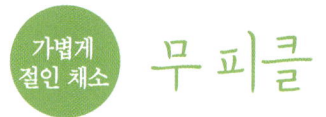

가볍게 절인 채소 무 피클

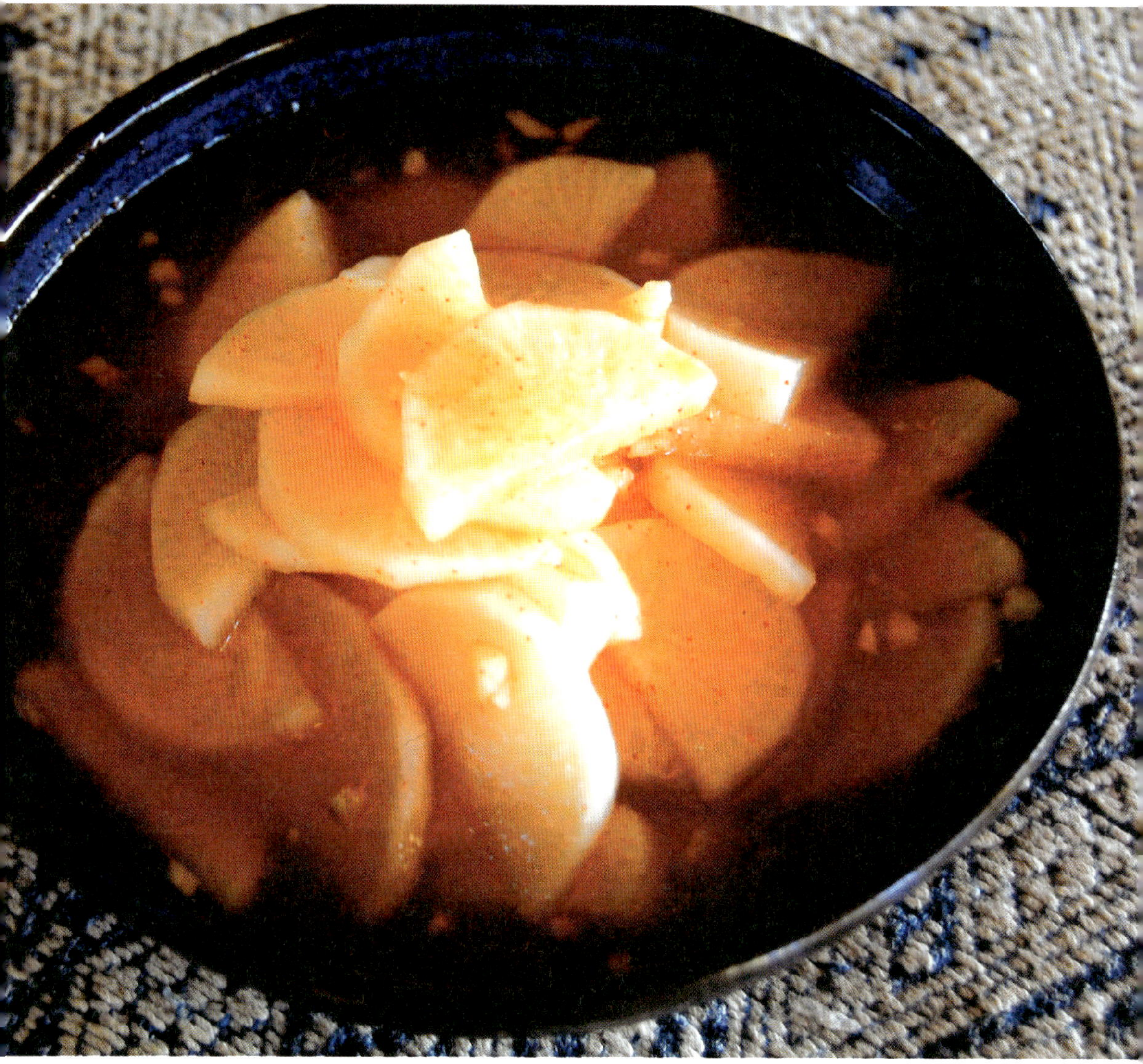

재료 긴 무 1개, 바닷소금 1작은술, 올리브유 2큰술, 현미식초 2작은술, 마늘 1쪽, 파프리카가루 1작은술, 꿀 약간

1 무는 잘 씻어 껍질을 벗긴 뒤 반달 모양으로 도톰하게 썬다.
2 무에 소금을 뿌려 대강 섞은 뒤 두툼한 접시를 덮어 누름돌로 눌러놓는다.(무가 약간 부드러워질 때까지 약 1~2시간 정도.)
3 올리브유, 현미식초, 다진 마늘, 파프리카가루, 꿀을 모두 넣어 버무린다.
4 유리 용기에 넣어 냉장고에 보관한다.

상큼한 무 피클은 소화에 부담이 없고 싱싱한 무의 맛과 향을 그대로 즐길 수 있는 곁들임 음식이다. 소금에 절일 때 너무 짜지지 않도록 주의하고 생으로 먹는 음식이므로 될 수 있는 한 질이 좋은 꿀과 버진 올리브유extra virgin oliveoil를 사용한다. 바로 식탁에 내어도 좋지만 냉장고에 하루 정도 보관했다가 내면 맛이 잘 어우러져 더욱 감칠맛이 난다. 통곡물 음식과 아주 잘 어울리며 마늘의 양만 잘 조절하면 양식에 곁들여도 좋다.

무는 성질이 차며 이뇨 작용을 돕는다. 탄수화물과 지방, 단백질을 분해하는 여러 종류의 소화 효소가 들어 있어서 소화를 촉진시키며 유제품이나 육류를 과다 섭취할 때 생기는 점액을 분해하고 담과 가래를 제거하는 효과도 뛰어나다. 또한 무는 해독 작용을 하며 항암 작용을 하는 것으로 알려져 있다.

매크로바이오틱을 연구하고 가르치는 쿠시 연구소에서는 유제품이나 육류의 과다 섭취로 오장에 점액과 지방이 축적된 사람들에게 강판에 간 생무에 매실즙을 섞어 처방한다.

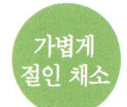

오이 피클 샐러드

가볍게 절인 채소

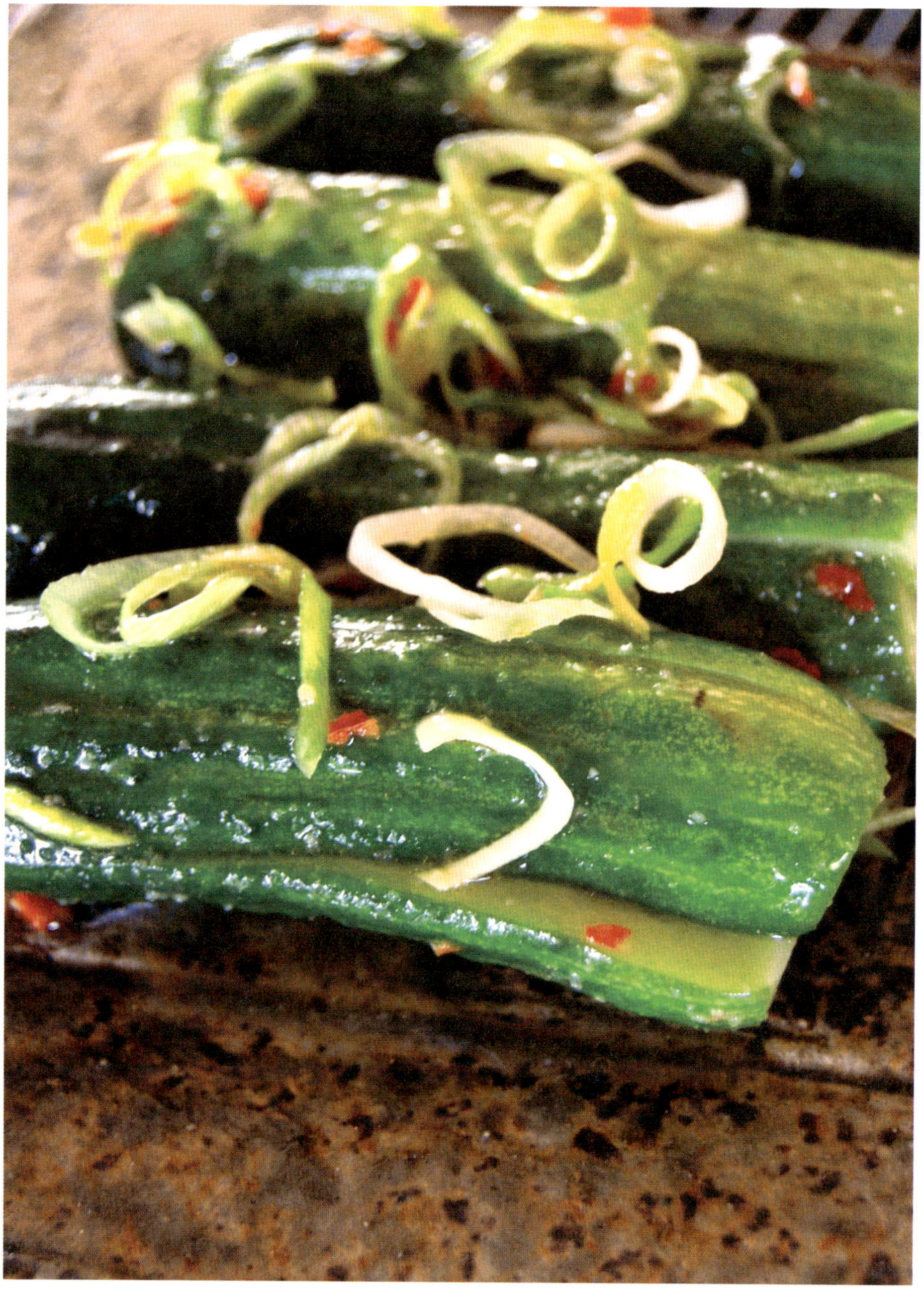

재료 피클용 오이 4개, 바닷소금 약간, 마늘 1쪽, 올리브유 1작은술, 참기름 약간, 현미식초 1작은술, 대파 흰 부분 약간, 칠리고추 약간

1 잘 씻은 오이를 다듬은 뒤 소박이를 담글 때와 같이 십자 모양으로 갈라 소금을 뿌려놓는다.(30분 정도.)
2 마늘은 다지고, 대파와 칠리고추는 잘게 썰어놓는다.
3 오이가 약간 부드러워지면 나머지 재료들을 모두 넣고 함께 버무린다.
4 유리 용기에 넣어 하루 정도 냉장고에 보관한다.

오이 피클 샐러드는 오이소박이와 비슷하지만 만들기가 훨씬 쉽고 맛이 순해서 누구나 좋아할 수 있는 여름 음식이다. 오이는 성질이 차고 몸의 열을 내려주며 탈수를 방지한다. 단백질의 소화를 돕고 장을 깨끗하게 지켜주지만, 몸이 차거나 습한 사람 또는 소화 기관이 약한 사람들에게는 좋지 않다. 조리할 때 양파나 부추, 파, 마늘, 고추와 같이 열을 높여주는 재료를 함께 넣으면 밸런스를 맞출 수 있다.

바로 만들어서 먹어도 좋고 넉넉하게 만들어 냉장고에서 3~4일 보관할 수도 있다. 30분 정도 절인 오이는 손으로 물기를 약간 짜주면 더 아삭하게 먹을 수 있다.

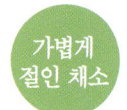# 적양배추 발효 피클

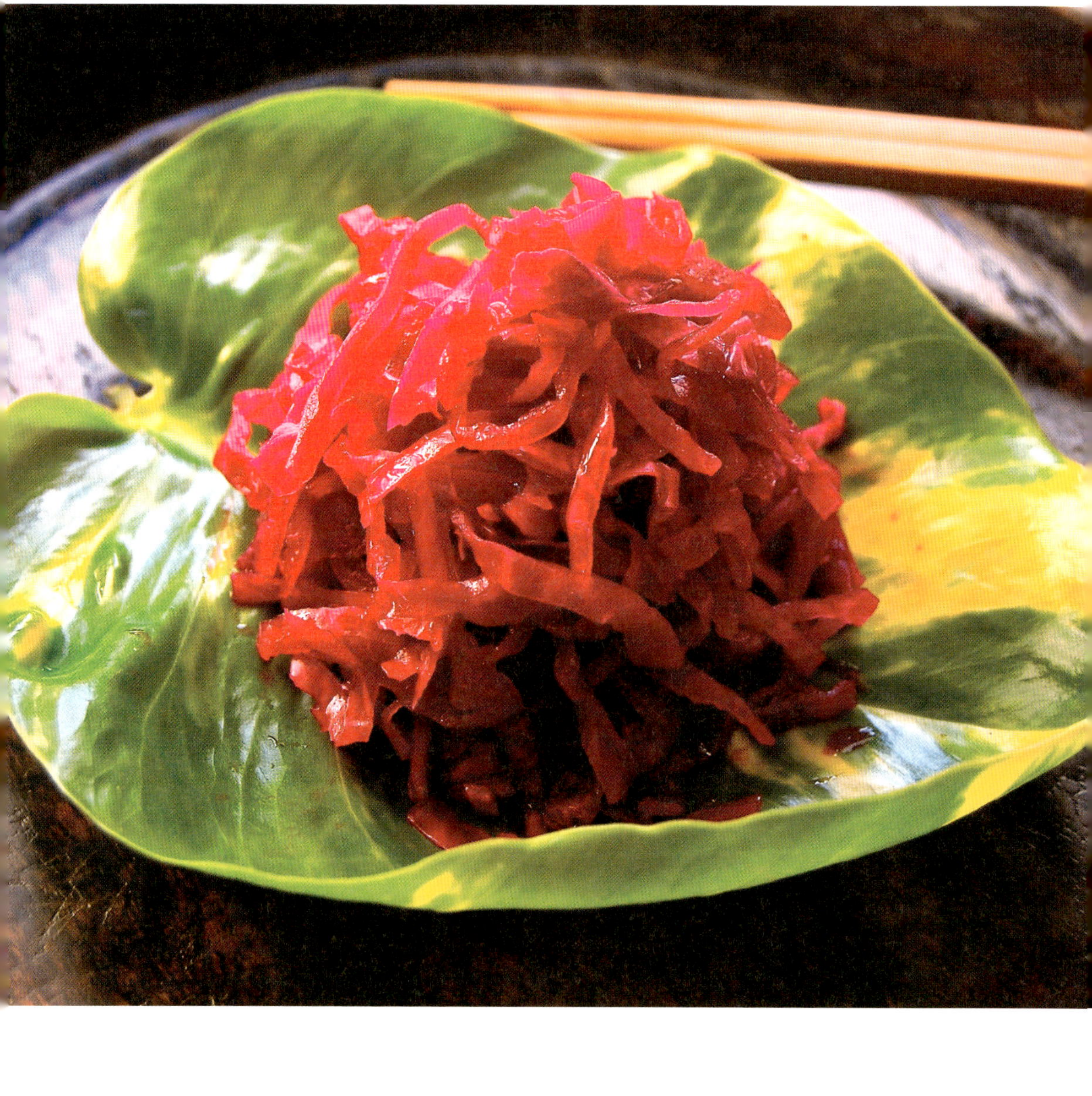

재료 적양배추 1개, 바닷소금 1줌, 마늘 2쪽, 생강 1쪽

<u>1</u> 맑은 물에 잘 씻은 빨간 양배추를 4등분하여 속 줄기를 잘라내고 채를 친다.
<u>2</u> 소금을 골고루 뿌린 뒤 돌을 얹어 눌러놓는다.
<u>3</u> 절여진 양배추에 다진 마늘과 다진 생강을 넣고 살짝 버무린다.
<u>4</u> 유리병에 양배추를 꼭꼭 눌러가며 담아 뚜껑을 닫아놓는다.
<u>5</u> 시원하고 습하지 않은 곳에서 발효가 시작될 때까지 보관하고(약 1주일 정도), 일단 발효가 되면 냉장고에 넣어 보관한다.

적양배추는 발효되는 과정에서 배추의 보랏빛이 빠져나와 안의 흰 부분에 물을 들이기 때문에 맛뿐 아니라 모양과 빛깔도 뛰어나다. 다른 배추들에 비해 약간 기운이 차며 통곡물과 맛이 잘 어우러진다. 절일 때 너무 싱거우면 발효되는 과정에서 상할 수 있으니 주의해야 한다. 발효 과정에서 고운 색깔로 변하기 때문에 유리 용기를 사용하는데 발효되기 시작하면 새콤하고 짙은 냄새가 난다.

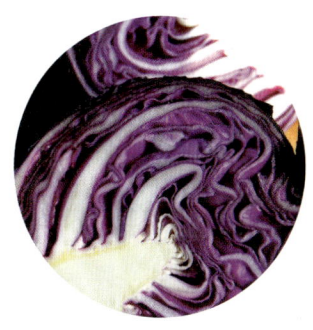

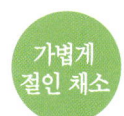

양배추 피클(사우어크라우트)

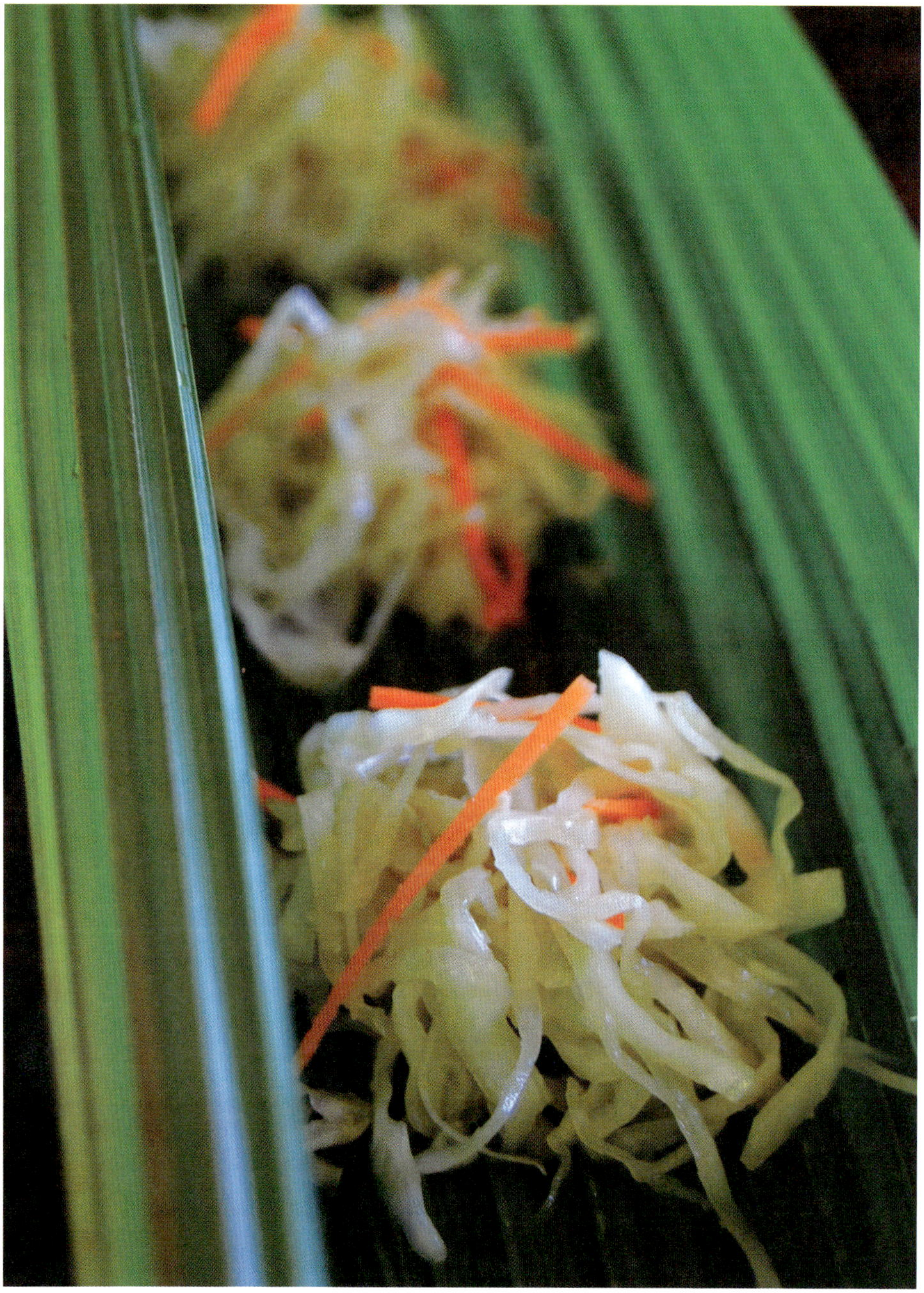

가볍게 절인 채소

재료 양배추 작은 것 1개, 바닷소금 1큰술, 당근 반 개, 올리브유 2큰술, 사과식초 2큰술

1 물에 잘 씻은 양배추를 반으로 잘라 속을 베어낸 뒤 가늘게 채썬다.
2 배추 위에 소금을 뿌려 살짝 섞은 뒤 두꺼운 접시로 덮고 누름돌도 눌러놓는다.(양배추가 부드러워질 때까지 반나절 정도.)
3 간을 맞춘 다음 올리브유와 사과식초를 넣고 가볍게 버무린 뒤, 여기에 당근을 채쳐서 넣고 마무리한다.
4 냉장고에 하루 정도 보관했다가 샐러드로 먹으면 싱싱한 맛을 한껏 즐길 수 있다.

독일의 대표적인 전통 발효 식품으로 알려진 사우어크라우트는 원래 장기간 보관할 수 있는 발효 식품이지만, 여름철에 기름과 살짝 버무려 싱싱한 맛을 즐겨도 좋다. 김치와 비슷한 건강 음식으로 알려져 있고, 다른 양념이 거의 들어가지 않아 맛이 순하다.

십자화과의 채소인 양배추는 성질이 약간 찬 편에 속한다. 몸 안의 발암 물질을 제거하고 항암 작용을 하며 비장과 췌장에 도움이 된다. 위장을 보호하는 역할을 하기 때문에 속이 좋지 않은 사람들에게 좋으며, 특히 위염이 있는 사람들이 생즙을 내 복용하면 효과가 있는 것으로 알려져 있다.

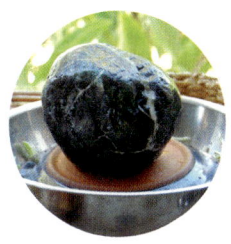

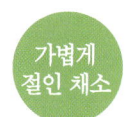

단감 배추 백김치

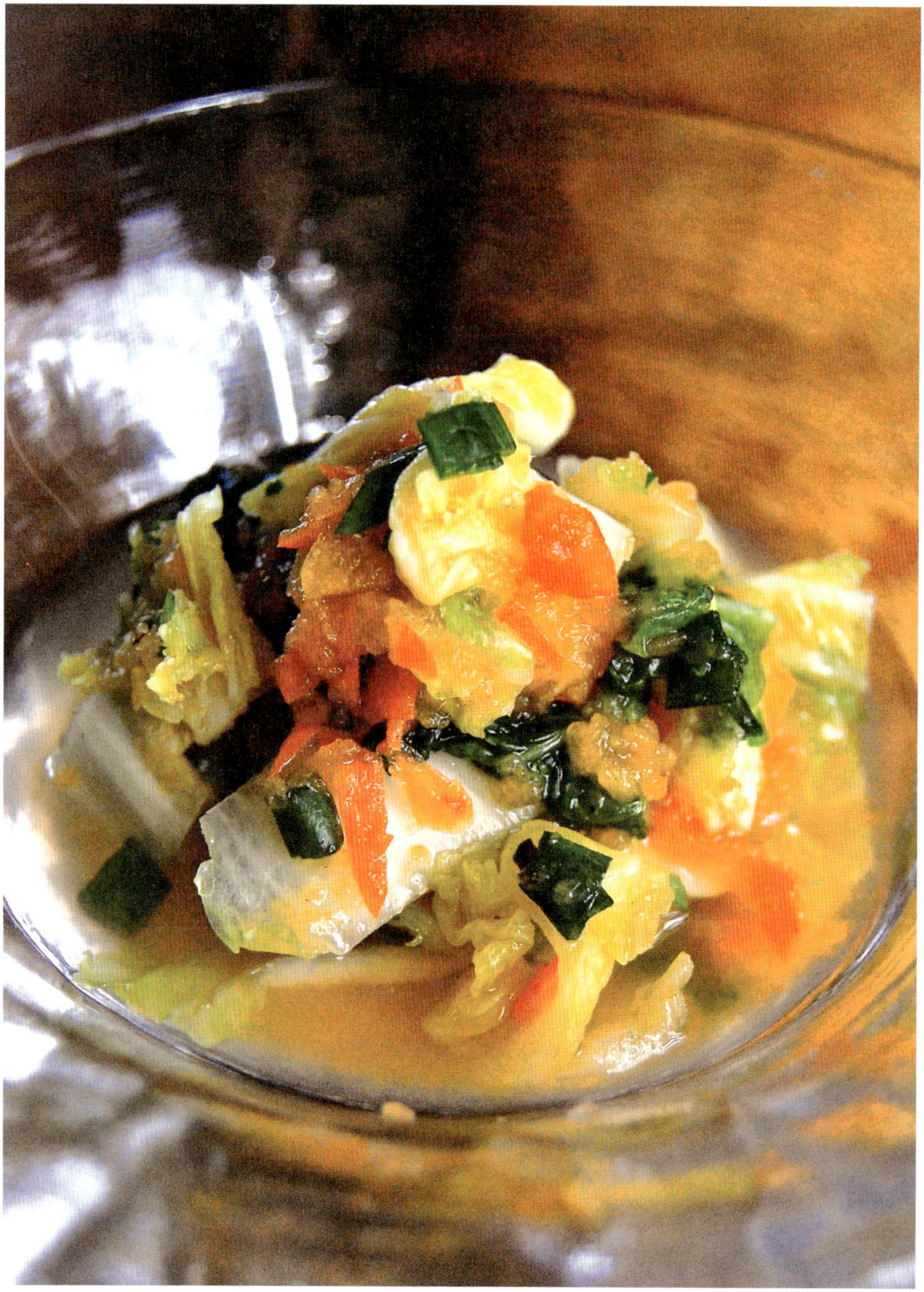

재료 통배추 1포기, 바닷소금 3큰술, 단감 2개, 생강 1쪽, 마늘 1쪽, 쪽파 3뿌리, 물 1컵

1 배추는 깨끗이 씻은 뒤 2cm 정도의 길이로 잘라 소금을 골고루 뿌린 다음 접시를 덮고 2시간 정도 돌로 눌러놓는다.
2 감은 껍질을 벗겨 4등분한다.
3 생강은 껍질을 까서 저며놓고 마늘도 껍질을 까놓는다.
4 믹서에 감과 생강, 마늘과 물을 붓고 약간의 소금을 더한 뒤 거칠게 갈아둔다.
5 숨이 죽은 배추에 갈아놓은 재료들을 붓고 잘 버무린다.
6 잘게 자른 파를 넣고 다시 가볍게 버무린 뒤 유리병에 담아 냉장고에 보관한다.

김치를 만드는 방법과 유사하다. 하지만 김치에 비해 소금을 적게 사용하고, 그 대신 돌로 눌러 배추의 숨을 죽인다. 절여진 뒤에 배추에서 생긴 물을 따라내지 않고 그대로 사용한다. 고춧가루는 전혀 쓸 필요가 없지만 기호에 따라 약간의 붉은 파프리카를 사용해도 무방하다. 감의 향기와 단맛이 잘 어우러져 있기 때문에 만든 뒤 바로 먹으면 신선하고 달콤한 김치 샐러드가 되며, 냉장고 안에서 1주일 정도 보관할 수도 있다. 감은 그 기운이 차며 비타민 A와 포타슘(칼륨) 함량이 높다.

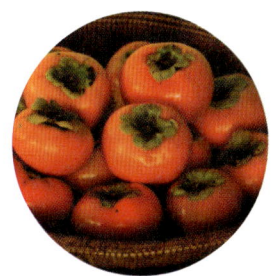

가볍게 절인 채소 빨간무피클

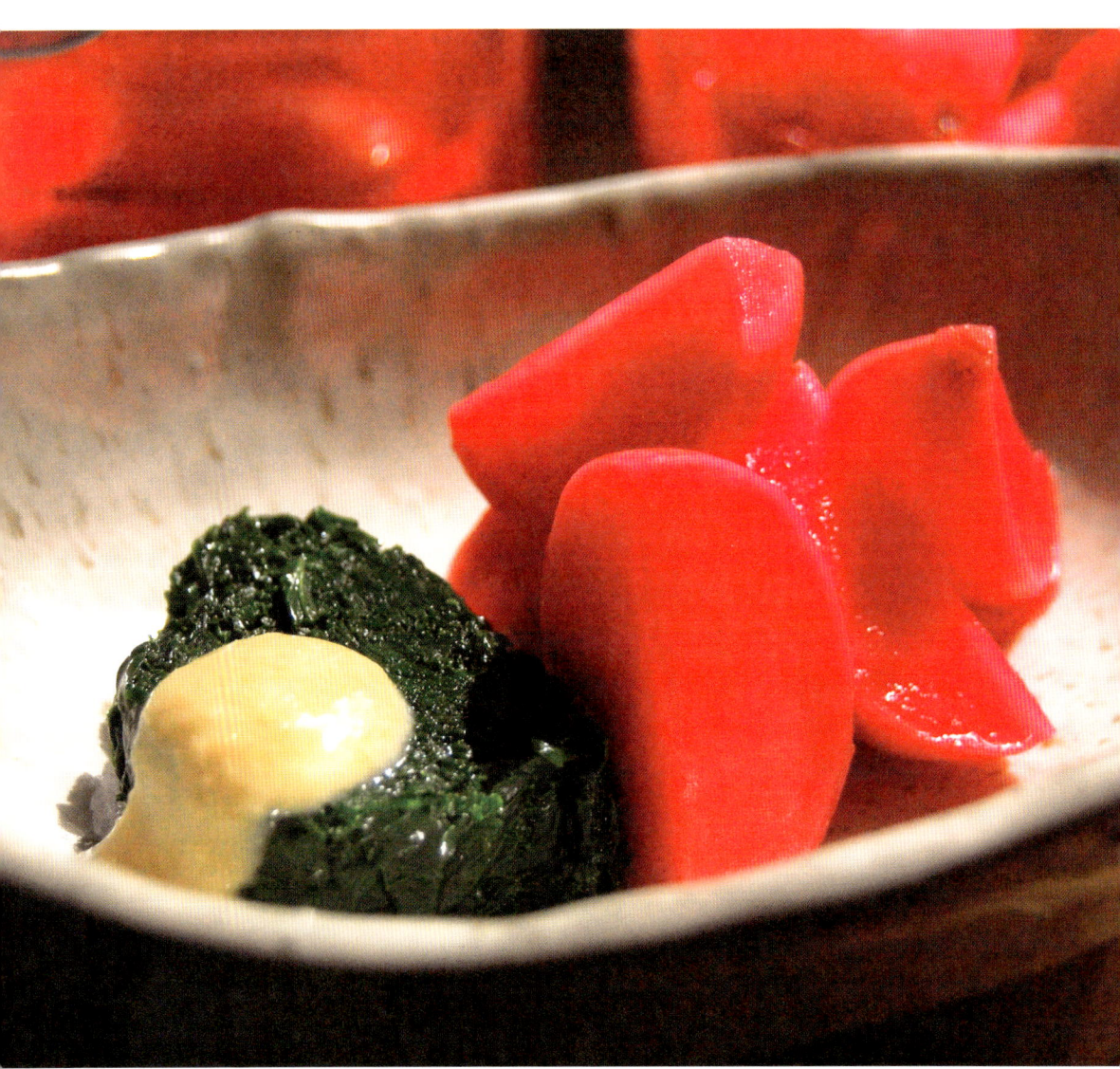

재료 빨간 무 20개, 바닷소금 3스푼, 통마늘 2쪽, 구기자 약간

1 빨간 무를 잘 씻어 4등분한다.
2 소금을 골고루 뿌린 뒤 잘 섞어 한나절 정도 절인다.
3 통마늘 두 쪽을 저미듯 잘라 절여진 무에 넣은 뒤 큰 유리병에 담는다. 이때 구기자도 함께 넣는다. 우러나온 물을 그대로 놔둬서 소금물이 자작해지도록 한다.
4 하루에 한 번씩 들여다보며 발효 여부를 체크한다.
5 쉰 냄새가 나면서 껍질의 붉은 색깔이 흰 부분에 물들면 냉장고에 넣는다.

동그란 모습의 빨간 무는 썰어서 그대로 먹어도 좋지만 소금에 절여 발효시키면 맛이 더 뛰어나고 모양도 아름답다. 무는 잎이 붙어 있는 것을 구해 있는 그대로 잘라 쓴다. 4등분을 해서 절이면 발효되면서 껍질의 빨간색이 빠지며 흰 부분을 물들인다. 깔끔하게 먹는 피클이니 과한 양념 대신 소금으로만 간하고 약간의 마늘을 저며서 넣으며, 발효가 될 때 상하지 않도록 주의한다. 상온에 두었다가 발효가 어느 정도 되면 냉장고에 넣는다. 서두르지 말고 잘 발효를 시켜서 먹는다.

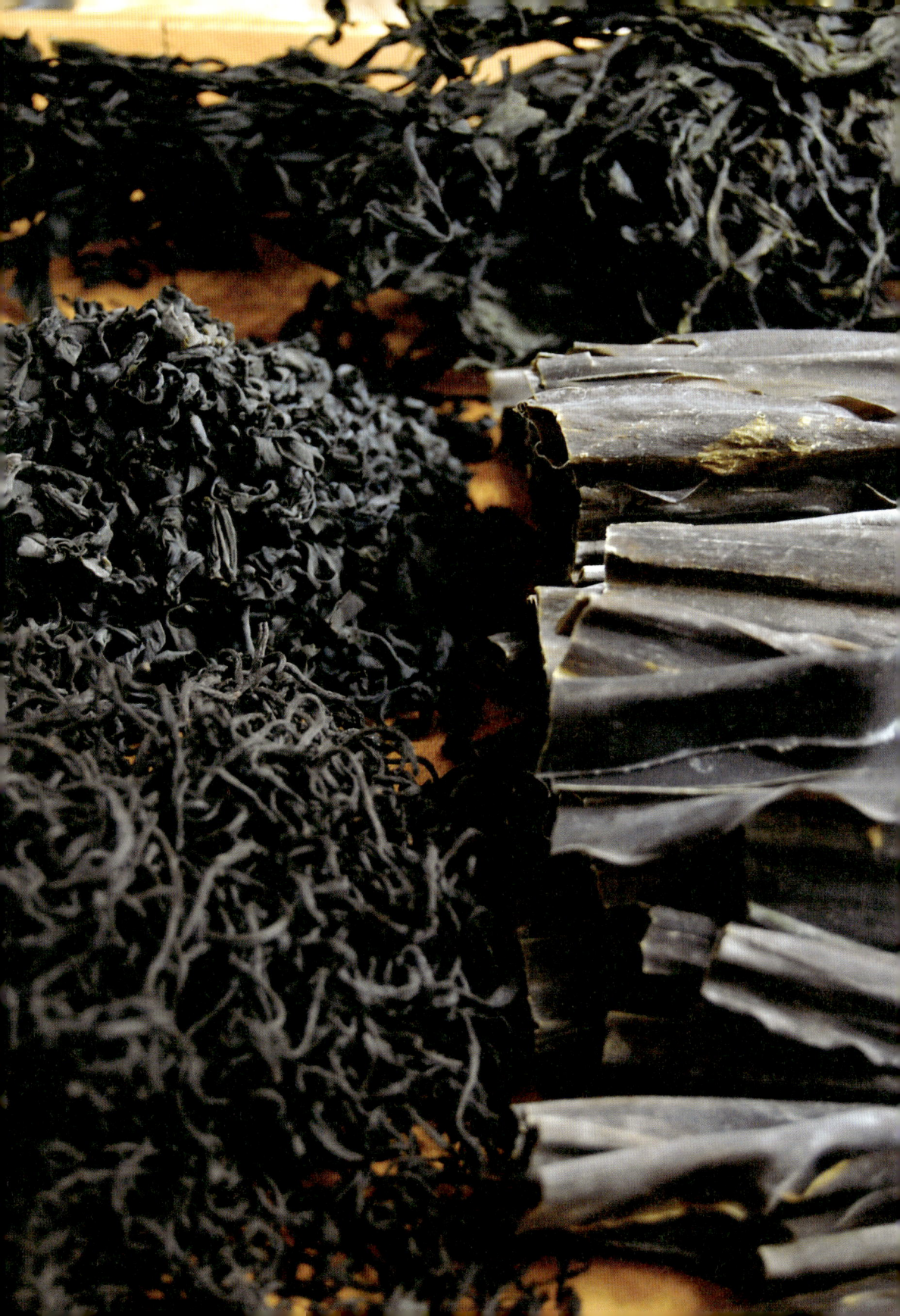

바다의 보배
해조류

식품 가운데 알칼리성이 가장 강한 식품이 해조류이다. 그 때문에 자연식에서는 많은 양이 아니더라도 해조류를 늘 식단에 포함시킨다. 현미밥을 지을 때 한 조각의 다시마를 넣는다거나 신선한 샐러드에 톳을 얹어 내는 등 동양에서뿐만 아니라 서양에서도 점점 해조류를 자연스럽게 식단에 사용하고 있다.

채소나 과일보다 미네랄이 풍부한 해조류는 성질이 차며 짠맛을 가지고 있다. 요오드, 칼슘, 철분, 마그네슘 등 미네랄은 음식으로만 섭취해야 하므로 해조류는 더없이 중요하다. 톳과 다시마에는 좋은 섬유질이 다량 함유되어 있고, 표면의 끈끈한 점액질 성분인 알긴산은 중금속을 흡착해 몸 밖으로 배출하는 해독 작용을 한다.

다만 요즘은 바닷물의 오염이 심각해져서 해조류를 선택할 때 특별히 주의해야 한다.

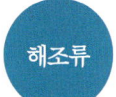 톳과 오크라 조림

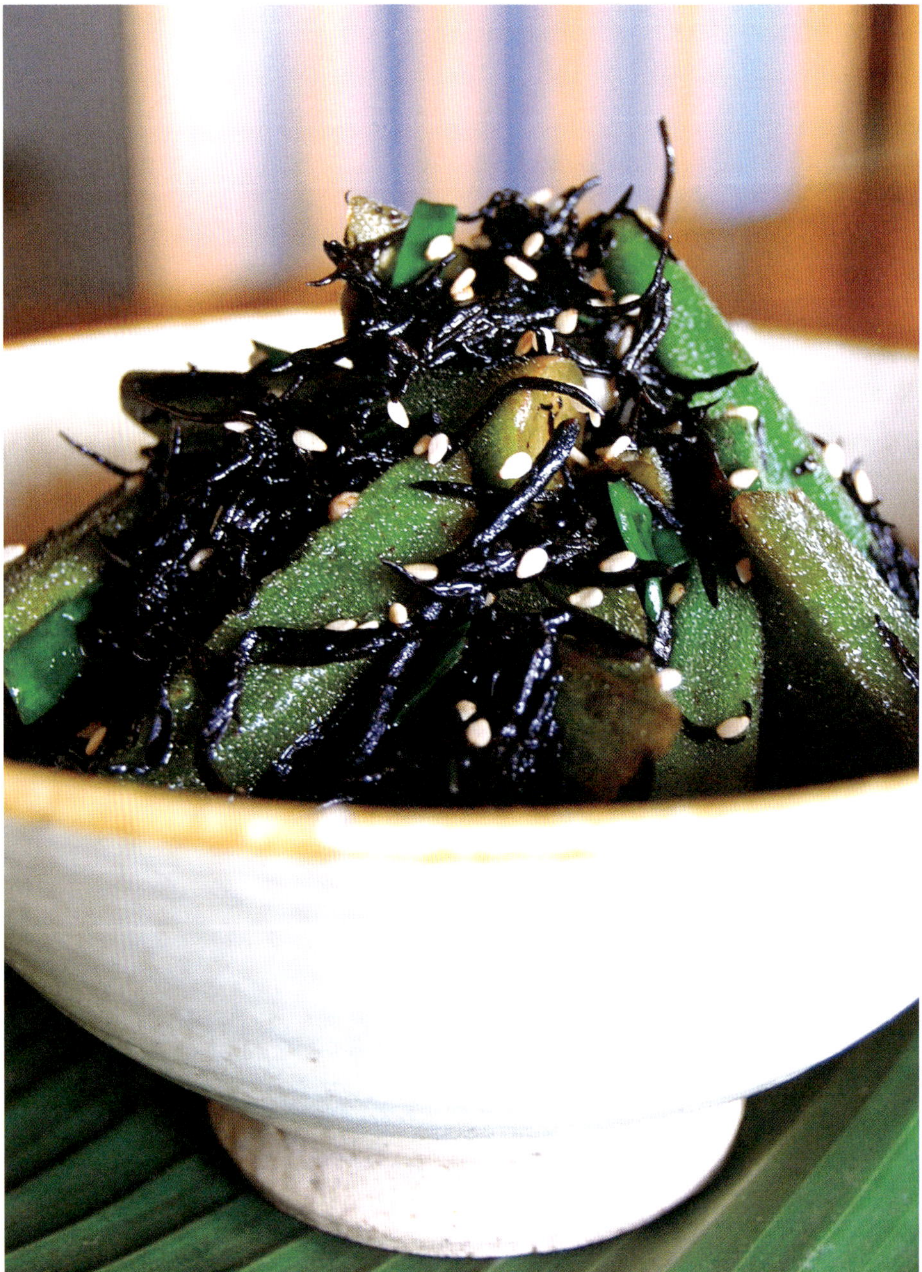

재료 톳 말린 것 1/3컵, 오크라 20개, 올리브유 2큰술, 참기름 약간, 간장, 소금 약간, 화이트와인 혹은 미림, 물 1/2컵, 마늘 1쪽, 파, 통깨

1 우선 말린 톳을 맑은 물에 30분 정도 담가 불린 뒤 체에 받쳐 물기를 빼놓는다. 오크라는 잘 씻어놓고 마늘도 얇게 저며놓는다.

2 납작한 냄비에 간장, 와인(혹은 미림), 저며놓은 마늘, 그리고 물을 넣고 끓기 시작하면 오크라를 넣으면서 불을 낮춘다. 오크라가 어느 정도 익기 시작하면 올리브유의 반을 넣고 톳을 넣어 마저 익히고 소금으로 간을 한다.

3 냄비 바닥에 소스가 거의 없어지면 불을 끄고 남은 올리브유와 파를 넣은 뒤 약간의 참기름을 섞어 마무리한다. 통깨를 뿌려 낸다.

오크라는 속까지 잘 익어야 제 맛이 나기 때문에 먼저 익힌다. 와인과 물, 그리고 간장을 우선 넣어 끓이는데 와인에서 알코올 성분이 완전히 날아갈 수 있도록 팔팔 끓이는 것이 좋다. 간장은 맛을 낼 정도로 적은 양을 사용하고 간은 소금으로 하는데 졸일 것을 생각해서 아주 약하게 한다. 기름은 쉽게 산화하는 성질을 가지고 있기 때문에 강한 불에 처음부터 넣는 것을 피하고 낮은 불에서 될 수 있는 한 짧은 시간만 조리하도록 한다. 참기름은 이미 볶아져 있는 기름이니 양념을 치듯 조금만 넣는다.

톳은 성질이 차며 신장을 보한다. 불순물을 몸 밖으로 배출하는 해독 작용을 할 뿐 아니라 피 속에서 당을 조절해 준다. 해조류 중 칼슘의 함량이 가장 높은 톳은 칼슘 외에도 철분, 마그네슘 등의 미네랄이 풍부하고 비타민 A와 B 등 영양이 풍부하다.

해조류 우엉 톳 조림

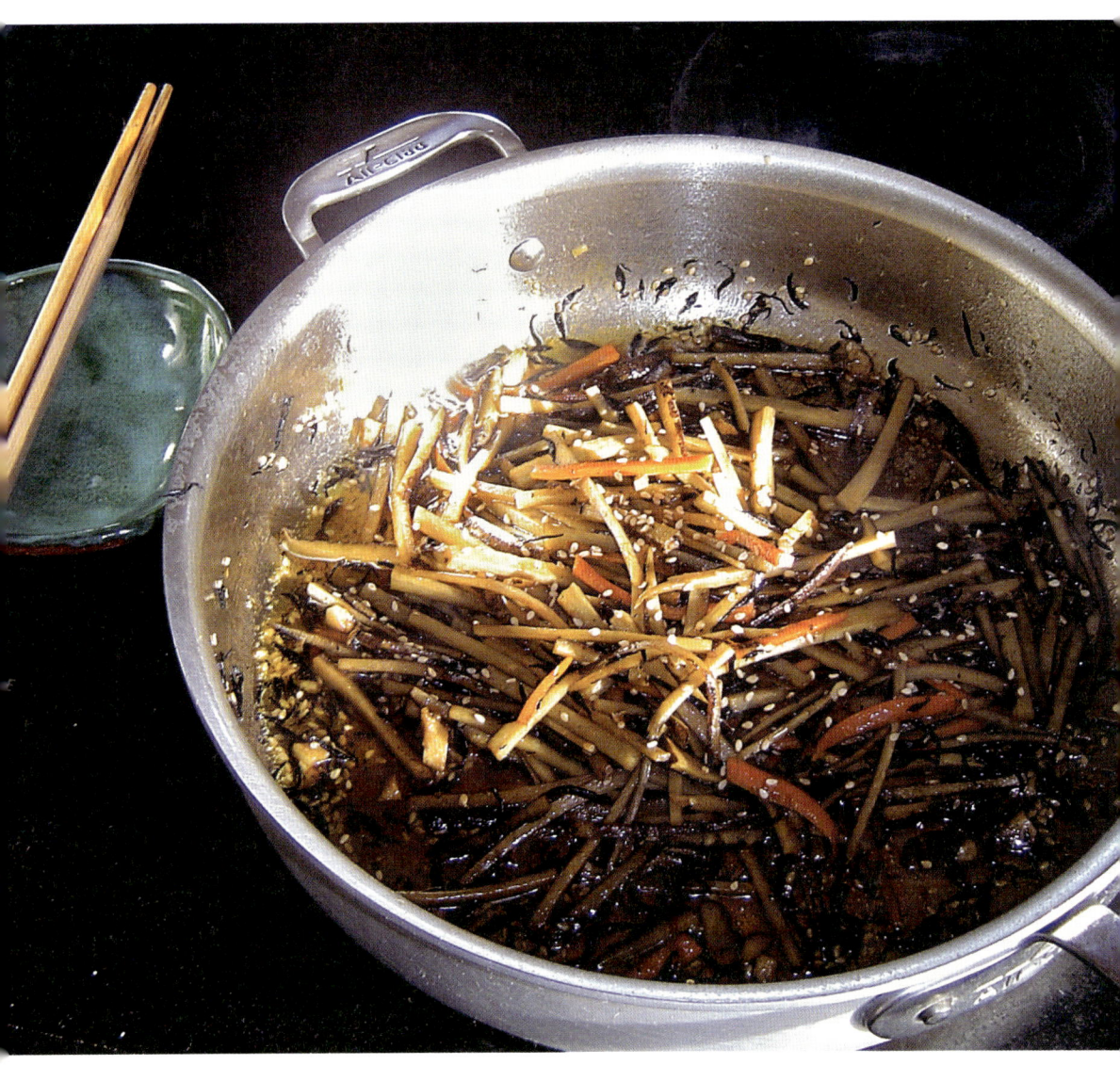

재료 껍질째 채 썬 우엉 1컵, 불린 톳 반 컵, 채 썬 당근 1/4컵, 올리브유 약간, 참기름 약간, 통참깨 약간, 간장 1큰술, 다진 마늘 2쪽, 현미조청 약간, 물 약간, 소금 약간

1 따뜻한 팬에 올리브유를 두르고 썬 우엉과 다진 마늘을 넣어 약한 불에 서서히 익힌다. 이때 약간의 소금을 넣는다.
2 잘 씻어 채에 밭쳐놓았던 톳을 함께 넣고 채 썰어놓은 당근도 넣어 섞어가며 볶듯이 익힌다.
3 자작할 정도로 물을 약간 넣고 간장으로 간한다.
4 현미조청을 넣고 물이 졸아들 때까지 서서히 익힌다.
5 불을 끄고 참기름을 넣고 버무린 뒤 통참깨를 뿌려 낸다.

우엉 톳조림은 매크로바이오틱에서 선호하는 음식이다. 우엉은 따뜻하고 깊은 기운을 가지고 있으며 톳과 잘 어울린다. 톳은 영양가가 높고 칼슘이 많이 들어 있는 뛰어난 식품에 속한다.

구운 김 메밀국수

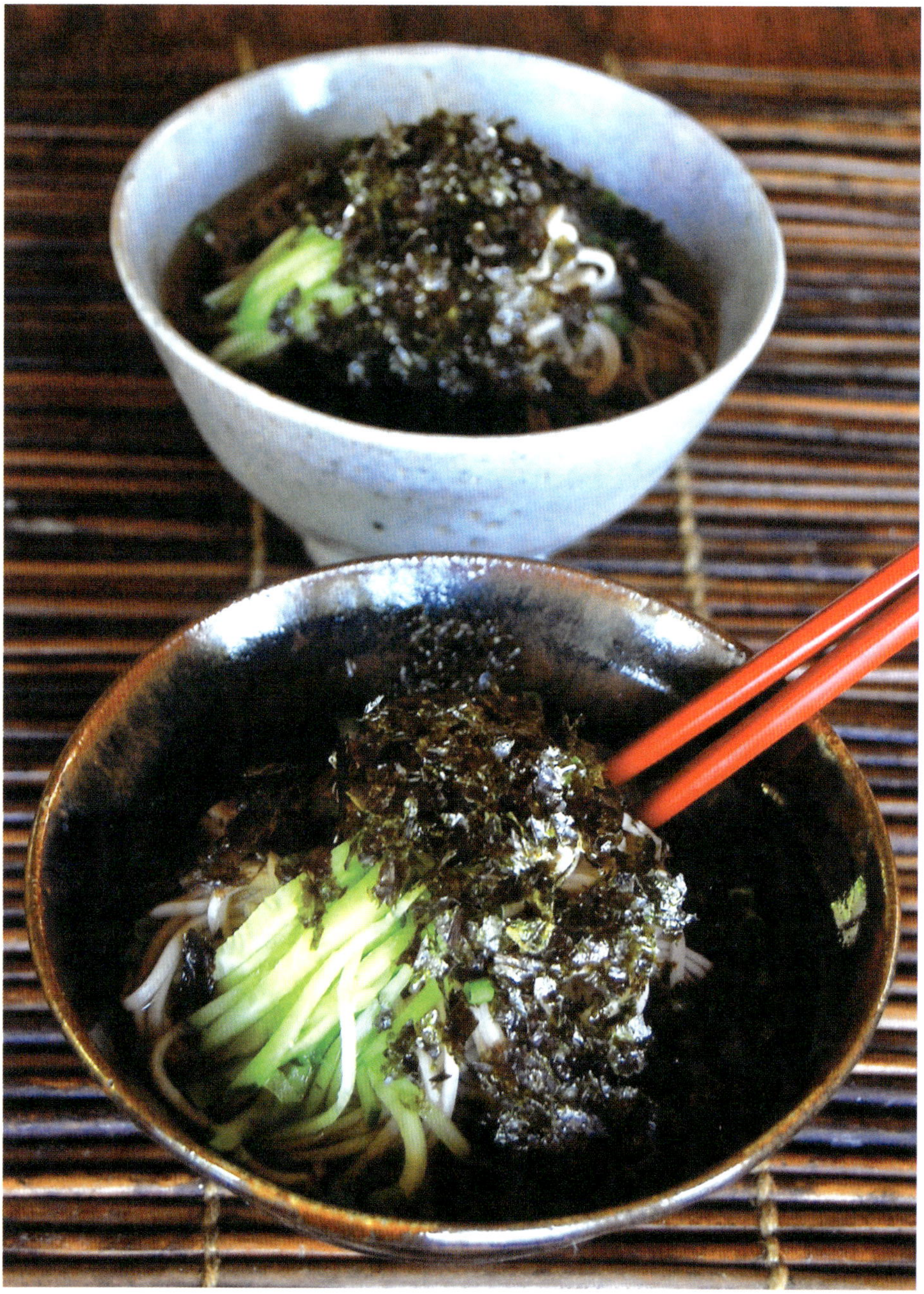

재료 메밀국수 2묶음, 김 2장, 오이 반 개(파 두 줄기)
국물 재료 물 3컵 정도, 다시마 1장, 말린 표고버섯 3개, 바닷소금 약간, 간장 1/4컵, 미림 1/4컵

1 찬물에 다시마와 표고버섯을 넣어 서서히 끓이면서 국물을 내다가 간장과 미림을 넣고 조금 더 끓여 두 컵 정도의 국물을 만들어 식혀놓는다. 약간의 소금을 이용해서 간을 맞춘다.
2 오이는 채를 쳐놓고, 파는 잘게 잘라놓는다.(파를 쓸 경우)
3 팔팔 끓는 물에 국수를 넣고 오돌오돌하게 삶은 다음 체에 받쳐 바로 찬물에 씻어 물기를 빼놓는다.
4 그릇에 메밀국수를 담고 국물을 적당히 부은 다음 오이채와 파를 얹어놓는다.
5 김을 구워 부순 후 국수 위에 넉넉히 올리고 바로 낸다.

국수를 삶을 때에는 뜨거운 물에 팔팔 끓이는 것이 좋으며 이때 물이 끓어 넘치려고 하면 찬물을 조금씩 부어 가라앉힌다. 김은 먹기 전에 바로 구워 부수어야 제맛이 나며 오이를 쓰지 않을 때에는 파를 넉넉히 넣은 후에 김을 듬뿍 뿌린다. 백김치 같은 담백한 김치와 함께 내도 좋다.

메밀국수는 물(水)의 기운이 강하기 때문에 수의 기운이 강한 한겨울에 담백하게 조리해서 먹으면 아주 좋다. 그러나 여름철에도 시원하게 출출함을 달래는 데에는 메밀국수가 단연 으뜸이다. 오이채를 가미하면 한결 상큼하다.

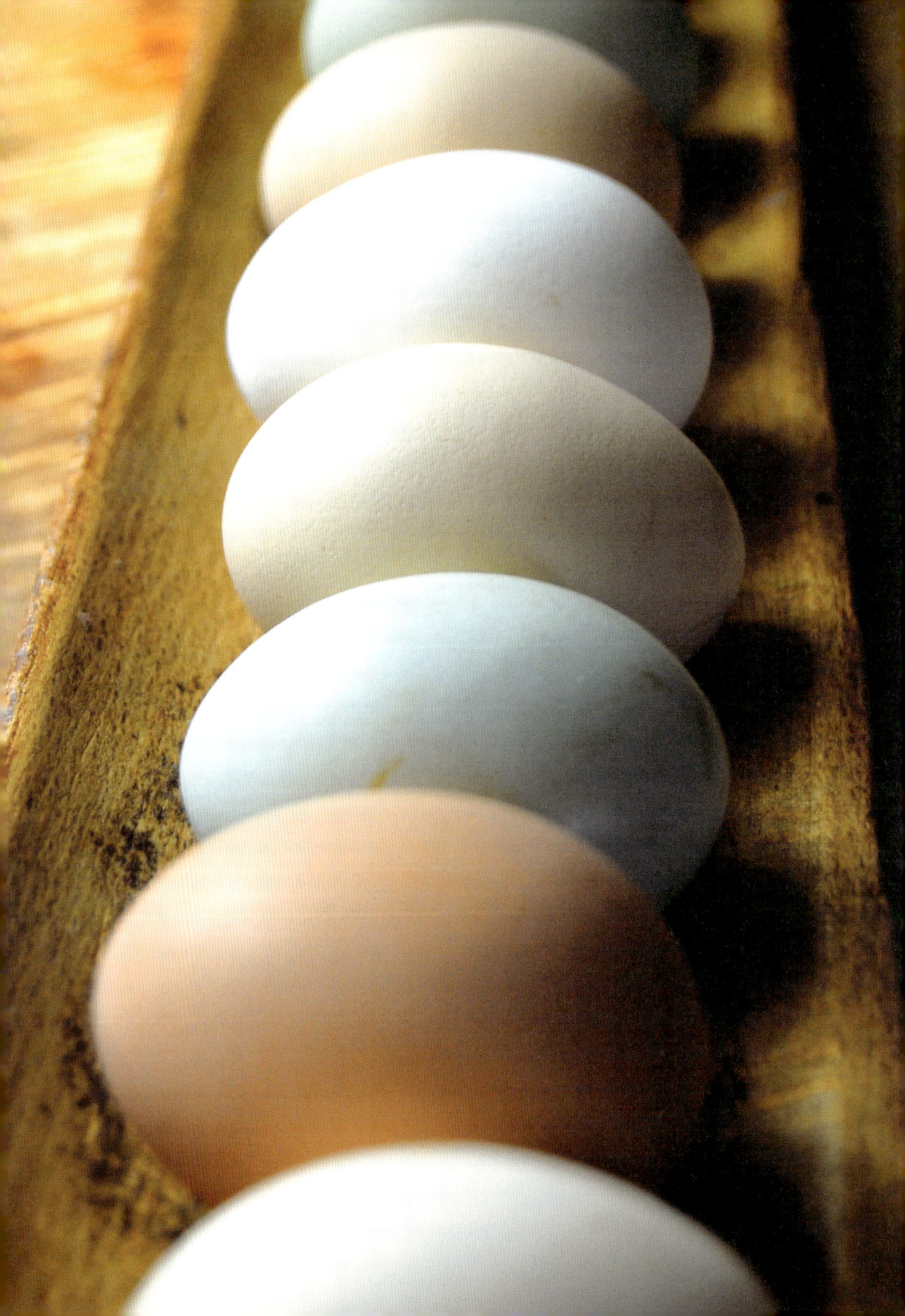

단백질의 주요 공급원
콩과 견과류, 계란

우리 몸의 세포를 형성하고 치유하는 단백질의 섭취는 소홀히 할 수 없다. 특히 성장기 청소년이나 몸을 많이 쓰는 일을 하는 사람, 근육의 치유가 필요한 노년기 어른들에게도 좋은 질의 단백질은 중요하다.

그러나 장기간 단백질 섭취를 육식에만 의존하다 보면 몸과 마음에 무리를 초래할 수 있다. 그런 면에서 육식 중심의 식생활에서 자연식 중심의 건강한 식생활로 변화하는 데에 아주 중요한 역할을 하는 것이 콩과 견과류이다. 특히 그 중에서도 콩은 현미와 같은 통곡물과 함께 섭취했을 때 몸 안에서 완전 아미노산으로 변형되기 때문에 질 높은 단백질을 공급받기에 적합한 식품이다. 그 외에도 적은 양의 견과류를 함께 섭취하면 큰 문제가 없다.

평균적으로 견과류에는 15%, 콩에는 30~40%, 계란에는 12% 정도의 단백질이 함유되어 있다. 따라서 고기를 먹지 않더라도 이런 음식을 적절히 섭취하면 몸에 좋은 단백질을 충분히 공급받을 수 있다.

견과류에는 다량의 불포화 지방산이 들어 있는데 이는 콜레스테롤 수치를 낮추고 혈관을 깨끗하게 하며 심장 질환을 예방할 뿐 아니라 뇌 활동을 촉진시킨다. 그러나 견과류의 불포화 지방산은 공기에 닿으면 쉽게 산화되기 때문에, 다량으로 구입하지 말고 보관할 때에는 빛과 공기에 닿지 않게 해서 서늘한 곳에 보관한다. 너무 많이 먹으면 잘 소화·흡수되지 않으니 양도 적당히 조절해야 한다.

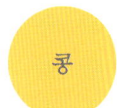

병아리콩 샐러드

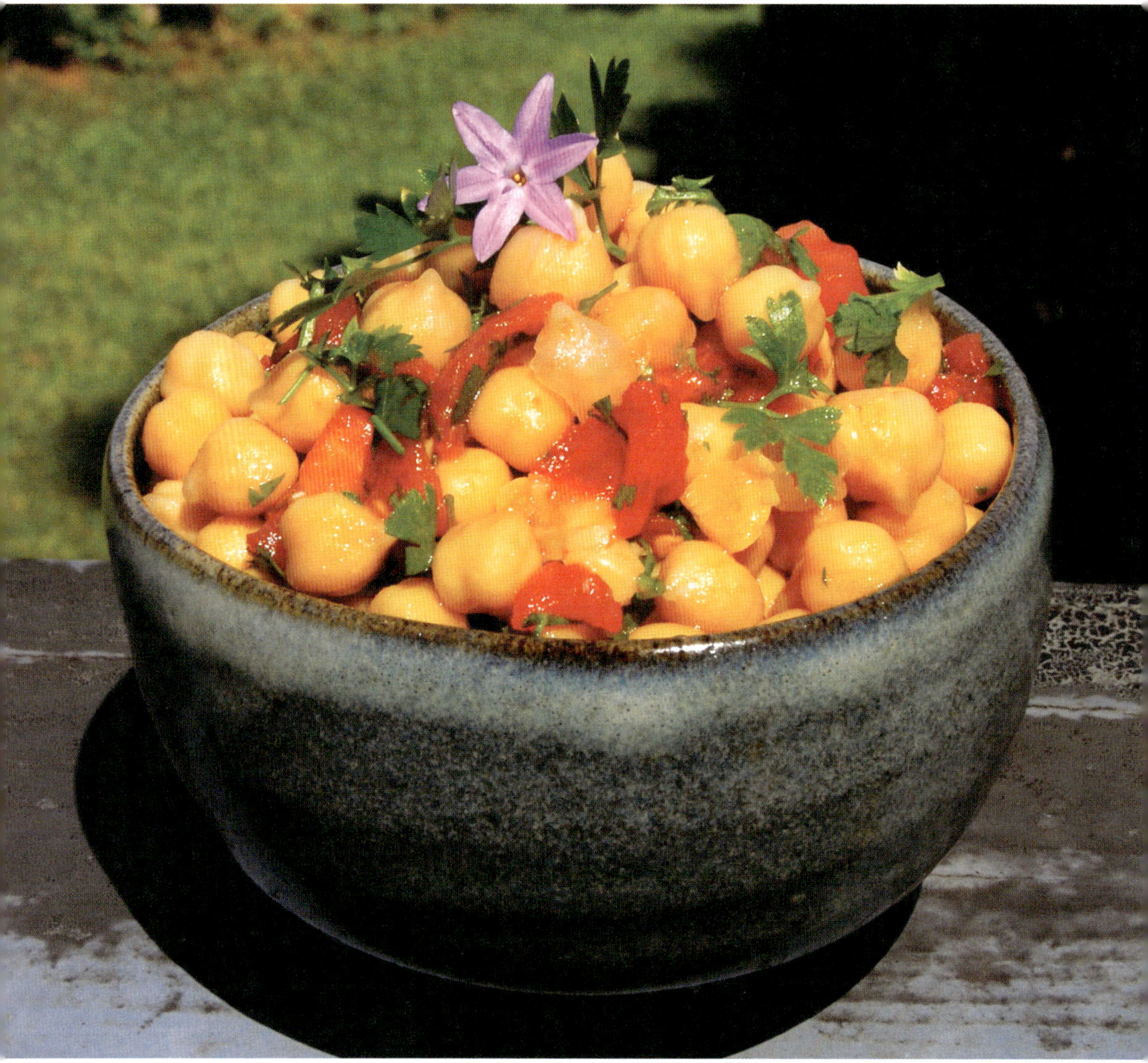

재료 병아리콩 1컵, 로마 토마토 3개, 파슬리 1줌, 바닷소금 약간, 후추 약간, 올리브유 2큰술, 매실식초 1/2작은술, 부추꽃

1 밤새 물에 불려놓은 병아리콩을 푹 삶는다. 이때 소금은 처음부터 넣지 말고 콩이 반 이상 익었을 때 넣는다.
2 토마토는 십자형으로 칼집을 내어 팔팔 끓는 물에 30초 정도 넣었다가 꺼낸 다음 찬물에 담가 껍질을 깐 뒤, 길이로 4등분하고 다시 가로로 3등분해 놓는다.
3 파슬리는 줄기를 제거하고 듬성듬성 채친다.
4 물에서 건져놓은 병아리콩에 올리브유와 소금, 후추를 넣어 나무 스푼으로 버무린 뒤 토마토와 파슬리를 넣고 매실식초를 쳐서 살짝 한 번 더 버무린다.
5 그릇에 담은 뒤 부추꽃을 올려 낸다.

알갱이가 병아리 얼굴을 닮은 병아리콩은 토± 기운을 가진, 영양가가 매우 높은 식품이다. 맛이 부드럽고 고소해서 삶아서 그냥 먹을 수도 있고, 샐러드, 카레, 스튜, 허무스 등에 다양하게 사용할 수도 있다. 병아리콩은 잘 불려서 써야 하는데 양이 많이 불어나므로 3배 이상의 많은 물에 담가야 한다. 완전히 부드러워질 때까지 푹 삶고 불을 끈 뒤에도 뜸을 잘 들인다.

    로마 토마토는 다른 토마토에 비해 크기가 작고 육질이 단단해서 익히는 샐러드에 쓰기 편하다. 뜨거운 물에 데치면 더욱 단맛이 나고 부드러워지므로 으깨지지 않도록 조심스럽게 버무린다. 로마 토마토가 없을 경우에는 다른 종류의 토마토를 써도 무방하다. 토마토의 새콤한 맛과 병아리콩의 맛이 잘 어울리기 때문에 따로 식초를 쓰지 않아도 괜찮다.

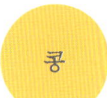

흰콩 크림수프

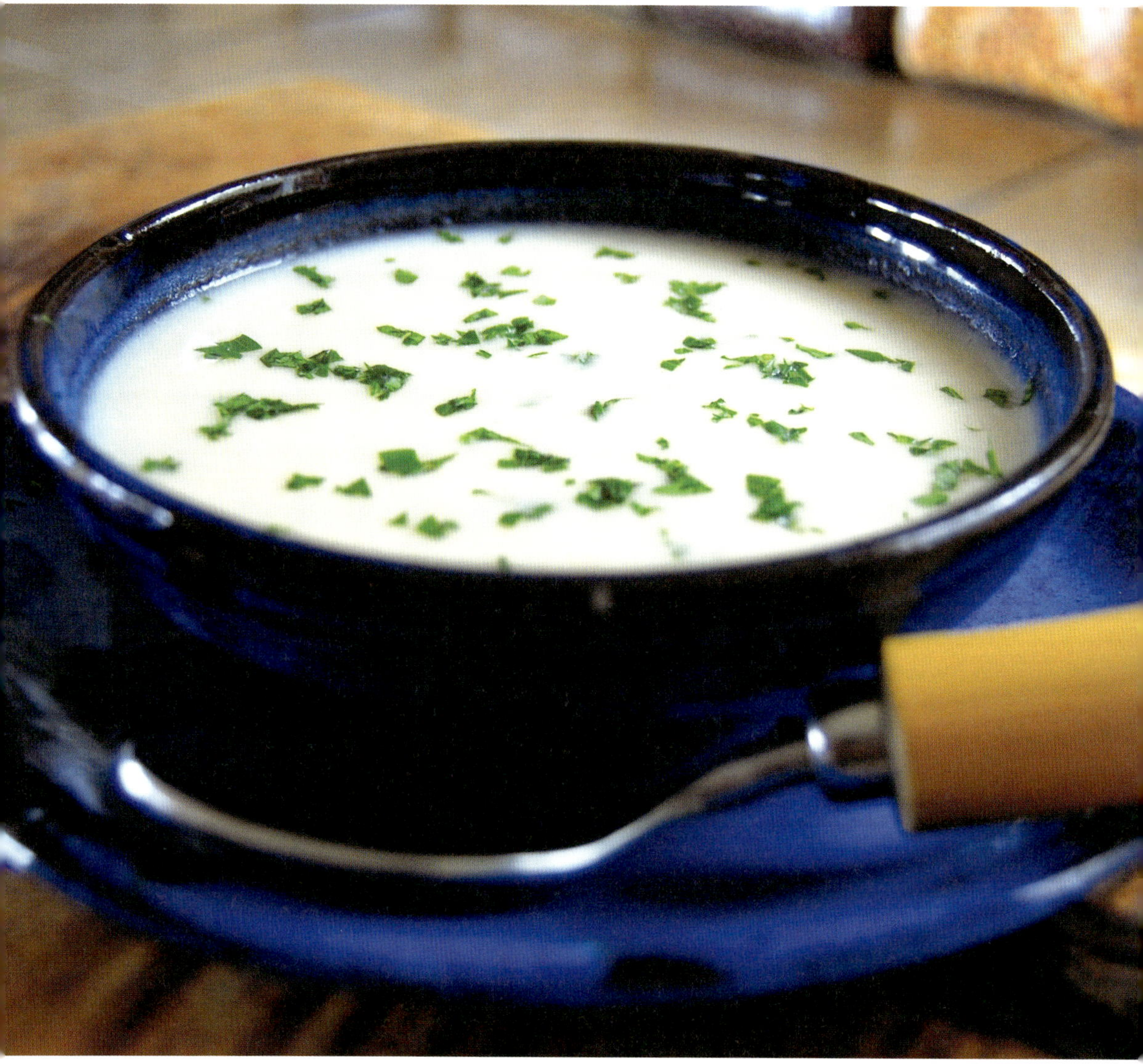

재료 흰콩 1컵, 양파 작은 것 1개, 올리브유 1큰술, 채소 국물, 바닷소금 약간, 매실식초 1큰술, 후추 약간, 파슬리 약간

1 밤새 물에 담가 잘 불린 흰콩을 푹 삶는다.
2 팬에 올리브유를 두르고 작은 사각썰기로 잘라놓은 양파를 넣고 소금을 뿌린 뒤 투명해질 때까지 볶는다.
3 삶은 콩을 함께 넣고 채소 국물을 자작하게 부은 뒤 소금으로 약하게 간을 하여 15분 정도 더 익힌다.
4 불을 끄고 열이 가라앉으면 블렌더를 이용해 곱게 간다.
5 매실식초와 후추를 넣은 뒤 잘 저어서 그릇에 담고 다져놓은 파슬리를 위에 뿌려 낸다.

흰콩 크림수프는 우유나 생크림을 사용하지 않은 건강한 크림수프다. 콩을 갈아 넣어 맛이 담백하고 고소해 노약자들이 먹기에도 좋다. 채소 샐러드와 통곡물 빵 한 조각을 곁들이면 간단한 끼니로도 손색이 없다. 콩은 영양가가 높지만 소화가 잘되지는 않는다. 하지만 잘 불린 콩을 푹 익힌 뒤에 곱게 갈아서 수프로 만들면 넉넉한 양을 먹어도 소화에 아무런 지장이 없다.

매실식초는 콩의 텁텁한 맛을 제거하고 짭짤하면서도 신선한 맛을 더해준다. 매실식초가 없을 때에는 약간의 레몬주스를 써도 무방하다. 블렌더를 사용할 경우에는 유리 제품을 쓰고 수프를 잘 식혀서 간다. 핸드 블렌더도 플라스틱으로 만들어진 것보다는 스테인리스로 만들어진 것을 사용하는 것이 좋다.

콩

검은콩 토마토수프

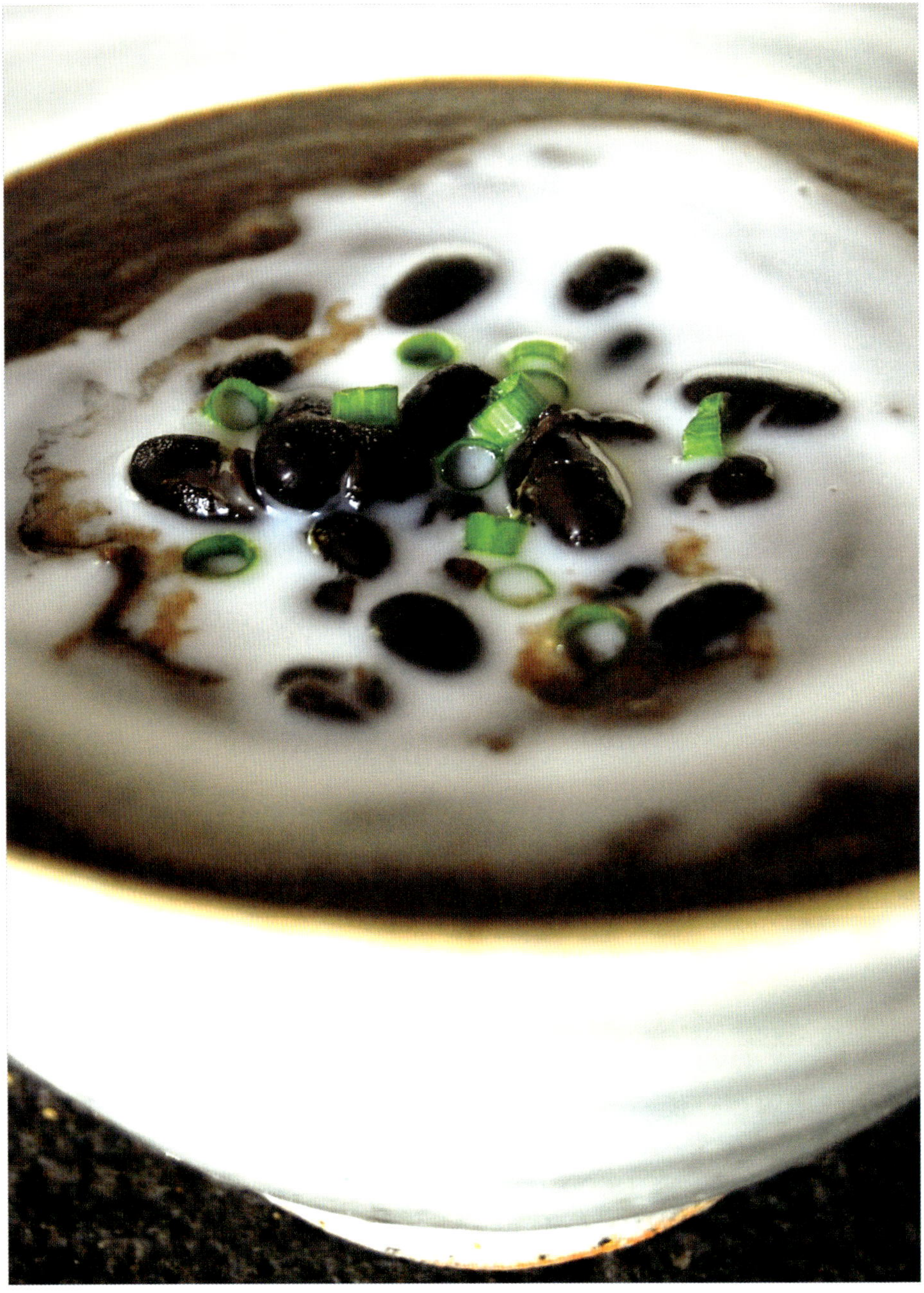

재료 검은콩 1컵, 양파 중간 크기 1개, 마늘 2쪽, 토마토 1개, 올리브유 1큰술, 커민가루 약간, 생강가루 약간, 월계수 잎 2장, 미림 2큰술, 현미식초 1큰술, 바닷소금 약간, 후추 약간, 다시마 1조각

1 검은콩은 잘 씻어 밤새 물에 불린 뒤 다시마 1조각을 넣고 푹 삶는다.

2 토마토는 칼집을 내어 끓는 물에 담갔다가 꺼낸 다음 껍질을 벗겨내고 잘게 썰어놓는다.

3 팬에 올리브유를 두른 뒤 잘게 썬 양파와 마늘을 넣고 투명해질 때까지 볶다가 소금, 커민가루, 생강가루를 넣고 타지 않게 볶는다.

4 삶은 콩에 볶아놓은 채소와 잘게 자른 토마토를 함께 넣는다. 이때 나중에 수프 위에 올릴 용도의 콩을 한 줌 정도 따로 담아놓는다.

5 중간 불로 줄이고 월계수 잎과 소금을 넣어 30분 정도 서서히 더 끓인다.

6 미림과 현미식초를 넣어 15분 정도 끓인 뒤 불을 끄고 약간 식으면 월계수 잎을 골라낸 뒤에 블렌더를 이용해서 곱게 간다.

7 다시 한 번 간을 보고 후추를 뿌려서 마무리한다.

8 국자로 그릇에 담고 4에서 따로 담아놓은 약간의 콩을 위에 올려 낸다.

9 아몬드 밀크나 두유, 혹은 코코넛 밀크를 위에 부어 부드럽게 만들어주면 맛도 좋고 보기에도 좋은 건강식이 된다.

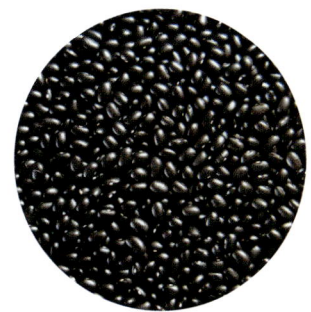

검은콩은 수水 기운이 강한 대표적인 음식이다. 오장에서 '수'의 기운이 강한 장기는 신장이며, 계절 가운데 '수'의 기능이 강한 때는 겨울이다. 특히 신장은 기운이 차고 습해지기 쉬우며 타고난 수명과 연관되어 있다. 검은콩은 몸을 보하고 신장의 기운을 북돋아준다. 겨울에 검은콩으로 신장의 기운을 돋아주는 것은 1년의 건강을 좌우하는 중요한 역할을 한다. 또한 오랫동안 끓인 음식은 겨울철 음식으로 적합하다.

콩은 중간 불에서 서서히 푹 익혀야 제 맛이 난다. 갈아서 토마토수프로 만들기 위해서는 콩 위에 물이 넉넉히 남아 있어야 하며, 잘 간 다음에 그릇에 담고 아몬드 밀크나 두유 혹은 코코넛 밀크를 부어 부드럽게 마무리한다. 통곡물로 만든 빵 한 조각을 곁들이거나 간단한 샐러드와 함께 먹을 수 있으며 자연 발효 피클과도 맛이 잘 어우러진다. 식은 뒤에 냉장고에 넣으면 2~3일 정도 보관이 가능하다.

두부 오븐구이

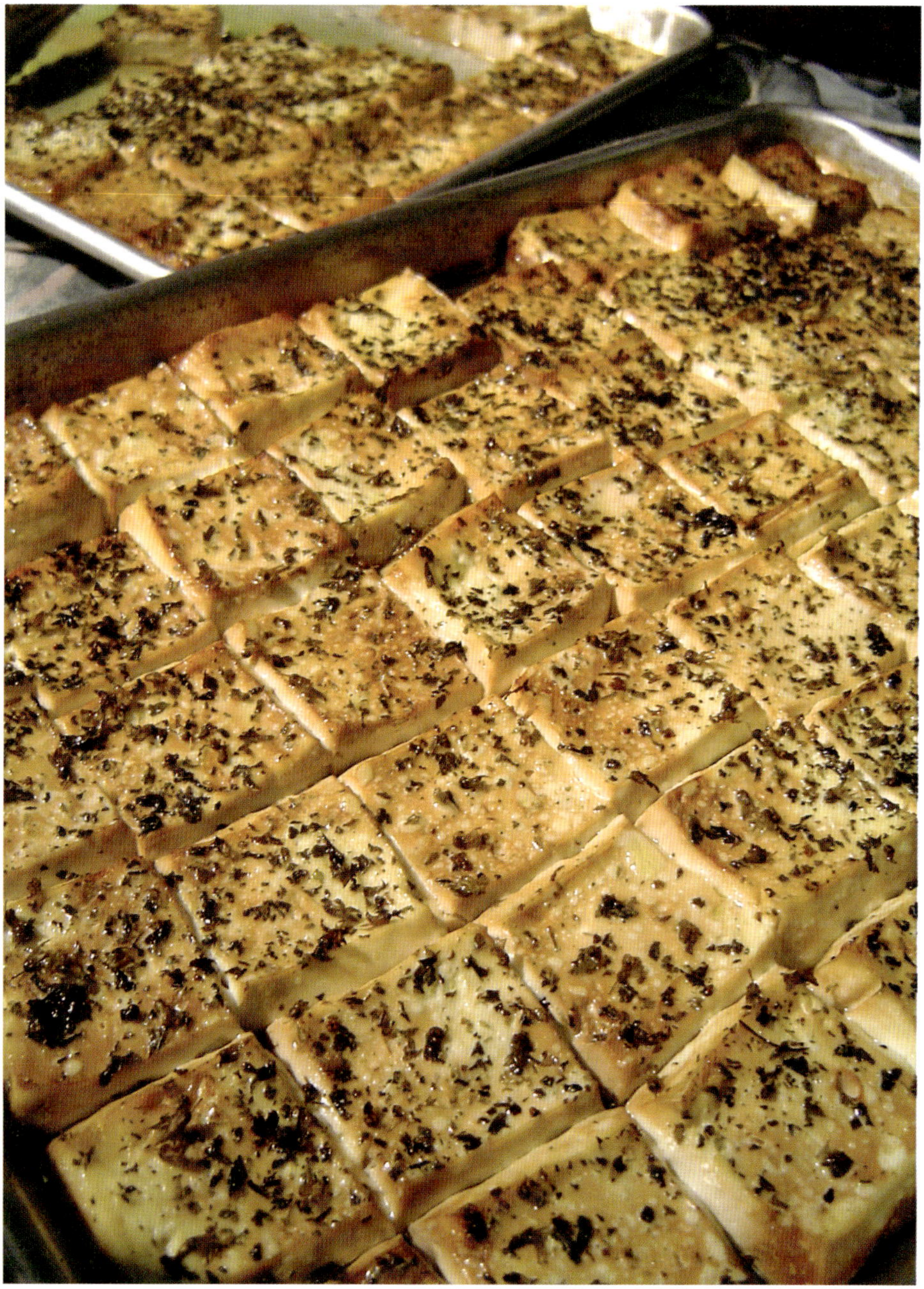

재료 두부 3모, 올리브유 4큰술, 바닷소금, 간장 2큰술, 미림 2큰술, 매실식초 2큰술, 후추 약간, 말린 깻잎 부스러뜨려서 한 움큼

1 오븐을 205℃로 미리 켜놓는다.
2 두부는 2~3cm 정도의 두께로 납작하게 썰어놓는다.
3 납작한 오븐용 팬에 약간의 기름을 두른 뒤 잘라놓은 두부를 가지런히 펴놓는다.
4 두부 위에다 올리브유부터 깻잎까지 모든 재료를 위의 재료에 소개한 순서대로 뿌린다.
5 오븐 안에 두부를 넣고 30분 정도 굽는다.
6 두부가 노르스름하게 구워지면 조심스럽게 꺼낸 후 10~15분 정도 식혀서 낸다.

보통 기름을 두르고 프라이팬에 굽는 두부를 오븐에서 구우면 맛도 새롭고 고소한 맛은 훨씬 진해진다. 손쉽게 만들 수 있어 많은 사람들을 한꺼번에 접대할 때 아주 유용하다. 참기름 향을 좋아하는 사람들은 약간의 참기름을 함께 사용할 수 있고, 위에 뿌리는 말린 깻잎 대신 파슬리나 참깨를 사용해도 좋다. 잘게 썬 마늘이나 고춧가루를 쓸 수도 있으나 아주 적은 양만을 사용하도록 한다. 적은 양의 두부를 구울 때에는 토스터 오븐을 써도 무방하다.

피칸 오트밀 쿠키

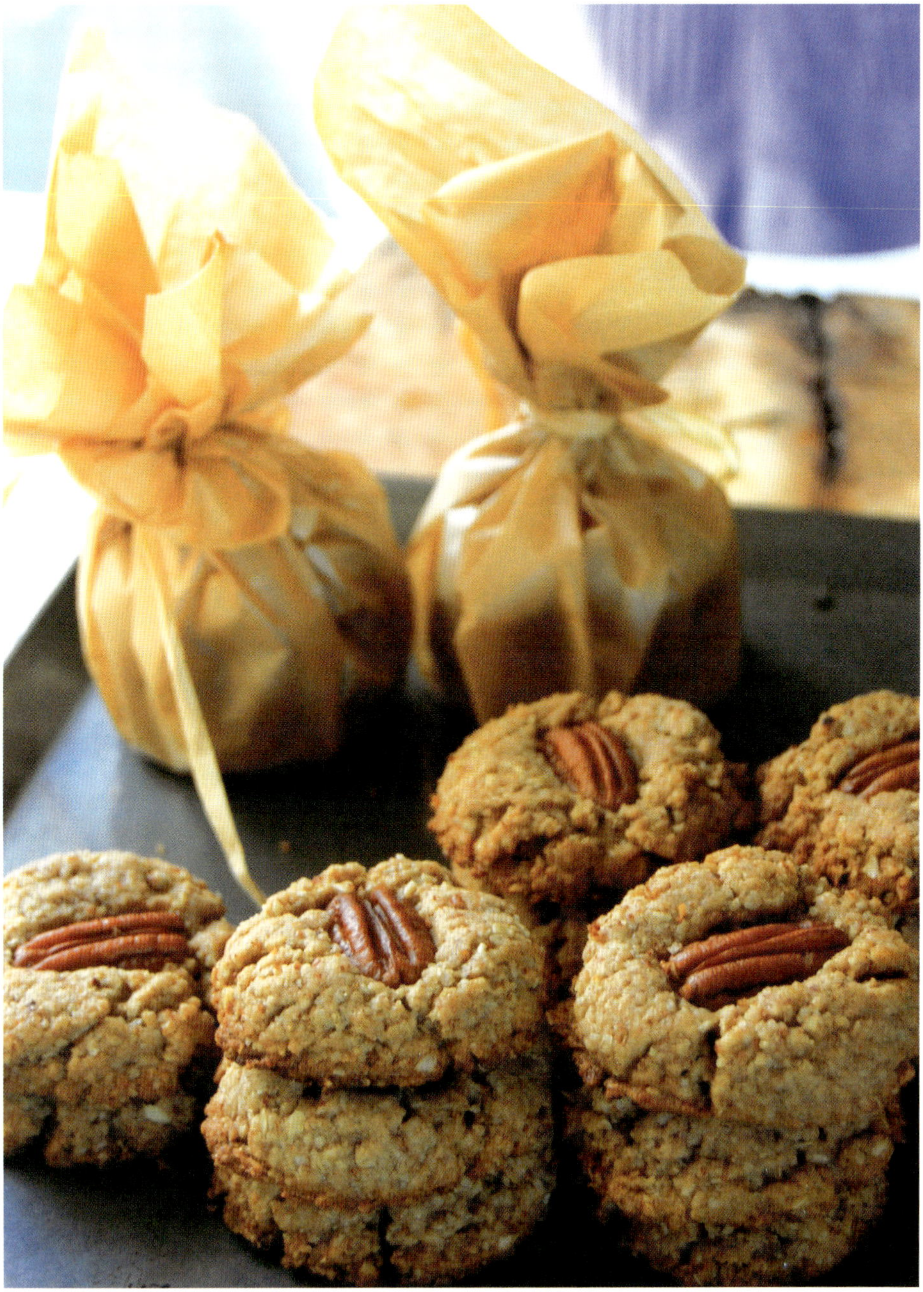

재료 피칸 1컵, 오트밀 1컵, 통밀가루 1컵, 계피가루 1/4컵, 단풍나무 시럽 1/2컵, 코코넛유 녹인 것 1/2컵, 올리브유 약간, 바닷소금 약간, 통피칸 21개 정도

1 오븐을 175℃도로 켜놓고 널찍한 오븐용 팬에다 유산지를 깔아 준비해 놓는다.

2 피칸과 오트밀을 따로 분쇄기에 간 뒤 양을 똑같이 해서 큰 그릇에 담고 통밀가루와 계피가루를 함께 넣어 잘 섞는다.

3 다른 그릇에 녹여놓은 코코넛유와 단풍나무 시럽을 소금과 함께 잘 저어놓는다.

4 2를 3에 넣어 잘 버무린 뒤 약간의 올리브유를 넣으면서 반죽을 마무리한다. 호두알만 한 크기로 동그랗게 반죽을 떼어놓고 그 위에 준비해 둔 통피칸을 하나씩 가운데에 넣고 눌러서 팬에 올려놓는다.(이때 아이스크림 스푼을 써서 모양을 내면 편리하다.)

5 미리 데워둔 오븐에 넣어 12~15분 정도 구워 낸다.

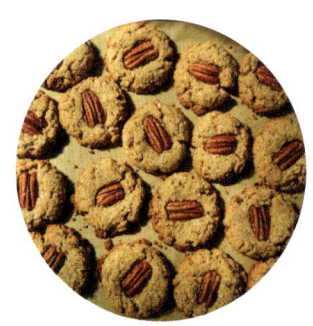

피칸 오트밀 쿠키는 몸에 좋고 맛있는 건강 과자의 기본이다. 건강 과자는 통식품인 오트밀이나 견과류 그리고 건과일 등을 사용하며, 베이킹파우더, 설탕, 유제품을 쓰지 않는 것이 특징이다. 레시피가 간단해 누구든 쉽게 만들 수 있고, 때와 철에 따라 기본 재료를 중심으로 다양하게 변형할 수 있다.

피칸 대신 아몬드를 넣기도 하고 기호에 따라 생강가루 혹은 약간의 건포도를 넣어도 무방하다. 납작하게 눌린 오트밀(납작귀리)을 구할 수 없으면 납작보리로 대신할 수 있다. 과자가 다 구워지면 완전히 식힌 다음 유산지에 서너 개씩 싸서 묶어놓았다가 간단한 선물로 쓰거나 아이들의 도시락과 함께 보내도 좋다.

과자를 만들 때에는 마른 재료와 젖은 재료를 각기 따로 준비한다. 마른 재료는 마른 재료끼리, 젖은 재료는 젖은 재료끼리 잘 섞은 뒤 반죽을 해야만 골고루 맛이 분배되기 때문이다. 마른 재료에 필요한 피칸이나 통오트밀은 미리 갈아두지 말고, 필요할 때마다 분쇄기에 넣어 바로 갈아서 쓰도록 한다.

견과류 호두조림

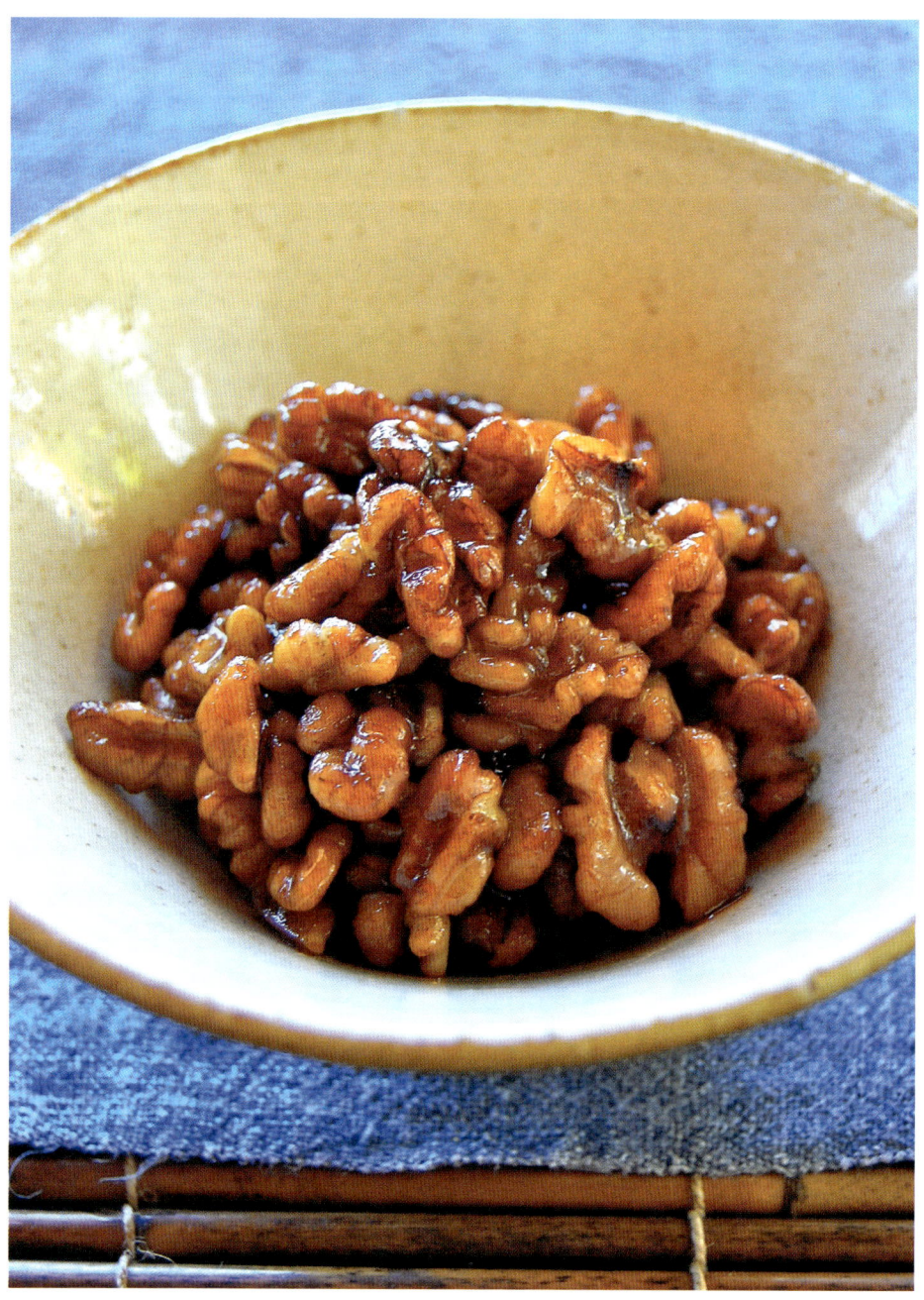

재료 껍질 깐 호두 1컵, 간장 2큰술, 화이트와인 1/3컵, 물 약간, 올리브유 1큰술, 꿀 약간

1 호두를 한나절 정도 물에 불려 깨끗이 씻은 후 체에 밭쳐놓는다.
2 팬에다 간장과 물을 붓고 끓기 시작하면 와인을 넣고 다시 한 번 끓인다.
3 중간 불로 낮춘 다음 호두를 넣고 대강 조린 후 국물이 마르기 전에 불을 끈다.
4 올리브유를 넣고 버무린 후 조금 식은 뒤에 꿀을 넣어 마무리한다.

조릴 때에는 호두 속 기름이 산화되지 않도록 중간 불에서 재빨리 조리하고 불을 끈 뒤에 올리브유를 넣는 것이 더 좋다. 꿀은 어느 정도 식은 후에 넣는다. 호두조림은 현미밥과 약간의 절임 채소를 곁들이면 영양가 높은 소식으로 흠잡을 데 없으며 도시락 반찬으로도 아주 좋다.

호두는 맛이 달콤하고 성질이 따뜻하다. 몸 안의 바람의 기운을 가라앉히기 때문에 몸이 차고 피부가 까칠하거나 늘 떠 있는 듯한 사람에게 좋다. 게다가 좋은 질의 기름과 단백질, 칼슘, 아연, 칼륨 등이 듬뿍 들어 있어 어린이부터 노약자까지 모두에게 좋은 필수 식품이다. 다만 속껍질에 함유되어 있는 타닌 산tannic acid이 소화 작용을 방해하고 철분의 흡수를 방해할 수 있기 때문에 물에 충분히 불리거나 약간 볶아서 쓴다. 또한 호두는 뇌의 기능을 향상시키는 식품으로 알려져 있으며 내장 안에서 기생충의 번식을 막아주는 역할도 한다.

계란 채소 오믈렛

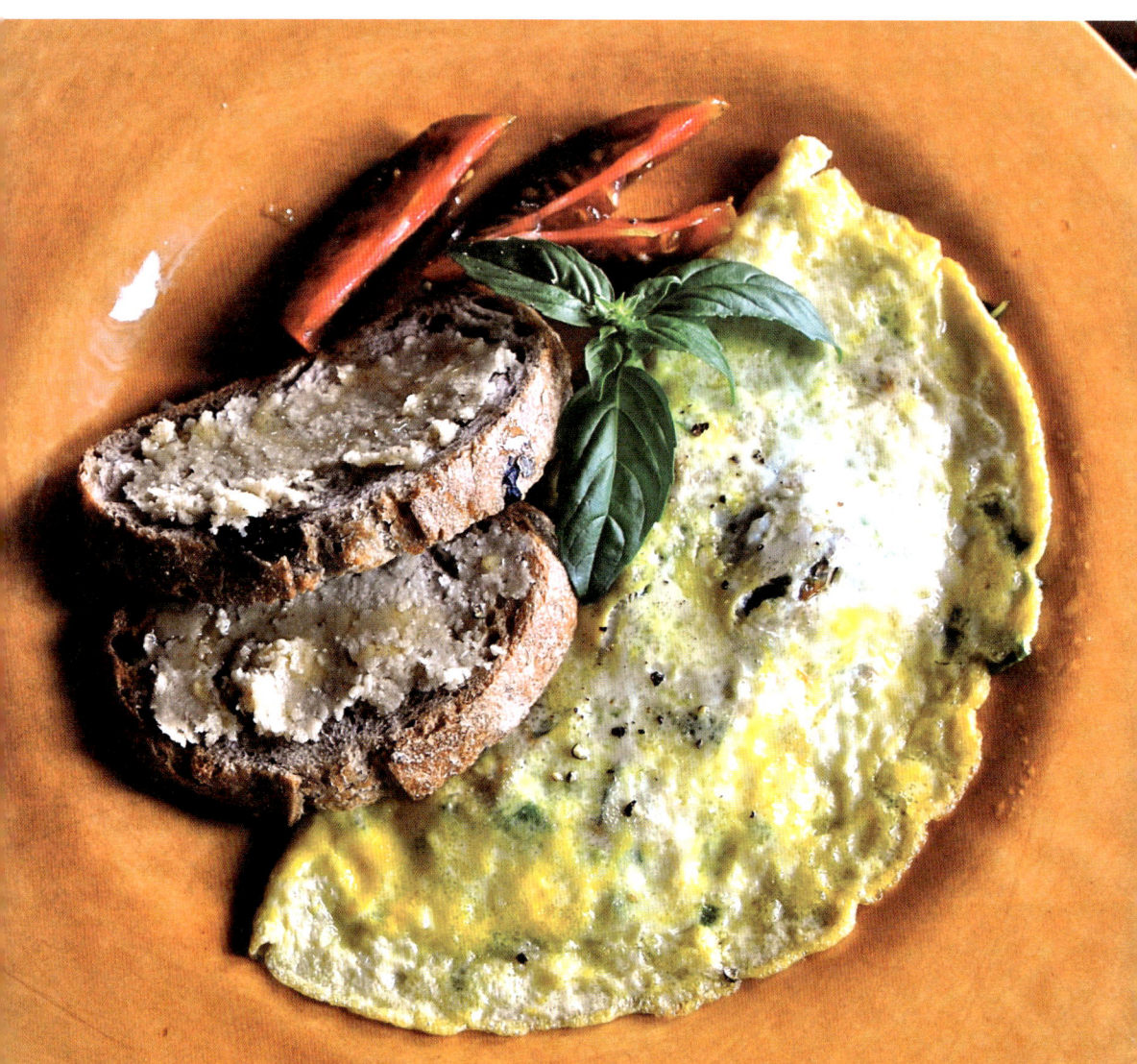

재료 계란 2개, 바질 3~4줄기, 로마 토마토 1개, 양파 약간, 호박 1조각, 올리브유 1작은술, 바닷소금 약간, 통후추 약간, 물 1작은술, 통곡물 빵 2조각, 타히니(참깨버터, 레시피 206쪽 참조), 꿀 약간

1 우선 약한 불에 프라이팬을 올려놓고 서서히 달군다.
2 작은 그릇에 계란을 깨 넣고 약간의 소금과 물을 넣어 잘 풀어놓는다.
3 토마토는 4분의 1조각만 남기고 나머지는 모두 가로 세로로 썰어놓고, 양파도 가로 세로로 작게 잘라놓는다. 호박은 채를 쳐놓는다. 바질 잎도 듬성썰기를 해놓는다.
4 너무 뜨겁지 않게 달군 팬에 올리브유를 두른 뒤 풀어놓은 계란을 붓고 넓적하게 돌려 펴가며 익힌다. 계란이 반 정도 익으면 양파, 호박 그리고 썰어놓은 토마토의 순서로 계란 위에 놓고 마지막으로 바질 잎을 넣은 다음 반으로 접는다.
5 불을 낮춘 뒤 계란을 한 번 뒤집고 통후추를 갈아 뿌린 뒤 불을 끈다.
6 서서히 익으면서 식을 수 있도록 오믈렛을 팬 위에 둔 채 호두와 건포도가 든 통곡물 빵을 두 조각 두툼하게 잘라 토스터에 잠깐 굽는다.
7 따끈하게 살짝 익은 빵 위에 참깨버터를 듬뿍 바르고 꿀을 뿌린다.
8 접시에 오믈렛과 빵을 담고 남겨놓은 토마토 4분의 1조각을 먹기 좋은 크기로 잘라 바질과 함께 담아 낸다.

보통 오믈렛에는 치즈를 넣는데, 자연식에서는 되도록 치즈를 쓰지 않는다. 쓸 때에도 소의 젖보다는 양이나 염소의 젖으로 만든 치즈를 소량 쓴다.
계란 요리를 할 때에는 약한 온도의 불에서 서서히 익혀야 계란이 뻣뻣해지지 않고 팬에 눌어붙지도 않는다. 자연식에서는 케첩이나 토마토소스 같은 가공 식품 대신 싱싱한 토마토를 그대로 잘라 곁들인다.

계란 부리토

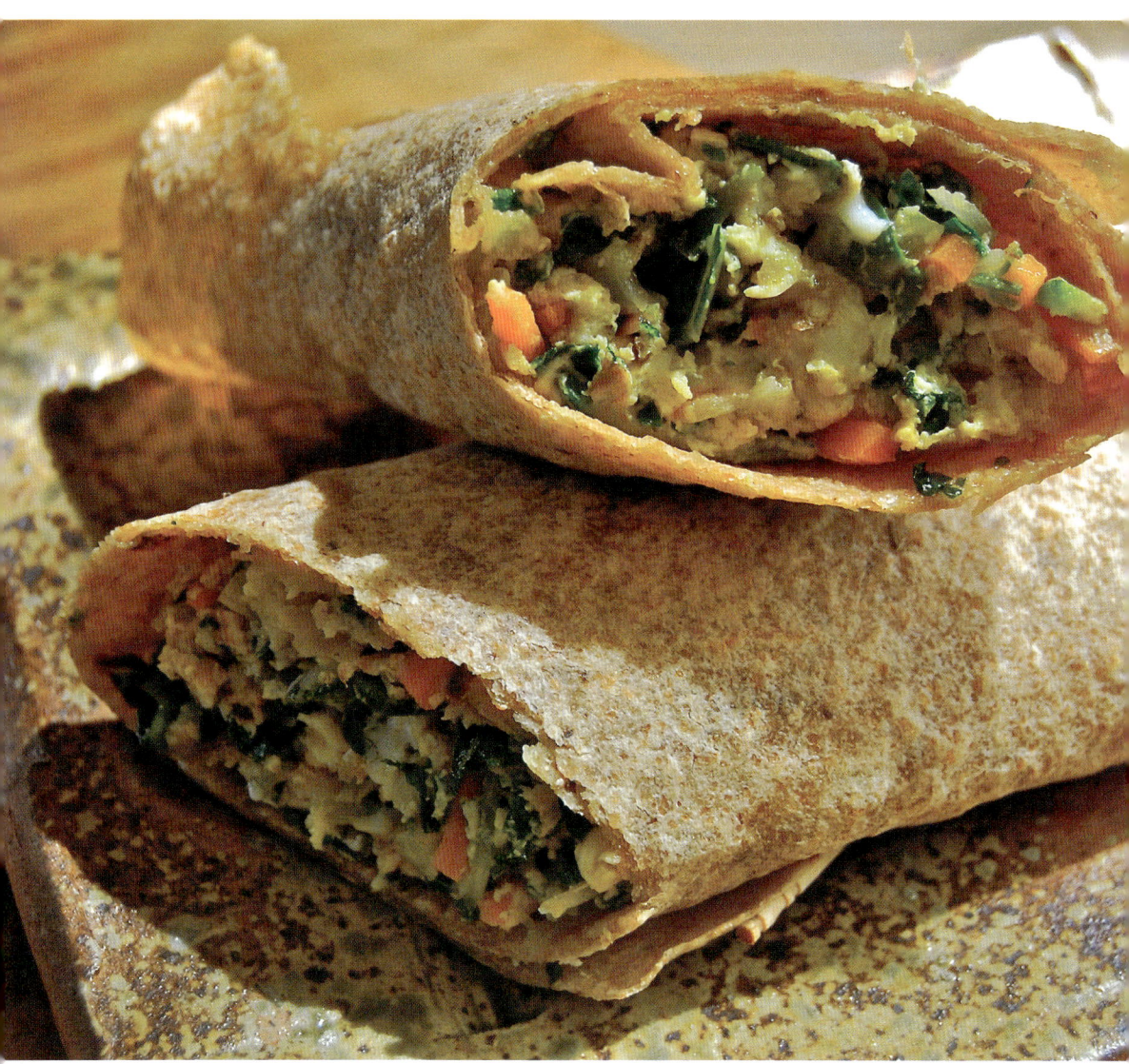

재료 계란 2개, 양파 1/8개, 당근 1조각, 호박 1조각, 토마토 1/4개, 시금치 혹은 연한 케일 잎 1줌, 파 이파리만 약간 혹은 고수, 올리브유 1/2큰술, 바닷소금 약간, 후추 약간, 납작빵(토르티야) 큰 것 1개

1 계란 2개를 깨서 종지에 담고 약간의 소금을 넣어 풀어놓는다. 양파, 당근, 호박, 파는 채썰어 놓고 토마토는 작게, 시금치는 대강 듬성듬성 잘라놓는다.
2 서서히 달군 팬에 올리브유를 두른 다음 양파와 당근, 호박을 넣고 약간의 소금을 뿌려 살짝 익힌다.
3 마지막으로 시금치를 넣고 숨이 죽으면 그 위에 풀어놓은 계란을 고르게 부어 뒤집어가며 함께 익힌 뒤 불을 끈다.
4 따뜻하게 데운 납작빵 위에 조리된 계란과 채소들을 길게 펴놓은 뒤 그 위에 토마토와 파를 올리고 약간의 후추를 뿌린 후 손으로 돌돌 말아 살짝 눌러놓는다.
5 완성된 부리토를 반으로 잘라 접시에 담아 낸다.

계란 부리토burrito는 바쁜 이들의 아침식사로 제격이다. 안에 넣는 채소는 계절에 따라 신선한 것으로 바꾸고, 식성에 따라 계란 대신 으깬 두부를 사용할 수도 있다. 토르티야tortilla는 밀가루나 옥수수가루를 물로 반죽한 뒤 납작하게 구워 만든 멕시코 스타일의 빵이다. 자연식에서는 통곡물을 갈아 만든 토르티야를 쓰는데 대부분 발아시킨 통곡물을 사용한다.

보통 부리토에서는 매운 소스나 케첩 등을 사용하지만, 자연식에서는 순수한 맛을 방해하는 소스는 사용하지 않는 것이 좋다. 그러나 식성에 따라 익힌 마늘이나 고춧가루를 약간 첨가할 수 있다.

계란 | 계란 조림

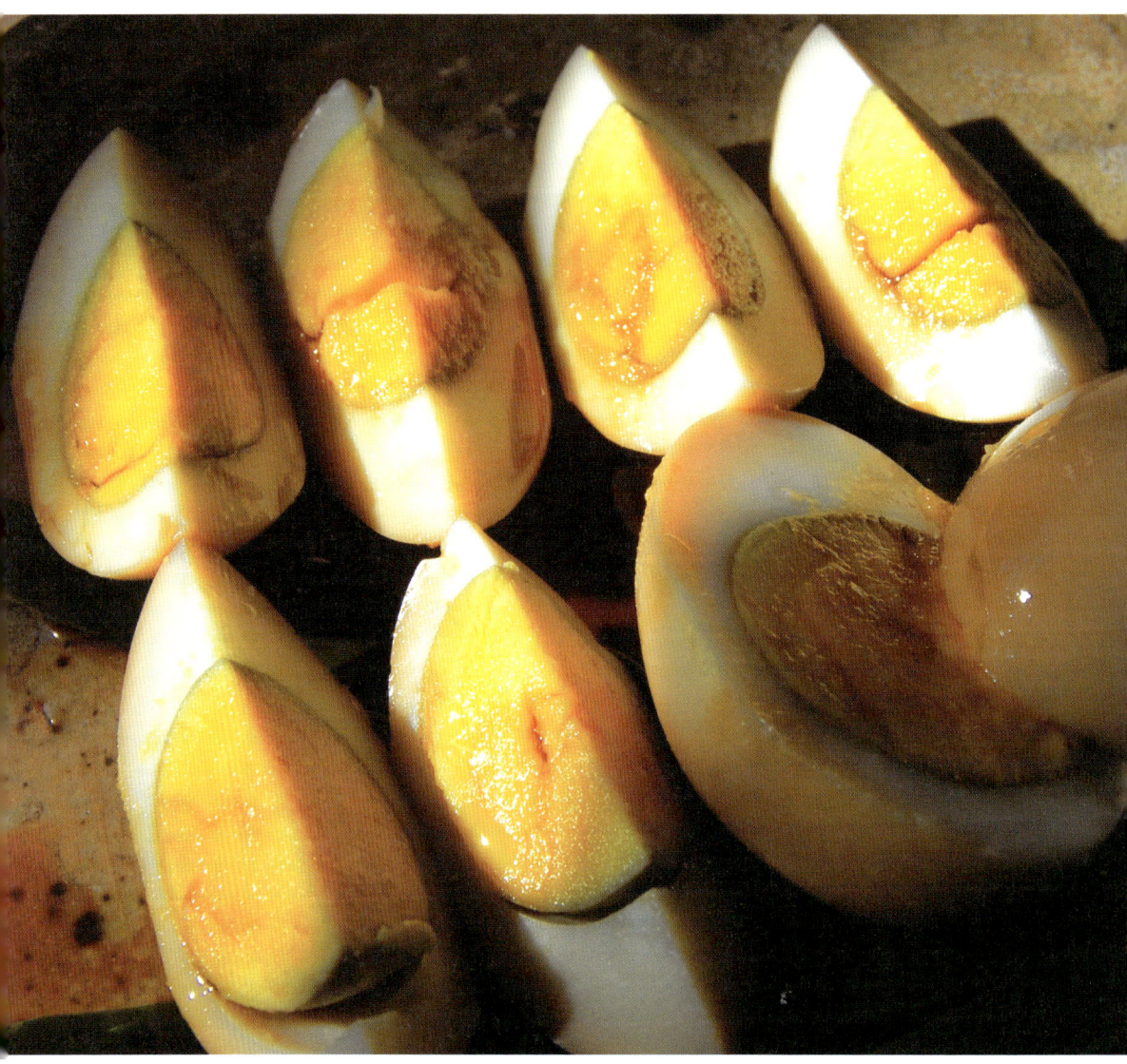

재료 싱싱한 계란 5개, 간장 2큰술, 미림 2큰술, 현미조청 2작은술, 매실식초 2작은술, 화이트와인 4큰술, 물 7큰술, 월계수 잎 1장, 올리브유 1큰술

1 계란을 끓는 물에 넣어 완숙한 다음 찬물에 담가 껍질을 까놓는다.
2 납작한 냄비에 간장, 미림, 물을 넣고 끓기 시작하면 와인, 조청, 월계수 잎 그리고 매실식초를 넣어 끓인다.
3 불을 중간으로 낮추고 계란을 넣은 다음 10분 정도 서서히 굴려가며 조린다.
4 계란이 약한 갈색으로 물들면 계란만 꺼내서 그릇에 담아 식힌다.
5 불을 다시 올려 남은 소스를 조린 다음 불을 끄고 올리브유를 넣는다.
6 계란을 4등분해서 접시에 담고 소스를 위에 뿌려 낸다.

계란 조림은 현미밥이나 죽식과 잘 어울리며 통곡물 빵과도 잘 어울린다. 또한 싱싱한 채소 샐러드에 몇 조각 얹으면 영양가 높은 끼니가 되고 도시락 반찬으로도 더할 수 없이 좋다.

계란 완숙은 팔팔 끓는 물에 계란을 넣고 5분 후에 꺼내면 적당하다. 와인이 없을 경우에는 정종으로 대치할 수 있으며, 입맛에 따라 마늘 한 조각을 얇게 썰어 넣어도 좋다. 필요에 따라 약간의 바닷소금을 쓸 수 있지만 짜지 않도록 주의해야 한다. 올리브유 대신에 해바라기씨유나 포도씨유를 쓸 수 있으며, 기름의 산화 현상을 최소한으로 줄이기 위해 불을 끈 뒤 식어가는 상태에서 마지막으로 넣는 것이 좋다.

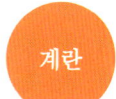# 호박 계란찜

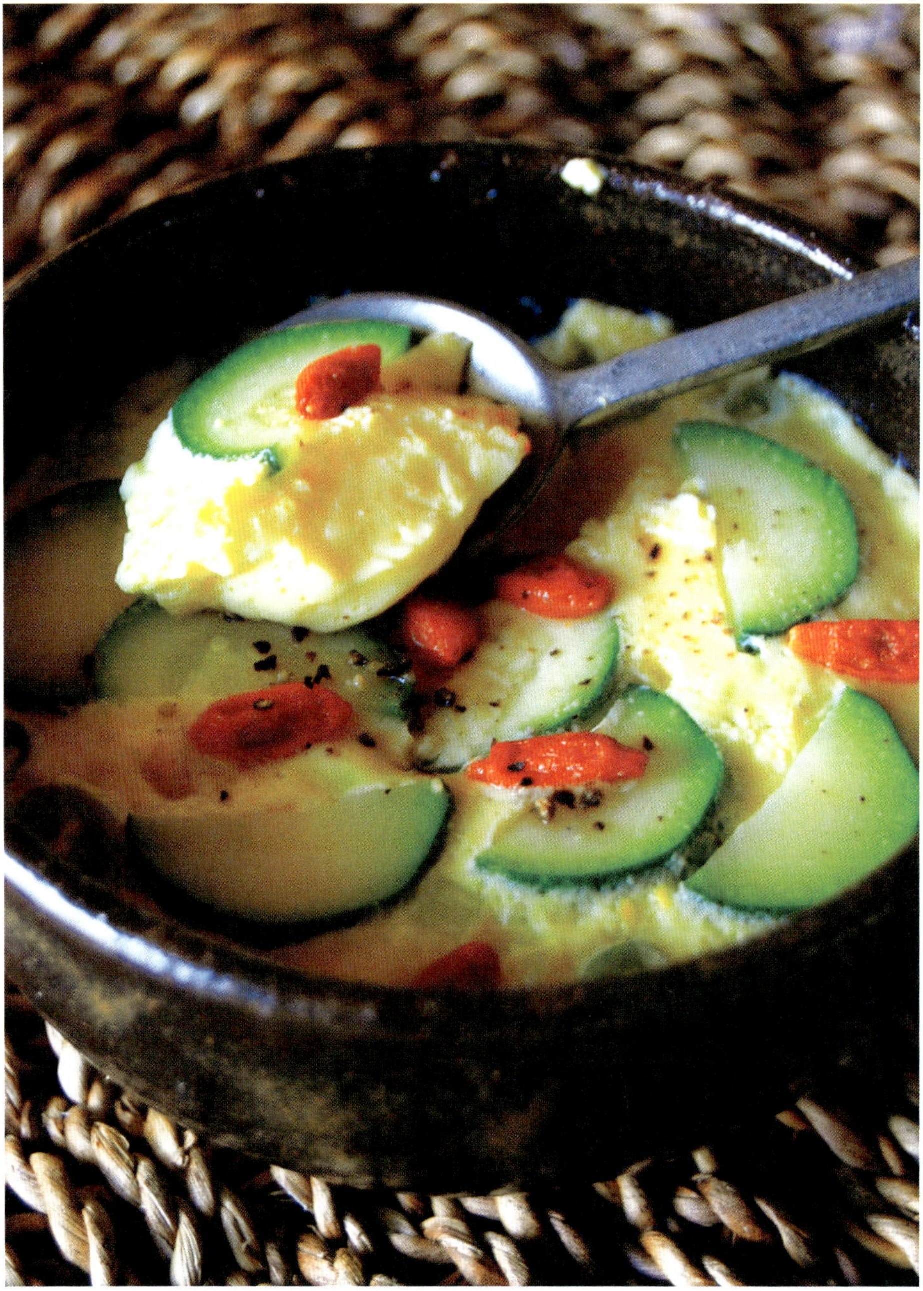

재료 계란 2개, 호박 1/4개, 고즈베리 약간, 바닷소금, 후추, 물 약간

1 호박을 얇게 반달 모양으로 썰어놓는다.
2 계란에 물을 넣고 거품이 날 정도로 강하게 저은 뒤 약간의 소금을 뿌려 옹기 그릇에 담아놓는다.
3 2의 옹기에 호박과 고즈베리를 얹어 옹기째 뚜껑이 있는 냄비에 넣은 뒤 냄비에 물을 넣고 끓여서 중탕으로 충분히 익힌다.
4 안까지 완전하게 익으면 후추를 뿌려 바로 낸다.

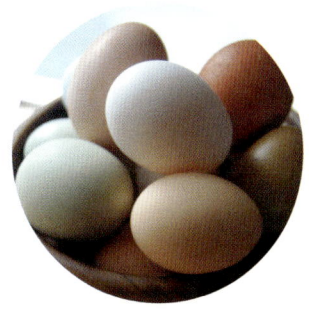

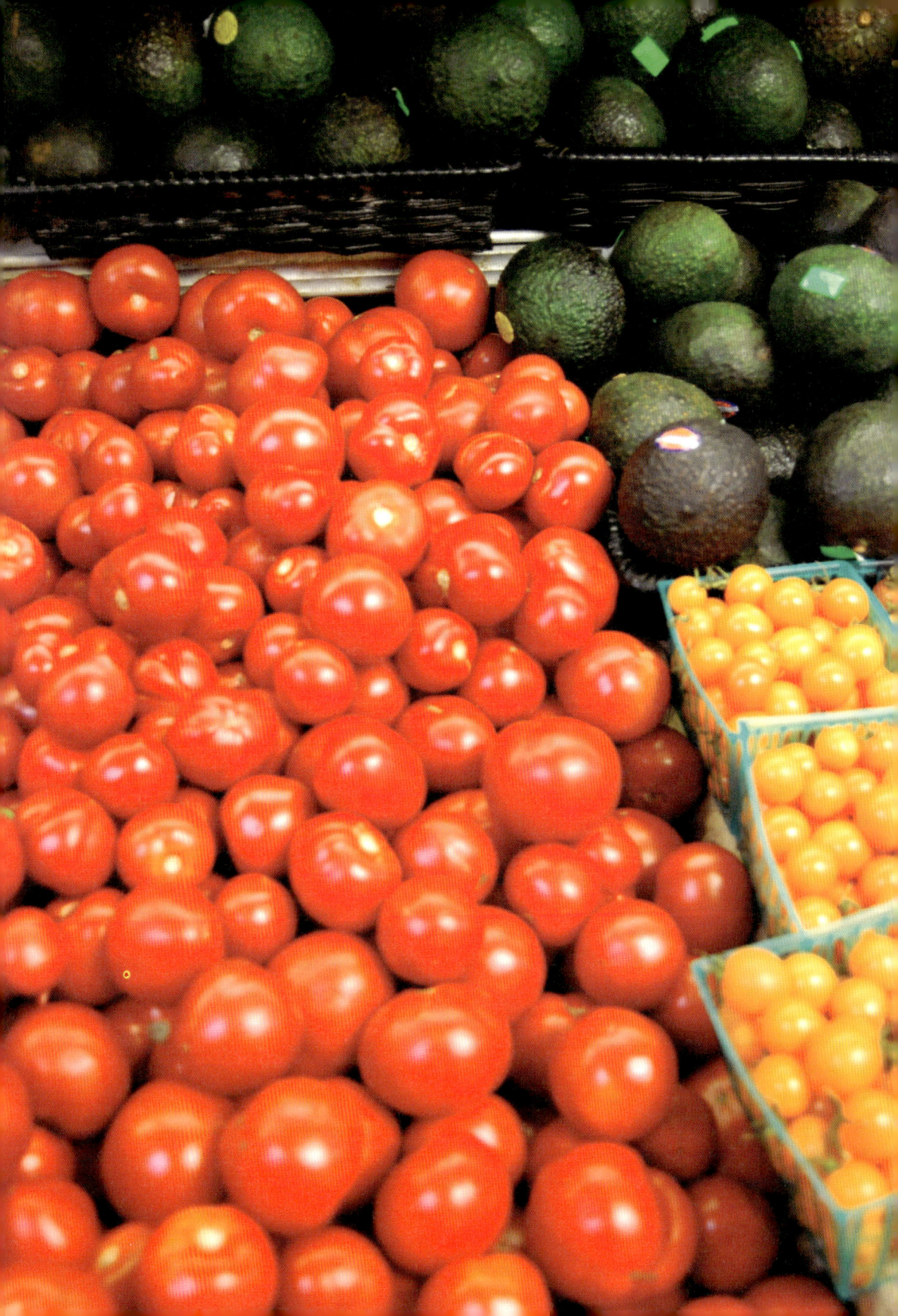

자연이 준 선물
과일

과일은 그 자체로 완벽한 음식이다. 땅과 하늘의 기운, 물과 공기, 햇빛 등 소중한 에너지의 결정체인 과일은 우리 몸의 기운을 높여주고 마음을 맑게 해준다. 껍질에 영양이 풍부하므로 유기농 과일을 선택해서 통째로 먹는 게 가장 좋다.

매크로바이오틱에서 대부분의 과일은 팽창의 기운을 가지고 있는 음식으로 분류된다. 과당의 농도가 높을수록(열대성 과일일수록) 팽창의 기운이 강해진다. 따라서 과일은 우리 몸이 깨어나서 활발히 움직이기 시작하는 오전에 먹는 것이 이상적이며, 오후에도 몸이 너무 긴장해 있거나 이완이 필요하다고 느낄 때에 조금씩 먹는 것이 좋다.

알칼리성 식품인 과일은 장에 부담을 주지 않고 바로 몸 안에서 에너지로 동화되기 때문에 빠르고 쉽게 에너지를 공급받을 수 있다는 장점이 있다.

식사를 하면서 많은 양의 과일을 섭취하는 것은 금물이다. 식사 후에 바로 과일을 먹는 것도 바람직하지 않다. 다른 음식과 소화·흡수되는 시간이 다르고 성분도 너무 달라 소화·흡수되기 전에 부패되어 버리는 결과를 가져오기 때문이다. 특히 수박, 참외, 멜론 등 멜론과의 과일은 반드시 식사와 별도로 먹는 것이 좋다.

소화 기관이 약한 사람이나 노약자들은 생과일보다는 살짝 익힌 과일이 좋고, 어린아이들에게는 갈아서 신선한 주스나 스무디를 만들어주면 좋다.

과일 통사과 구이

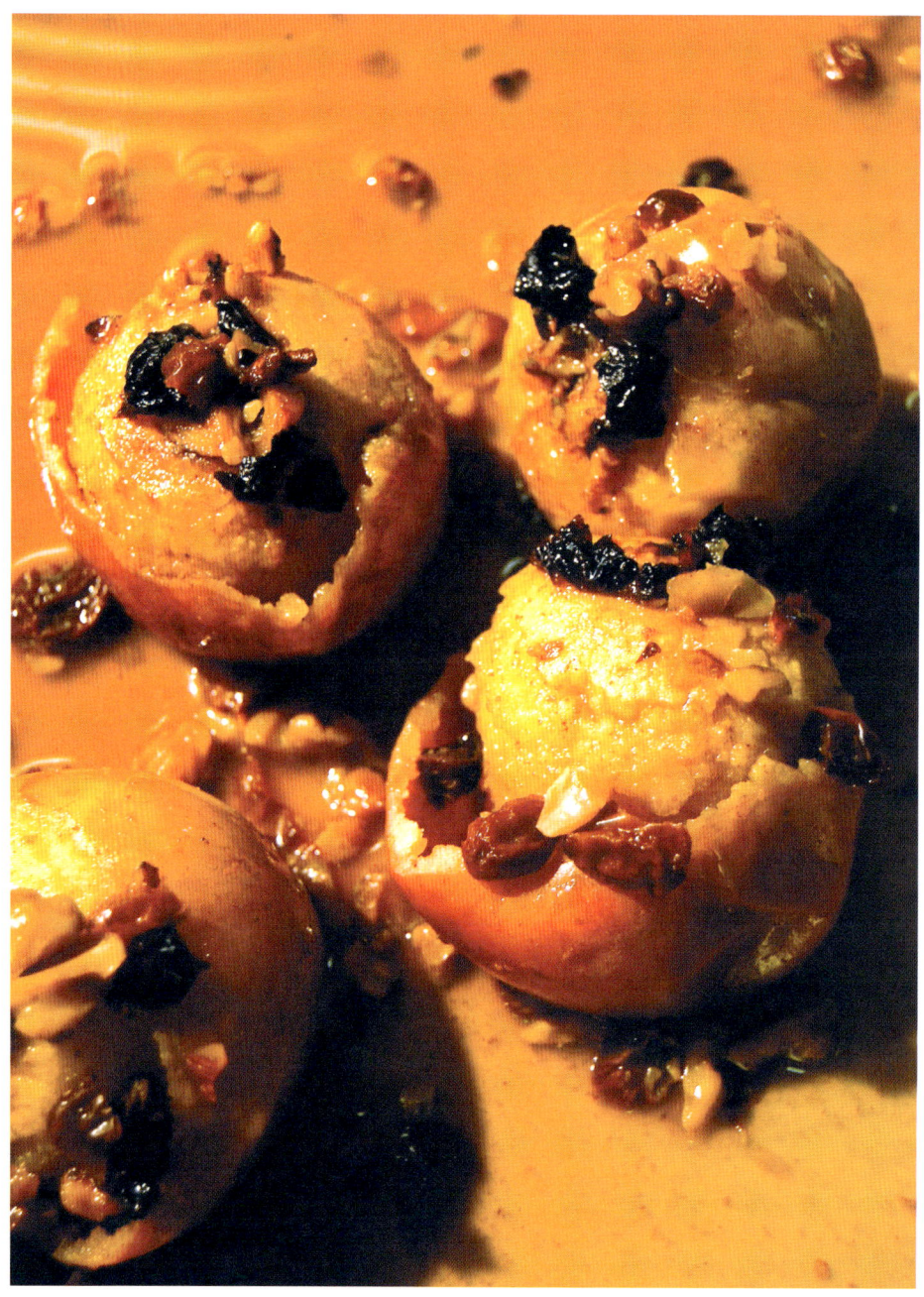

재료 사과 6개, 호두 1컵, 건포도 2/3컵, 단풍나무 시럽 1/2컵, 계피가루 1/2작은술, 사과주스 3컵 반

1 오븐을 205℃로 켜놓는다.
2 우선 호두를 도마 위에 올려놓고 칼로 대강 자른 뒤 건포도와 함께 단풍나무 시럽에 버무려놓는다. 이때 계피가루 중 절반을 넣는다.
3 작은 도구를 이용하여 사과의 중심을 도려내고 위쪽의 1/3 정도는 껍질을 벗긴 뒤 단풍나무 시럽에 버무려놓은 호두와 건포도로 사과의 중심을 채운다.
4 약간 깊숙한 팬에 사과주스를 붓고 사과를 가지런하게 놓는다. 그 위에 남은 계피가루를 마저 뿌린다.
5 미리 달군 오븐에 넣어 40~45분간 굽는다.
6 팬에 남아 있는 사과주스 소스를 위에서부터 스푼으로 부어가며 사과가 적당히 식으면 1개씩 접시에 담아 낸다.

사과는 토土의 기운이 강하며 성질은 약간 찬 편에 속한다. 다른 과일보다 몸 안에서의 흡수·동화가 월등히 잘되고 췌장과 비장, 위의 기운을 보완하는 데 도움이 된다. 사과는 애플파이, 애플소스, 애플버터, 통사과 구이 등 각종 후식이나 간식으로 많이 쓰이는데, 특히 크리스마스를 전후해서 마시는 계피 향 나는 뜨거운 사과 사이다(발효된 사과주스)는 누구나 좋아할 만한 겨울 음료이다.

조리할 사과는 신맛이 강하고 단단한 것으로 고르고, 성질이 따뜻한 계피가루와 함께 쓰는 것이 좋다. 사과와 계피가루는 맛과 성질이 잘 어우러져 함께 쓰면 좋다.

과일 감호두구이

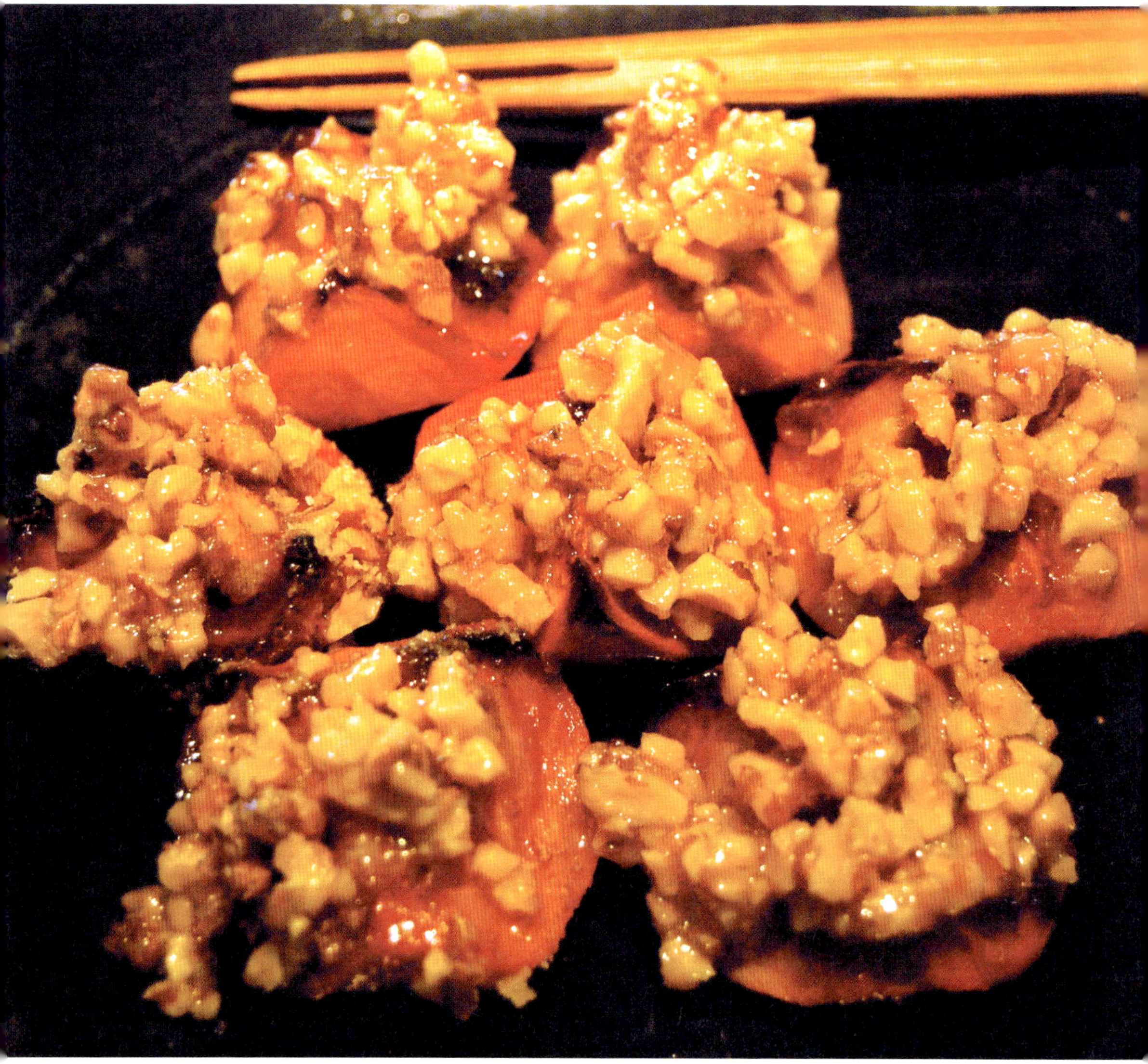

재료 단감 2개, 현미조청 1/4컵, 호두 깐 것 1/2컵

1 작은 토스터 오븐을 120℃도로 켜놓고 오븐이 달구어지면 호두를 넣어 10분 정도 구운 뒤 꺼내 식혀놓는다.(호두가 타지 않도록 특별히 조심한다.)
2 오븐을 205℃도로 올려놓고, 단감을 4등분해서 껍질을 까놓는다.
3 단감을 오븐에 넣고 25분 정도 노릇노릇해질 때까지 굽는다.
4 감이 구워지는 동안 식힌 호두를 칼로 잘게 부수어놓는다.
5 다 익은 감을 오븐에서 꺼내 그 위에 조청을 뿌려 바르고 호두에 굴린 뒤 남은 호두를 위에 더 얹는다.
6 다 식으면 접시에 담아 낸다.

감은 가을과 겨울에 즐길 수 있는 대표적인 과일이지만 기운이 차다. 오븐 구이를 하는 과정에서 어느 정도 찬 기가 가시며, 호두나 현미조청의 따뜻한 기와 조화를 잘 이룬다. 췌장과 비장을 안정시키고 위와 장의 열을 내려주며 건조한 폐를 부드럽게 해주는 감은 설사에 도움이 되지만, 변비가 있는 사람은 대량 섭취를 피하는 것이 좋다.

　　호두는 그 안에 들어 있는 기름의 함량이 높으므로 아주 낮은 온도에서 건조시키듯 굽는 것이 좋다. 한번 구운 호두는 오래 보관하지 않도록 한다.

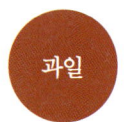 과일

레드와인 배 조림

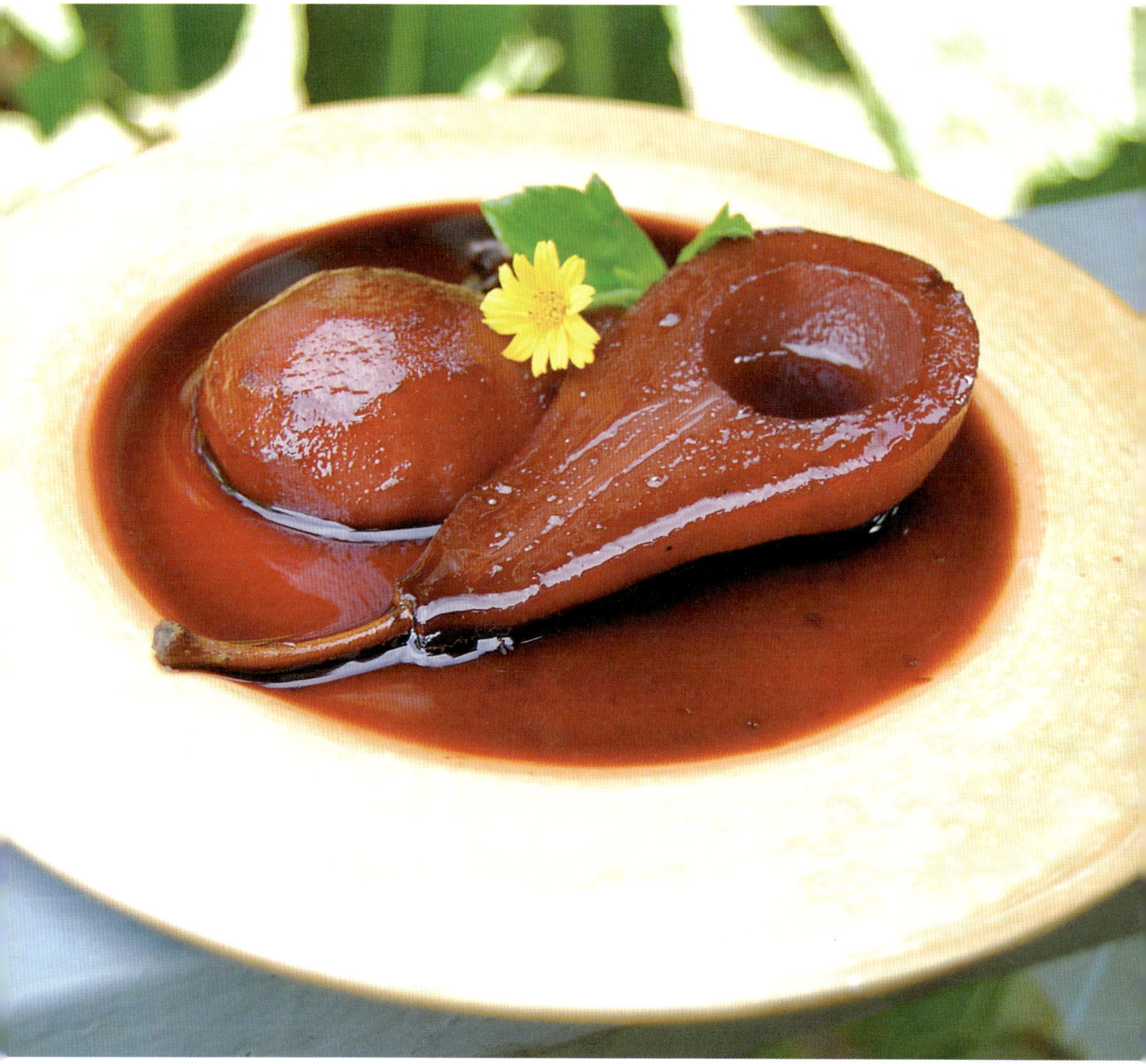

재료 배 3개, 레드와인 3컵 혹은 붉은 포도주스 3컵, 물 3컵, 단풍나무 시럽 1/3컵, 계피, 레몬 1개, 중국 향신료인 스타아니스star anise(있다면 넣어도 좋다. 풍미가 훨씬 좋다.)

1 배는 반으로 잘라 안을 도려내고 껍질을 까놓는다.
2 물과 와인, 계피, 단풍나무 시럽을 냄비에 넣고 팔팔 끓인 뒤 불을 줄이고 조심스럽게 배를 넣는다.(스타아니스도 이때 넣는다.)
3 약한 불에서 소스가 끓어오르지 않도록 조심하며 서서히 45분 정도 배를 익힌다.
4 레몬을 짠 주스와 레몬 껍질의 노란 부분만을 갈아낸 레몬 제스트lemon zest를 넣고 잠시 더 익힌 후 와인 소스에 빨갛게 물들어 있는 배를 살며시 들어내어 접시에 담아 식힌다.
5 불을 다시 올려 팬에 남아 있는 소스를 한 국자 정도가 될 때까지 조린 뒤 불을 끄고 소스를 식혀놓는다.
6 접시에 배를 놓고 그 위에 소스를 뿌려 노란 식용화(민들레) 한 송이를 올려 낸다.

배는 성질이 차지만 기가 따뜻한 향신료나 레드와인에 넣어 조리하는 과정에서 소화가 잘되는 모양 좋은 디저트로 변신한다. 이 배 조림은 영어로 '포치드 페어poached pear'라고 하는데, '포치poach'란 거품을 내며 끓지는 않는 정도의 뜨거운 물에서 음식을 서서히 익히는 조리 방법을 말한다. 포치를 한 배는 육질이 부드럽기는 하나 뭉크러지지 않고 속이 아삭거리는 특징을 가지고 있다.

레드와인 대신 포도주스를 써도 무방하며 포도주스를 쓸 경우에는 레몬주스의 양을 조금 늘려주는 것이 좋다. 단풍나무 시럽은 현미조청으로 대체할 수 있다.

과일 스무디

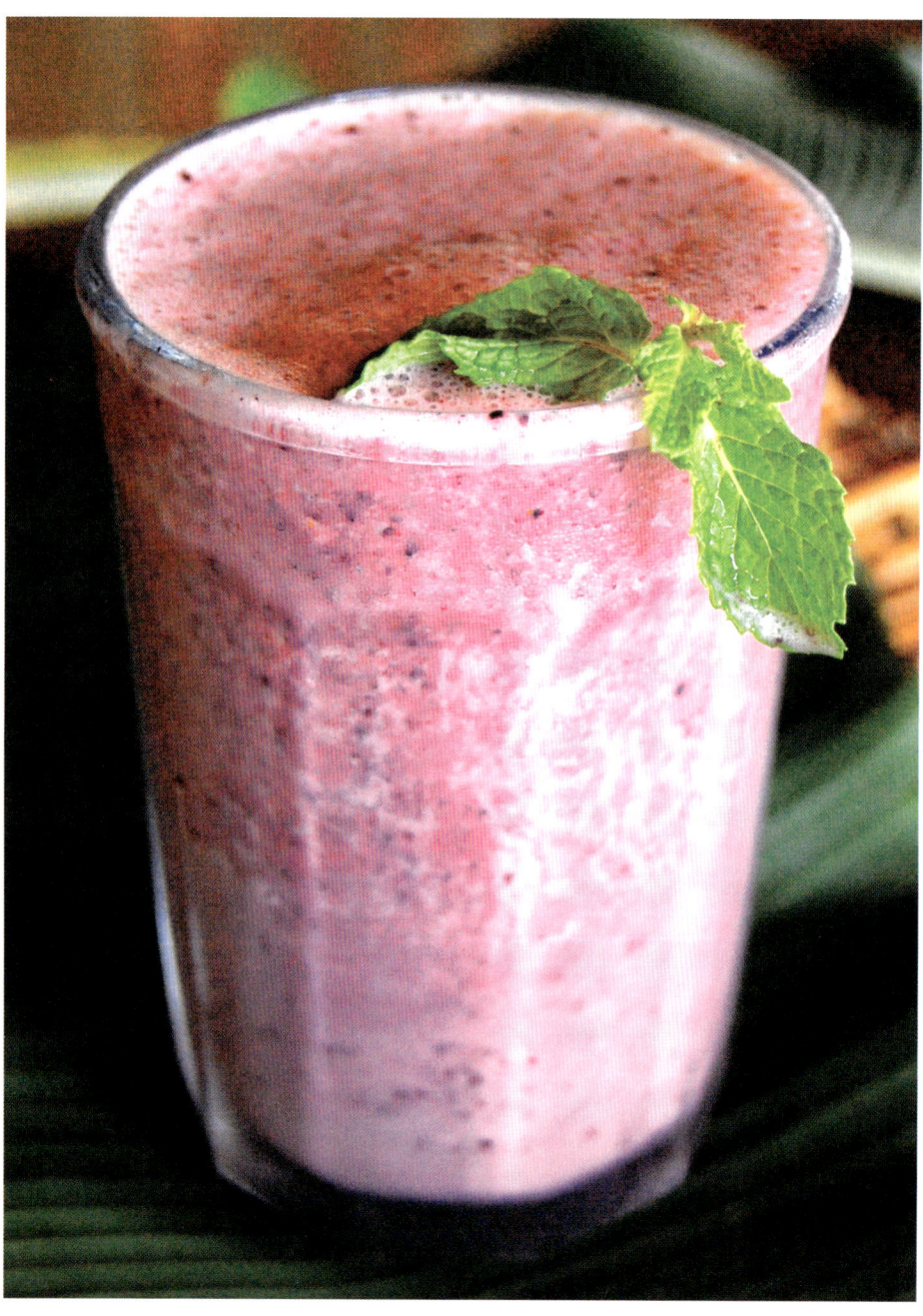

재료 얼린 블루베리 1/2컵, 신선한 딸기 1컵, 껍질 깐 바나나 1컵, 아몬드 우유 혹은 두유 3컵, 꿀 약간, 생계란 1개, 민트 이파리(장식용)

1 유리로 된 믹서에 블루베리와 딸기, 바나나 그리고 아몬드 우유를 함께 넣고 간다.
2 잘 갈아진 과일에 생계란과 꿀을 넣어 잠시 더 간 다음 유리잔에 부어 민트 이파리를 얹어 낸다.

블루베리는 강한 항산화 식품으로 성질이 차며 피를 맑게 해준다. 그뿐 아니라 간세포의 재생을 돕고 눈을 맑게 해주며 요로 감염증에도 효과가 있다. 냉동 블루베리도 손쉽게 구할 수 있는데, 블루베리는 얼린 뒤에도 형태나 맛이 변하지 않고 영양가 손실도 거의 없는 과일 중 하나이다. 바나나와 두유 또한 성질이 차기 때문에 타히니나 꿀, 생계란으로 균형을 잡는다. 믹서에 넣을 때 마지막 단계에서 쓰는 생계란은 스무디를 고소하고 부드럽게 만들어준다. 생계란을 쓰는 만큼 깨끗한 환경에서 건강하게 자란 닭의 계란이어야만 한다.

스무디를 만들 때 적어도 한 가지의 과일은 얼린 것으로 쓰게 되는데 과일이 많이 나는 계절에 한꺼번에 구한 과일을 냉동고에 보관해 놓고 조금씩 써도 좋다. 스무디는 한꺼번에 너무 많이 마시지 말고 식사 시간과 떨어져 있는 한낮에 마시도록 한다.

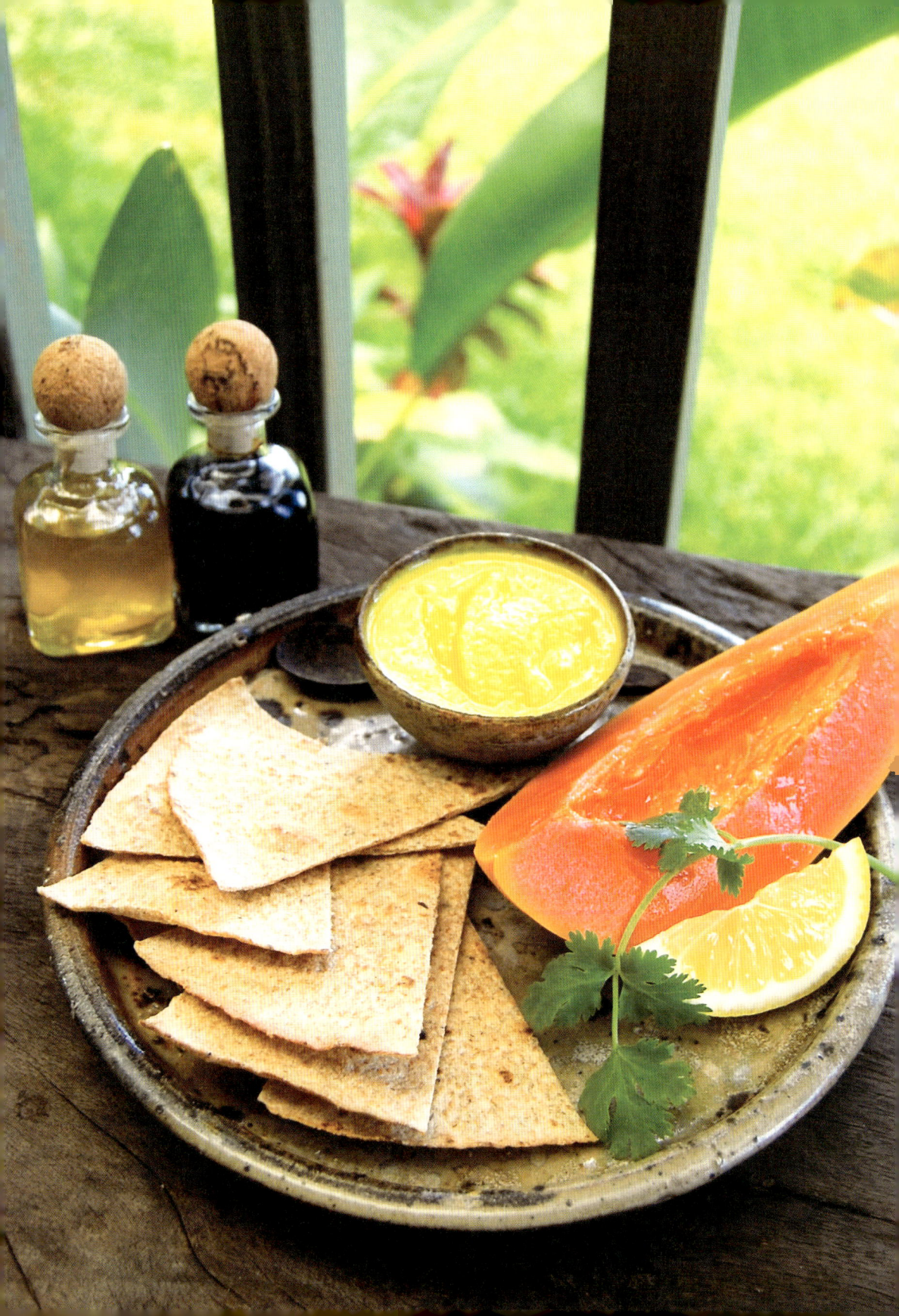

직접 만들어 먹는
자연식 소스

대개 소스라고 하면 서양에서는 우유나 크림, 버터 그리고 각종 기름을 써서 만들고 동양에서는 간장이나 된장, 고추장, 매실 등을 써서 만드는 것이 일반적이다. 하지만 자연식에서는 콩이나 깨, 견과류, 그리고 채소나 허브를 사용해 맛도 좋고 영양가도 높은 소스를 만들어 쓴다.

자연식 소스는 통곡물 빵에 발라 먹기도 하고 신선한 채소와 함께 샌드위치를 만들 때 쓰기도 한다. 또한 밥이나 리조또를 만들 때 쓰기도 하고 파스타나 국수를 비벼 먹을 때도 좋다. 올리브유나 레몬주스 등으로 부드럽게 한 소스는 빵과 크래커, 그리고 채소를 찍어 먹을 수도 있고, 살짝 익힌 채소 위에 뿌리거나 샐러드에 드레싱으로 쓰기도 한다.

자연식 소스는 채식 중심의 식단에서 질 좋은 단백질과 비타민, 그리고 무기질을 보충해 줄 뿐 아니라 식단의 질을 높이고 감칠맛을 더하는 중요한 역할을 한다. 판매하는 소스들은 영양을 고려하지 않고 오직 맛을 내기 위해 몸에 해로운 재료를 넣는 경우가 대부분이다. 이 때문에 영양가 높고 만들기도 쉬운 자연식 소스를 만드는 법을 익혀두면 자신의 건강은 물론 가족들의 건강을 지키는 데도 많은 도움이 된다.

소스 · 페스토

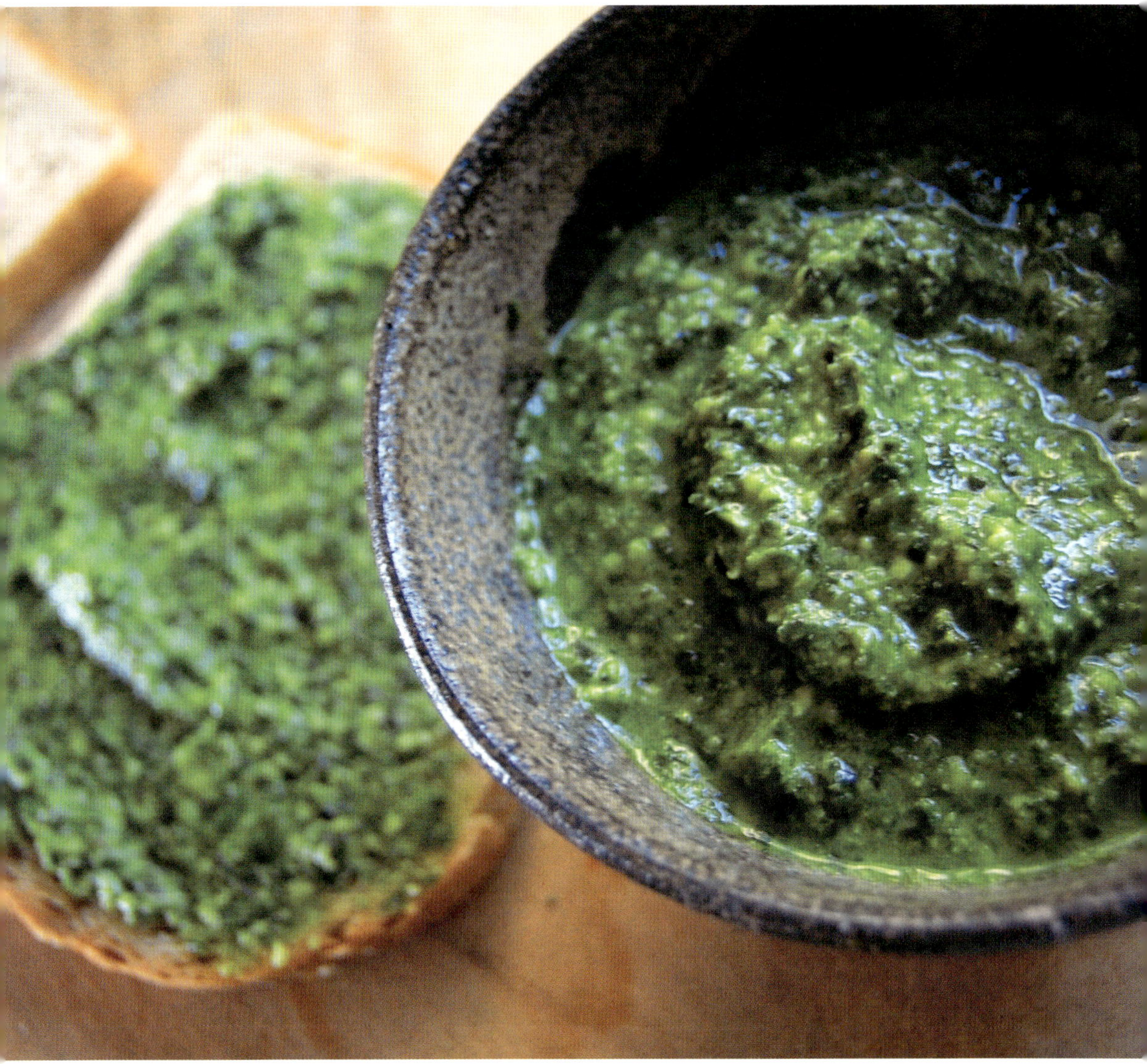

재료 잣 1/2컵, 바질 1묶음, 마늘 3쪽, 파슬리 약간, 바닷소금 약간, 올리브유 반 컵, 후추 약간

1 마늘을 잘 짓이겨 갈아놓는다.
2 갈아둔 마늘과 잣, 바질, 파슬리, 소금을 작은 푸드 프로세서에 모두 넣은 뒤 위로 나 있는 뚜껑을 통해 올리브유를 서서히 부어가며 간다.
3 다시 한 번 짜지 않게 간을 본 뒤 후추를 뿌리고 한 번 정도 더 돌려서 낸다.

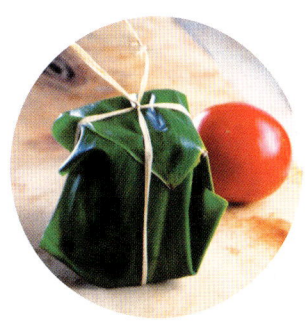

이탈리아 음식에서 파스타보다 중요한 것이 있다면 바로 페스토pesto이다. 페스토는 만들기가 워낙 간단한데다 향이 좋고 맛이 뛰어나서 모든 음식에 곁들여 먹을 수 있는 영양가 높은 소스이다. 싱싱한 바질, 잣, 올리브유 그리고 약간의 마늘을 주재료로 하는데, 기호에 따라 적은 양의 파마산parmesan 치즈를 같이 넣기도 한다. 나는 치즈보다는 파슬리 같은 허브 채소를 좀 더 넣는 것을 선호하고 잣 대신 호두를 쓰기도 한다. 견과류인 잣이나 호두는 약한 불에 잠깐 볶아서 쓰면 맛이 한층 고소해진다.

페스토는 잘 구운 통곡물 빵에 발라 먹으면 그 맛이 환상적이다. 그 외에도 삶은 국수와 함께 버무려서 쉽게 파스타를 만들 수도 있고, 피자의 소스, 샐러드의 드레싱으로도 훌륭하다. 간단한 샌드위치를 만들 때에도 마요네즈 대신 쓰면 훨씬 격이 높은 맛이 난다. 육류나 생선을 조리할 때에도 페스토를 발라 잠시 재워놓았다가 굽기도 하고, 다 익힌 뒤 그 위에 페스토를 소스로 올리기도 한다. 밥에 넣어 살짝 비벼도 그 맛이 좋다.

페스토를 만들 때에는 구운 마늘을 쓰기도 하지만 대개 생마늘을 쓰기 때문에 소스에서 마늘이 따로 씹히지 않도록 미리 잘 짓이겨서 쓰는 것이 좋다. 맛이 너무 강해지지 않도록 양을 조절한다.

허무스 소스

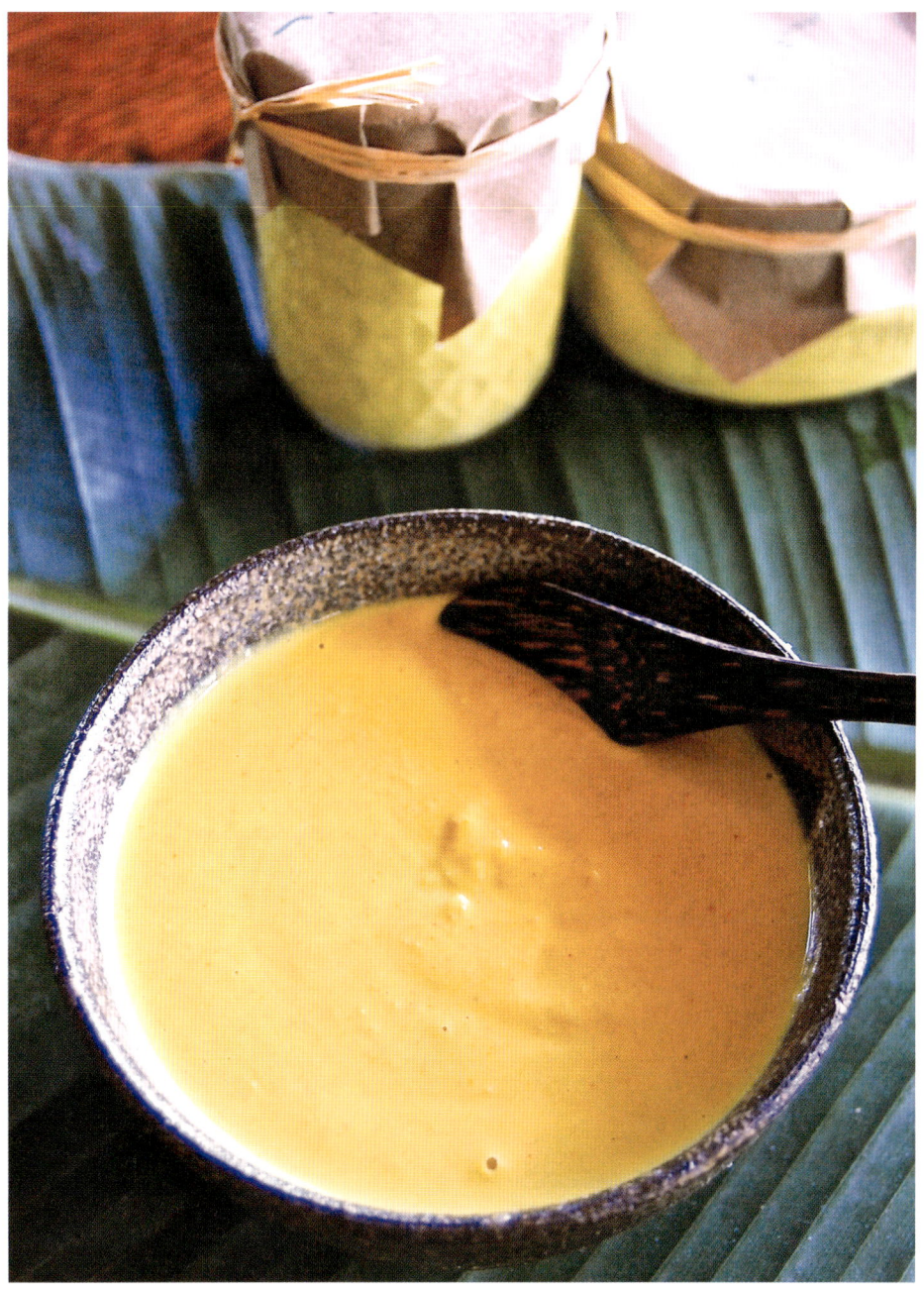

재료 병아리콩 2컵, 올리브유 1/2컵, 마늘 1쪽, 레몬 2~3개, 바닷소금 약간, 꿀 약간, 심황 1/2작은술, 커민 약간, 카르다몸 약간

1 병아리콩을 잘 씻어서 밤새도록 불린 뒤에 푹 삶아 식혀놓는다.(소금은 콩이 반 이상 익었을 때 넣는다.)
2 마늘은 씹히지 않도록 잘 짓이겨놓는다.
3 레몬은 껍질의 노란 부분만 가느다란 강판에 갈아 제스트를 만들고 나머지는 꼭 짜서 1/3컵 정도 즙을 낸다.
4 푸드 프로세서에 병아리콩과 마늘 그리고 위 재료에 있는 향신료들(심황, 커민, 카르다몸)을 넣고 갈다가 위쪽의 열린 구멍을 통해 올리브유를 서서히 부으면서 갈아준다.
5 약간의 콩 삶은 물을 부어 아주 부드럽게 간 다음 레몬즙과 레몬 제스트 그리고 꿀을 넣고 간을 본 뒤 한 번 더 갈아 마무리한다.

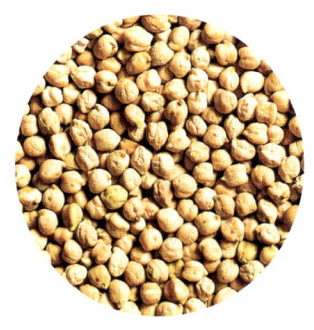

허무스hummus는 병아리콩으로 만든 소스로 영양가 높은 고단백질 식품이다. 중동 지방 사람들이 고대부터 먹어왔다는 허무스는 이제 중동을 넘어 전 세계 채식인들이 즐겨 찾는 음식의 하나로 각광을 받고 있다. 본래는 납작한 피타 빵pita bread과 함께 먹지만 통곡물 빵이나 토르티야는 물론 싱싱한 채소와도 잘 어울린다. 새콤하면서도 고소한 특유의 맛이 일품이다.

병아리콩을 갈 때에 콩 삶은 물을 약간 부으면 소스가 훨씬 부드러워진다. 전형적인 허무스의 재료는 콩, 타히니, 올리브유, 레몬주스, 마늘, 소금이지만 그 외에도 커민이나 심황 그리고 카르다몸cardamom 같은 향신료를 넣어도 좋다. 병아리콩을 조리할 때 이런 향신료를 넣으면 향이 좋을 뿐만 아니라 콩의 소화·흡수가 수월해지고 몸의 저항력도 높여주는 효과가 있다.

또한 올리브유와 레몬주스를 넉넉히 넣으면서 약간의 꿀로 균형을 맞추면 더욱 감칠맛이 나며, 레몬 껍질의 노란 부분만을 가느다란 강판에 갈아 함께 넣으면 맛과 향이 더욱 뛰어나다. 병아리콩이 없을 때에는 검은콩으로도 대체할 수 있으며, 타히니가 준비되지 않았을 경우에는 쓰지 않아도 무방하다. 넉넉히 만들어서 병에 넣은 뒤 포장을 하면 좋은 선물이 된다.

소스 타히니

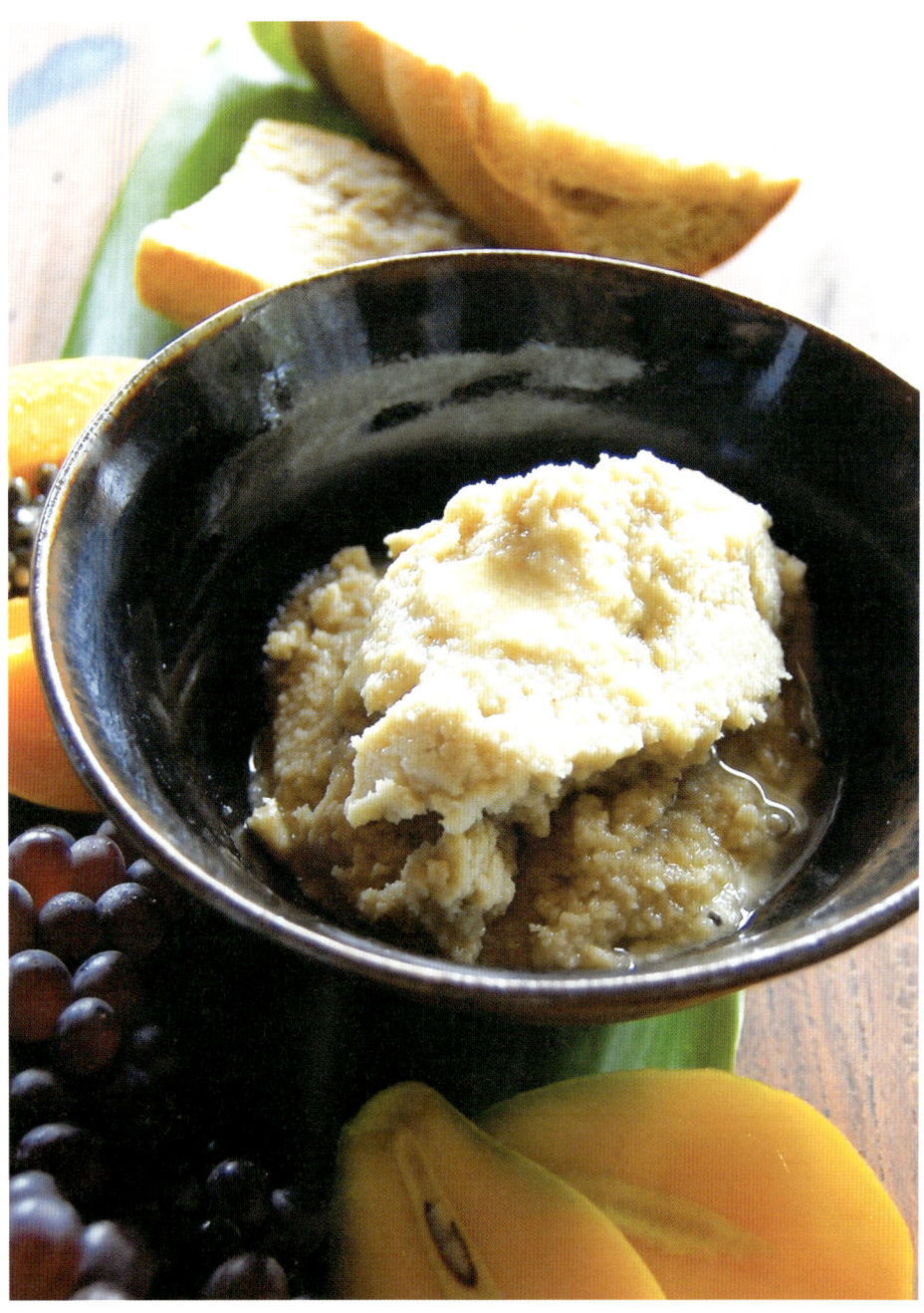

재료 통참깨, 볶지 않은 참기름 혹은 올리브유나 포도씨유

1 통참깨는 한나절 정도 물에 불린 뒤 잘 씻어 물기를 빼놓는다.
2 분쇄기에 통참깨를 넣고 갈다가 참기름이나 올리브유를 서서히 부어가며 부드러워질 때까지 간다.
3 밀폐된 용기에 넣어 냉장고에 보관한다.

통깨를 갈아 올리브유와 섞은 타히니tahini(참깨버터)는 자연식에서는 빼놓을 수 없는 건강 음식이다. 트랜스 지방인 마가린이나 유제품으로 만들어진 버터보다 영양가도 높고 맛도 뛰어나서 통곡물 빵이나 구운 토스트에 바르면 아침은 물론 간식으로도 훌륭하다.(약간의 꿀을 곁들여도 좋다.) 샐러드나 익힌 채소에도 잘 어울리고 쌈장을 만들 때에도 조금 넣어주면 쌈장 맛이 더 부드러워진다.

자연식에서는 타히니를 만들 때 볶지 않은 통깨를 물에 불려서 사용하는데, 이는 볶는 과정에서 참깨 안의 기름이 몸에 해로운 성분으로 변하는 것을 피하기 위해서다. 볶지 않은 생 참기름은 직접 만들 수도 있고 시중에서 구할 수도 있지만, 이도 저도 어려울 때에는 올리브유나 포도씨유로 대신한다.

통참깨는 성질이 따뜻하며 간장과 신장의 기운을 보하는 역할을 하는데, 특히 검은 통깨는 그 효과가 뛰어나다. 고단백·고지방 식품인 참깨는 아미노산과 비타민 E, 칼슘도 많아 완전 식품에 가까우며, 껍질을 벗긴 흰 참깨에 비해 섬유질, 칼륨, 철분, 비타민 E·B1·B6가 월등하게 많이 포함되어 있다.

 건강마요네즈

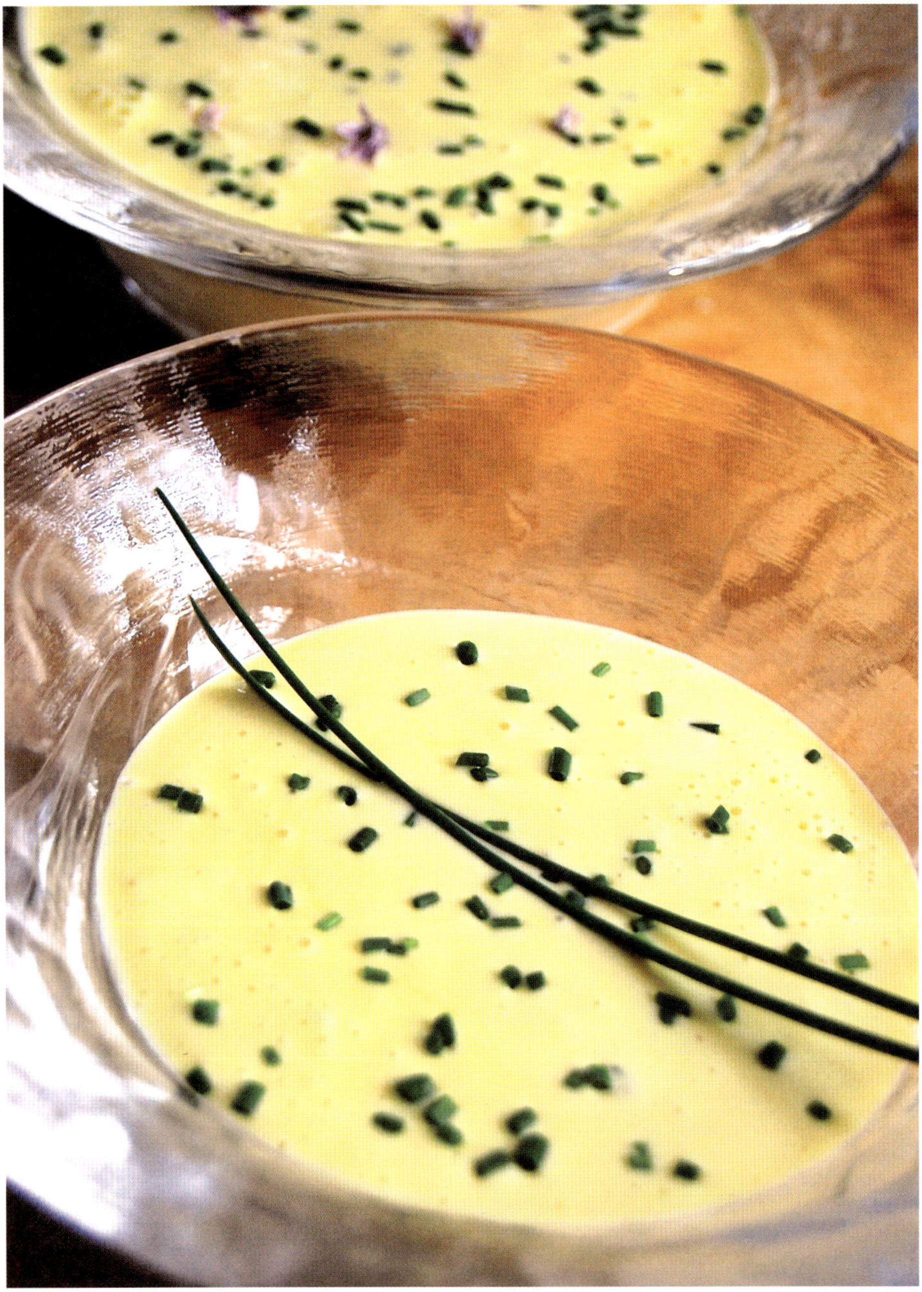

재료 신선한 계란 2개, 올리브유 반 컵, 포도씨유 반 컵, 머스터드 1작은술, 레몬주스 1큰술, 바닷소금 약간, 흰 후춧가루 약간, 차이브 (모든 재료는 실온의 것으로 준비한다.)

1 계란의 흰자와 노른자를 분리한 뒤 노른자 2개와 흰자 1개분을 푸드 프로세서에 넣는다.

2 머스터드, 레몬주스, 소금을 푸드 프로세서에 함께 넣고 잘 섞일 때까지 돌린다.

3 푸드 프로세서가 돌아가는 상태에서 위에 뚫린 구멍을 통해 아주 서서히 올리브유와 포도씨유를 부어준다.

4 마지막으로 후춧가루를 넣고 푸드 프로세서를 끈 다음 완성된 마요네즈를 깨끗한 용기에 옮겨 담는다.

5 취향에 따라 차이브 혹은 다른 허브를 섞거나 위에 얹어 낸다.

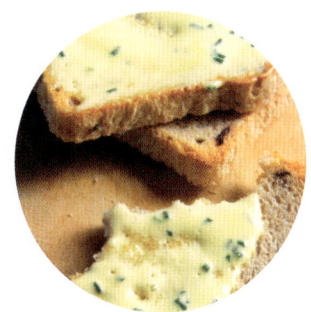

마요네즈는 가공 식품이 개발되기 오래전부터 유럽인들이 즐겨 먹던 프랑스식 생계란 소스이다. 어디서든 손쉽게 구할 수 있지만, 시중에 나와 있는 제품 대부분은 건강을 해치는 성분들로 가득 차 있다. 특히 어린아이의 건강에 심각한 영향을 미칠 수 있으니 직접 만들어 신선하게 먹는 게 좋다. 만들기는 어렵지 않은데, 중요한 것은 양계장에서 나오는 계란이 생으로 쓸 수 있느냐의 여부이다. 생계란으로 만드는 소스이니만큼 특히 주의해야 한다. 자연 방사를 해서 키운 닭, 동물성 사료나 GMO 사료를 먹지 않은 닭이 건강하게 낳은 계란인지 살필 필요가 있다.

올리브유는 맛과 향이 강하지 않은 것으로 선택하고 포도씨유와 반반씩 섞어서 쓰면 좋다. 기름은 아주 가늘게 흐르도록 서서히 부어주어야만 계란과 어우러지면서 크림과 같은 질감이 난다. 푸드 프로세서가 없을 경우에는 재래식 손 기구를 이용하여 손으로 저어 만드는 방법이 있는데, 건강을 챙기는 사람들은 특별히 이 방법을 선호한다. 손으로 저어 마요네즈를 만들 때에도 우선 계란을 다른 재료들과 함께 섞어놓은 뒤에 한 손으로는 계속해서 저으면서 다른 한 손으로 서서히 기름을 부어준다.

취향에 따라 마지막 단계에서 차이브chives나 바질, 마늘, 실파 등 갖가지 다른 종류의 허브를 섞으면 그때그때 새로운 맛을 창조할 수 있다. 마요네즈는 냉장고에서 1주일 정도 보관할 수 있다.

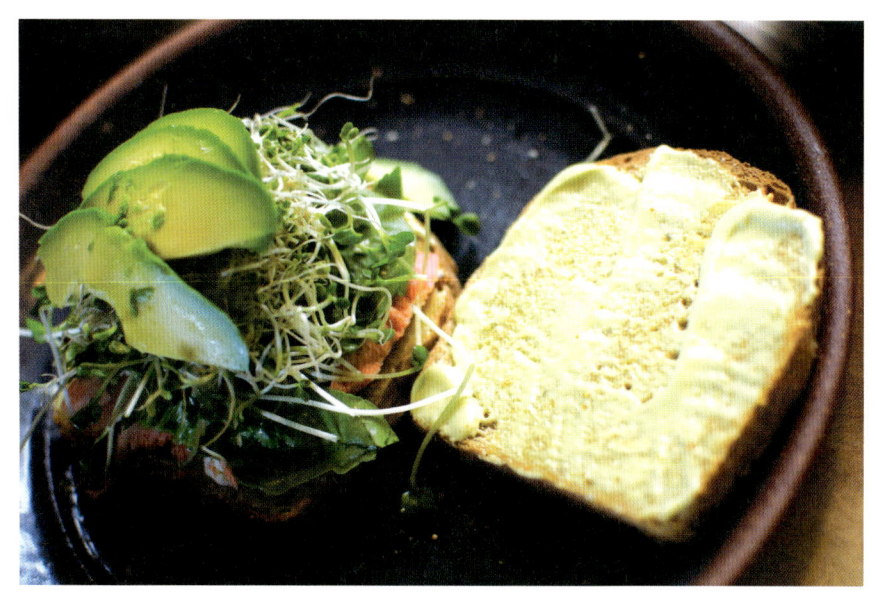

집에서 만든 신선한 마요네즈 소스와
통곡물 빵을 이용해서 봄 샌드위치를 만들어보았습니다.
푸른 잎 채소나 어린 새싹은 간을 해독하고
몸을 알칼리화시켜 주니 봄철에 꼭 필요한 먹을거리이지요.

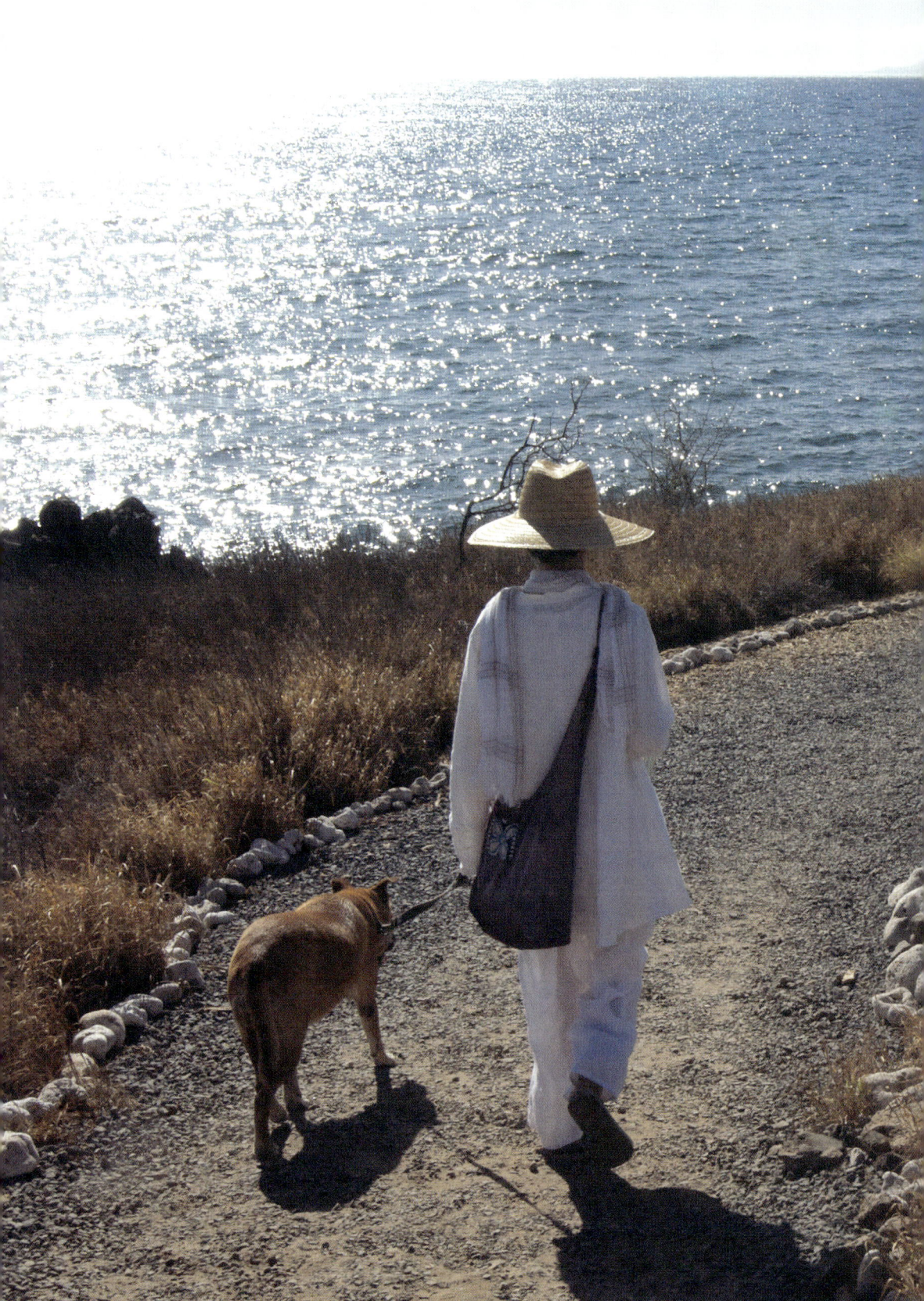

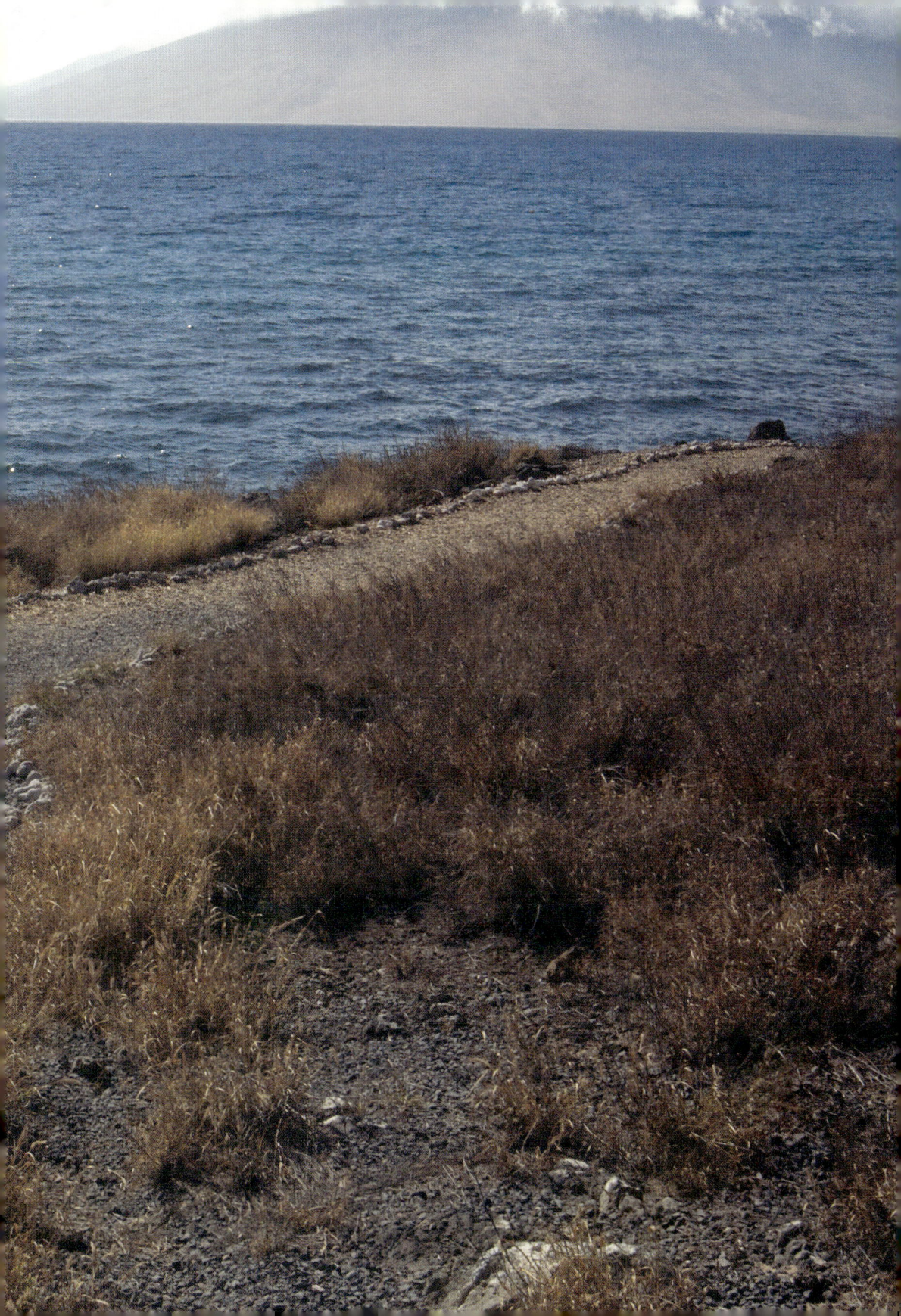

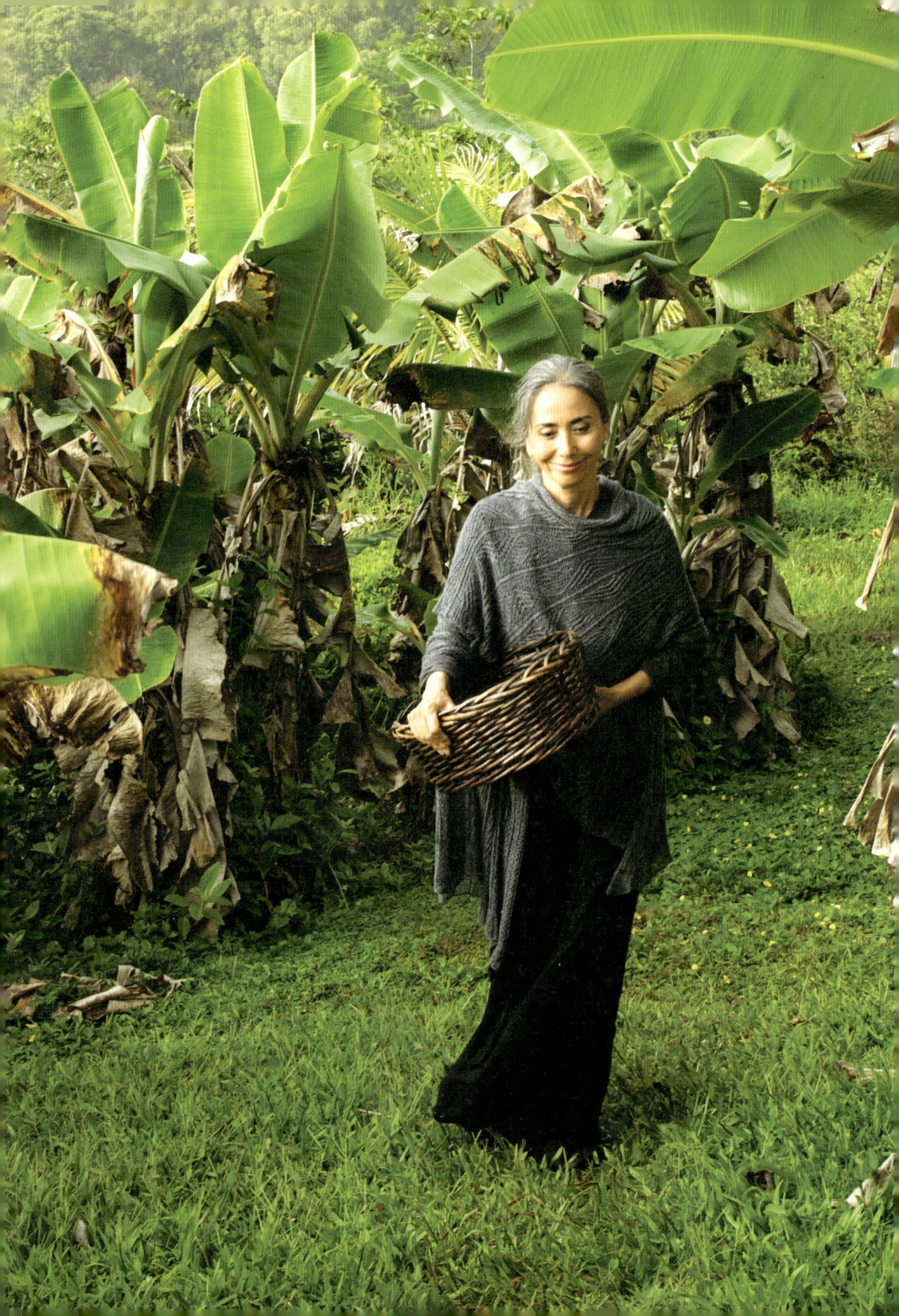

자연 치유식

PART 5

치유식에서 가장 중요한 것은 무엇보다도 지혜의 눈을 기르는 것이다.
질 낮은 음식이나 가공된 식품 등 먹을수록
몸을 해치는 음식을 구분할 수 있는 눈이 있어야 한다.

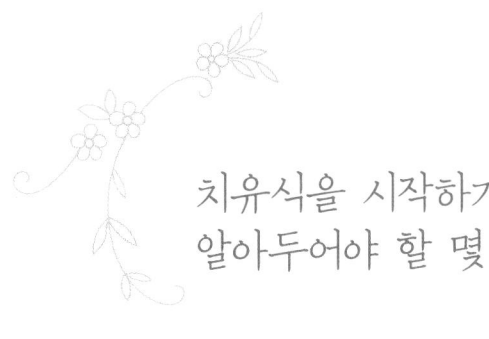

치유식을 시작하기 전,
알아두어야 할 몇 가지

몸의 균형이 이미 무너져 이상이 생겼다든가 치료의 단계 혹은 회복기에 있을 때에 개인의 체질과 질병의 상태에 따라 특별히 메뉴를 짜서 조리를 하는 것이 치유식이다. 때문에 자연 건강식보다 개인의 상태를 훨씬 더 잘 살필 필요가 있다. 우선 각 개인이 앓고 있는 질병뿐 아니라 그의 체질과 성품, 생활 환경 그리고 복용하는 약에 이르기까지 모든 것이 상담을 통해 먼저 확인되어야 한다.

그 다음 먹기 좋고 소화·흡수하기 쉬운 음식들로 메뉴를 작성하는데, 이때에도 물론 매크로바이오틱의 이론과 음양오행의 법칙을 그 근간으로 한다. 또한 치유식에서는 특정 기운을 보충할 필요가 있을 때 아유르베다의 사트빅 음식 외에 라자식, 타마식 음식을 함께 사용하기도 한다.

치유식을 시작할 때 제일 먼저 염두에 두어야 하는 것이 해독, 즉 디톡스이다. 우리 몸은 음식물을 분해·흡수하는 과정에서 생기는 산화 물질에서부터 가공 식품을 섭취할 때 몸 안으로 들어오는 독성 물질, 용기나 식기의 화학 성분, 물과 공기, 환경의 오염 등으로 인해 심한 고충에 시달리고 있다. 그 결과 체내에 쌓인 독성은 몸을 산성화시키고 장기를 상하게 하며 질병을 유발시킨다. 해독은 이렇게 몸에 축적되어 무리를 일으키는 불순물들을 배출하는 과정으로, 마음과 몸을 비워 자연의 힘이 치유를 일으키도록 돕는 것이다.

단식과 절식 그리고 디톡스 차와 간단한 주스를 이용한 생식이 이에 속한다. 몸과 마음을 온전히 비울 수 있을 때 그 비운 만큼 공간이 생기고 그 공간만큼 치유가 가능하다. 절식이나 단식을 할 경우에는 무조건 음식을 절제하기보다 점차 몸이 비워질 수 있도록 돕는 것이 중요하며, 될 수 있는 한 몸에 심한 충격을 주는 일은 피해야 한다.

치유식에서는 비단 아픈 사람뿐 아니라 건강한 사람에게도 절기에 따라 해독식을 권한다. 간의 활동이 강한 봄에 일정 기간 단식을 한다든가, 음식의 양을 줄이고 기름과 육식을 자제하는 부분 단식을 할 수도 있다. 생식 또한 봄과 초여름에 단기간씩 하면 효과가 있다. 그 외에도 한 달에 한 번, 혹은 일주일에 한 번, 아니면 절기에 따라 한 번씩 개인의 체질과 상태에 따라 단식을 할 수 있다.

디톡스 다음으로 중요한 것은 산성과 알칼리성의 균형이다. 몸은 중성으로 밸런스가 맞았을 때 병이 없이 가장 평온한 상태가 된다. 몸이 산성화되면 면역력이 떨어져서 여러 가지 바이러스성 질병에 노출된다. 암환자들은 모두 몸이 산성화된 상태이다.(물론 몸이 산성화되었다고 모두 암에 걸리는 건 아니다.) 심하게 알칼리화가 되어도 문제가 생기지만, 현대 사회에서는 몸이 알칼리화될 일이 거의 발생하지 않는다.

음식의 산성과 알칼리성은 먹은 뒤 분해되어 남는 요소의 pH(potential of hydrogen, 수소이온농도지수)에 따라 나누는데, 가장 강력한 알칼리성 영양소는 칼슘이다. 예를 들어 골다공증이란 질환은 칼슘을 섭취하지 않아서 오기보다는 몸의 산성화 때문에 오는 경우가 대부분이다. 몸의 산성화로 피 속의 pH가 7.36 이하로 떨어지기 시작하면 우리의 몸은 자동적으로 뼈 속에 있는 알칼리 성분인 칼슘을 끌어다가 피를 알칼리화하는데, 이에 따라 뼈 속에는 자동적으로 칼슘 결핍 현상이 생기면서 골다공증에 노출되고 마는 것이다.

산성 음식과 알칼리성 음식

pH3			pH7(중성)			pH10
강산성	중산성	약산성	사람의 피 pH7.4	약알칼리성	중알칼리성	강알칼리성
초콜릿 땅콩 흰밀가루 가공 우유 쇠고기 돼지고기 어패류 맥주 아이스크림 흰설탕	감자 콩류 피칸 흰쌀 닭고기 양고기 커피	익힌 채소 호박씨 해바라기씨 통밀빵 현미 요구르트		당근 토마토 배추 완두콩 오렌지 바나나 아보카도 밤 키노아 조 생강차	늙은 호박 비트 샐러리 고구마 포도 딸기 아몬드 녹차	해조류 밀순즙 파슬리 브로콜리 레몬 올리브 오일 자몽 양파 마늘 허브티

• 대부분의 음식은 조리하면 더 산성화된다. 담배, 스트레스, 수면 부족도 몸을 강한 산성으로 만든다.

강산성 음식은 흰 설탕과 흰 밀가루, 빵, 초콜릿, 캔 가공 식품, 땅콩과 호두, 쇠고기, 돼지고기, 치즈, 콜라와 같은 탄산수, 맥주 등이며, 강알칼리성 음식은 레몬, 수박 등의 과일과 양파, 브로콜리, 파슬리 등의 채소, 그리고 해조류이다. 올리브 오일도 강한 알칼리성 음식이다. 알칼리성을 지닌 음식도 요리를 하면 대부분 조금 더 산성화된다. 자연 건강식은 알칼리성 음식 60%, 산성 음식 40% 정도를 기준으로 삼지만, 환경 오염으로 인해 산성화된 자연 조건에 살고 있는 현대인들에게는 알칼리성 80%, 산성 20%를 기준으로 먹을 것을 권한다.

치유식에서는 알칼리성 90% 이상으로 시작한다. 알칼리화를 위해 가장 좋은 음식은 빨리 흡수되는 녹즙과 신선한 생채소즙이다. 녹즙에는 밀순즙이나 보리순즙 등이 있으며 생채소즙으로는 브로콜리, 양배추 등의 십자화과 채소(모양이 네 갈래의 십자가처럼 순이 나는 채소)와 녹황색 채소를 주로 쓴다. 하와이에서 나는 과일 중 항암 효과가 매우 높은 것으로 알려진 노니를 쓰는 경우도 있다. 또한 코코넛 물과 같이 순식간에 혈장으로 변하는 알칼리성 음료수를 해독식으로 쓰기도 한다.

몸이 허약한 사람일 경우에는 이때 채소 국물이나 해조류 국물과 같이 푹 삶은 국물의 섭취를 함께 병행하기도 한다.

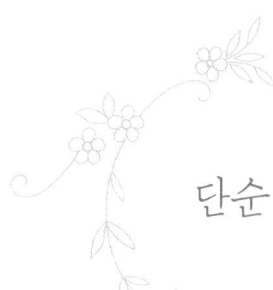

단순 탄수화물을 끊는 이유

단순 탄수화물이 당뇨병을 일으키는 주요 원인임은 이미 잘 알려져 있다. 특히 치유식에서 설탕과 흰 쌀, 흰 밀가루 등 단순 탄수화물을 끊는 또 다른 이유는 장에 살고 있는 캔디다스candidas라는 세균 때문이다.

캔디다스는 산성화된 몸에서 잘 번식하며 암과 같은 온갖 질병을 일으키는 주요 원인이 되기도 한다. 항생제의 남용이나 가공 식품의 과다섭취로 인해 몸 안에 살고 있는 세균의 밸런스가 무너져도 끝까지 살아남는 세균이다. 장의 벽에 붙어서 끈끈한 막으로 집을 짓는 성질 때문에 자연히 장의 영양가 흡수를 막는데다가 세균의 배설물이 핏줄로 들어가 피의 불순물이 되기도 한다. 또한 피를 타고 몸속을 옮겨 다니면서 다른 세균을 점령한다. 이 때문에 프로 바이오틱 세균을 많이 먹으라고 권장하지만 우선 이 문제를 해결하지 않으면 유산균을 먹어도 큰 효과가 없다.

캔디다스 균은 암세포와 마찬가지로 설탕을 먹고 자생한다. 그리고 단순 탄수화물이 이들을 번식시킨다. 여러 가지 방법으로 이 세균을 제거하는 방법이 나오고 있지만, 아직 최상의 방법은 그들의 먹이를 끊어서 다른 건강한 세균들이 살아남을 수 있는 장의 환경을 만들어주는 것이다. 캔디다스 균을 몸에서 완전히 없앨 수는 없다. 그러나 건강한 식사와 생활 환경 개선으로 체내 환경 조건을 건강하게 만드는 것은 가능하다.

한편 매크로바이오틱에서는 몸에 자극적인 식품이나 야행성 작물을 식단에서 제한한다. 야행성 작물이란 밤에 성장하는 작물로 흰 감자, 토마토, 고추 종류, 가지 등이다. 담배도 여기에 속한다. 매크로바이오틱에서는 이런 야행성 작물이 마음을 어둡게 하고 몸의 통증을 심화시킨다고 보고, 치유식에 쓰지 않는다.

예를 들어 관절염이 있는 사람이 야행성 작물을 먹으면 통증이 심해진다. 그런 병을 앓는 이들은 야행성 작물과 함께 신경을 자극하는 라자식 음식도 절제시킨다. 야행성 작물은 몸 안에 흡수되어 있는 칼슘을 자기 몸에 붙여서 신장이나 관절 등 다른 장기에 옮긴다. 따라서 관절염이나 신장 담석이 있는 이들은 야행성 작물을 식단에서 제외해야 한다. 건강식에서도 야행성 식품은 계절에 따라 주의하여 사용하며 너무 많이 쓰지 않는다.

서양 식품학에서는 영양가가 높은 음식으로 알려져 있지만 사실 야행성 식품은 대개 약간의 독성을 지니고 있어서 조리할 때 익혀서 먹는 것이 좋다. 관절염 환자들은 시금치와 같이 옥살산이 많이 든 음식도 피해야 한다.

싱싱한 시금치를 먹었을 때 이빨에 뭔가 뻣뻣한 것이 묻는 듯한 느낌이 드는데 그게 옥살산이다. 옥살산은 몸 안에서 칼슘을 관절 같은 곳에 붙이는 작용을 하기 때문에 건강한 식품임에도 불구하고 치유식에서는 조심해서 사용해야 한다.

치유식을 디자인할 때에는 통곡물이나 싱싱한 채소와 같이 살아있는 식품으로 기운을 맞춰 사용하는 것을 원칙으로 한다. 그러나 경우에 따라 약간의 동물성 단백질이나 지방 그리고 뼈의 국물을 쓰기도 한다. 또한 몸의 상태에 따라서 몸에 가볍게 자극이 되는 양념이나 향신료를 쓰기도 한다.

하지만 치유식에서 가장 중요한 것은 무엇보다도 지혜의 눈을 기르는 것이다. 예전과 달리 현대인이 경험하는 거의 모든 질병은 잘못된 음식을 너무 많이 먹고 마시는 것에서 비롯된다. 따라서 질 낮은 음식이나 가공된 식품 등 먹을수록 몸을 해치는 음식을 구분할 수 있는 눈이 있어야 한다. 병이 생긴 뒤 회복하려는 것보다는 병이 발생할 수 있는 원인을 처음부터 알아보아야 하는 것이다. 맑고 건강하게 살아가는 생활 환경을 조성하고 몸과 마음을 편안하게 지키는 지혜가 어느 때보다 필요하다.

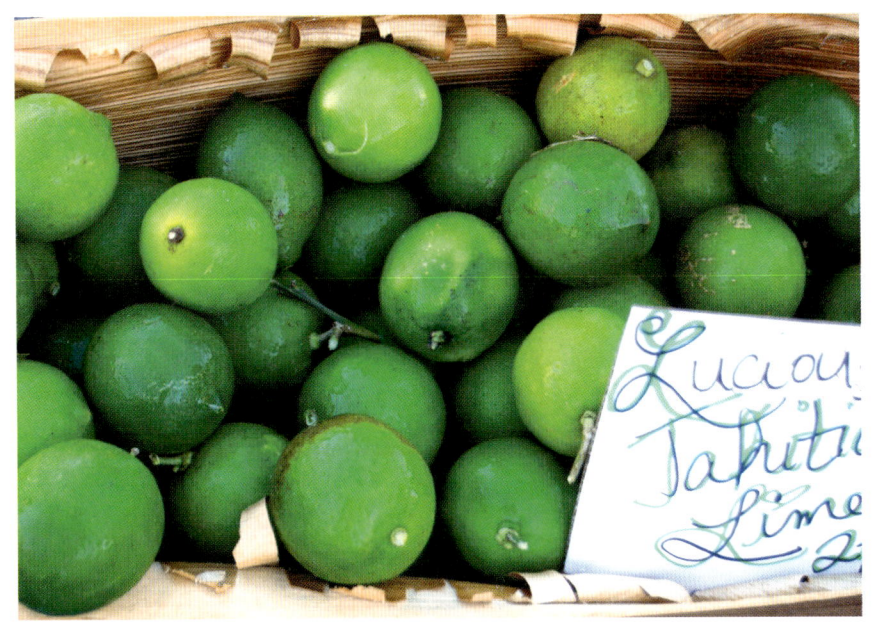

몸의 산성화는 크고 작은 질병의 중요한 원인이 됩니다.
레몬이나 라임은 신맛을 가지고 있지만 몸 안에서 분해되어 흡수되었을 때
몸을 알칼리화시켜 주는 성질을 가지고 있기 때문에
늘 곁에 두고 사용하는 것이 좋습니다.
단, 위의 점막이 얇거나 궤양이 있는 경우에는 피하는 것이 좋습니다.

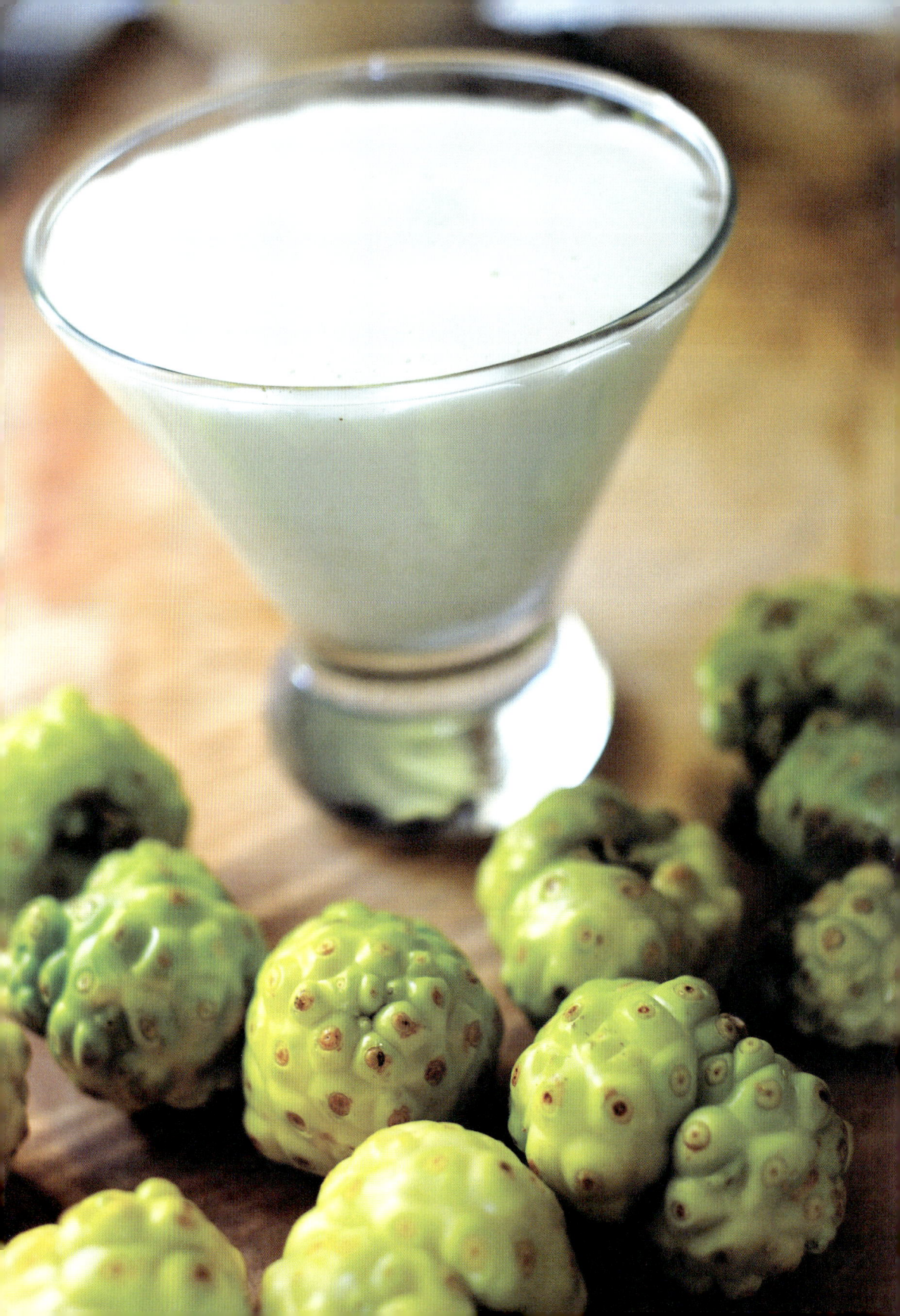

치유의 시작
해독식

치유식에서는 세 단계로 구분되는 해독식을 권유한다. 우선 독성이 강한 먹을거리의 섭취를 모두 중단하는 단식, 몸에 문제를 일으키는 주요 먹을거리를 중단하는 부분 단식, 그 다음으로는 산성화된 몸의 상태를 빨리 알칼리화시켜 주는 생식이 그것이다.

해독식은 개인의 체질에 따라 조심스레 시작해야 한다. 단식을 시작하기 전부터 몸을 준비하는 기간의 식단, 그리고 단식이 끝난 뒤 서서히 정상으로 돌아올 수 있도록 돕는 보식 식단까지 특별한 주의를 기울여야 건강을 해치지 않는다.

단식에는 단기간 아무것도 먹지 않는 공기 단식 외에도 물만 마시는 물 단식을 포함해 채소 국물 단식, 코코넛 물 단식 등 액체만을 섭취하는 단식이 있다. 음식뿐만 아니라 일정 기간 자연으로 귀화하거나 침묵하는 것, 텔레비전이나 컴퓨터, 쇼핑 혹은 일과 섹스로부터의 단절 등 오관의 활동을 멈추고 정해진 기간 동안 자숙하는 것도 같은 범주에 속한다.

부분 단식에는 일정 기간 육식을 멈추는 절식, 탄수화물과 단 음식의 절식, 양념으로부터의 절식, 군것질이나 주전부리의 절식, 지방이나 기름의 절식, 유제품의 절식, 술이나 좋아하는 음료의 절식 등이 있다. 종교적인 이유나 정신적인 이유로 단식을 할 때에도 주의를 기울여 식단을 짜야만 무리 없이 원하는 결과를 얻을 수 있다.

해독식 ## 국물 해독식

대부분의 사람에게는 음식을 완전히 단절하는 것보다는 국물을 마시면서 하는 단식이나 절식이 이상적이다. 신선하게 만든 국물은 해독을 하는 데 필요한 수분과 최소한의 영양가를 보충해 줄 뿐만 아니라 산성화된 몸을 알칼리화하는 데 중요한 역할을 한다.

치유식에서 먹는 채소 국물을 만드는 방법은 자연 건강식의 채소 국물과 같다.(레시피는 이 책 106쪽과 108쪽을 참조) 다만 강한 허브나 향신료를 피하고, 국물을 만들기 위해 채소를 볶을 때 기름을 쓰지 않는다. 기름을 사용한다면 아주 적은 양을 낮은 온도에서 사용하고, 채소가 타지 않도록 각별히 주의해야 한다.

치유식에서 채소 국물은 감기 몸살에 걸린 사람부터 병약한 환자에 이르기까지 모두 사용할 수 있는 따뜻한 기운의 알칼리성 음식일 뿐 아니라 음료수나 차 대용으로도 쓰인다.

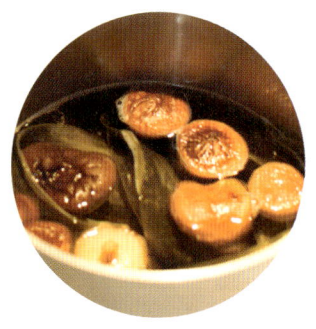

디톡스차 해독식

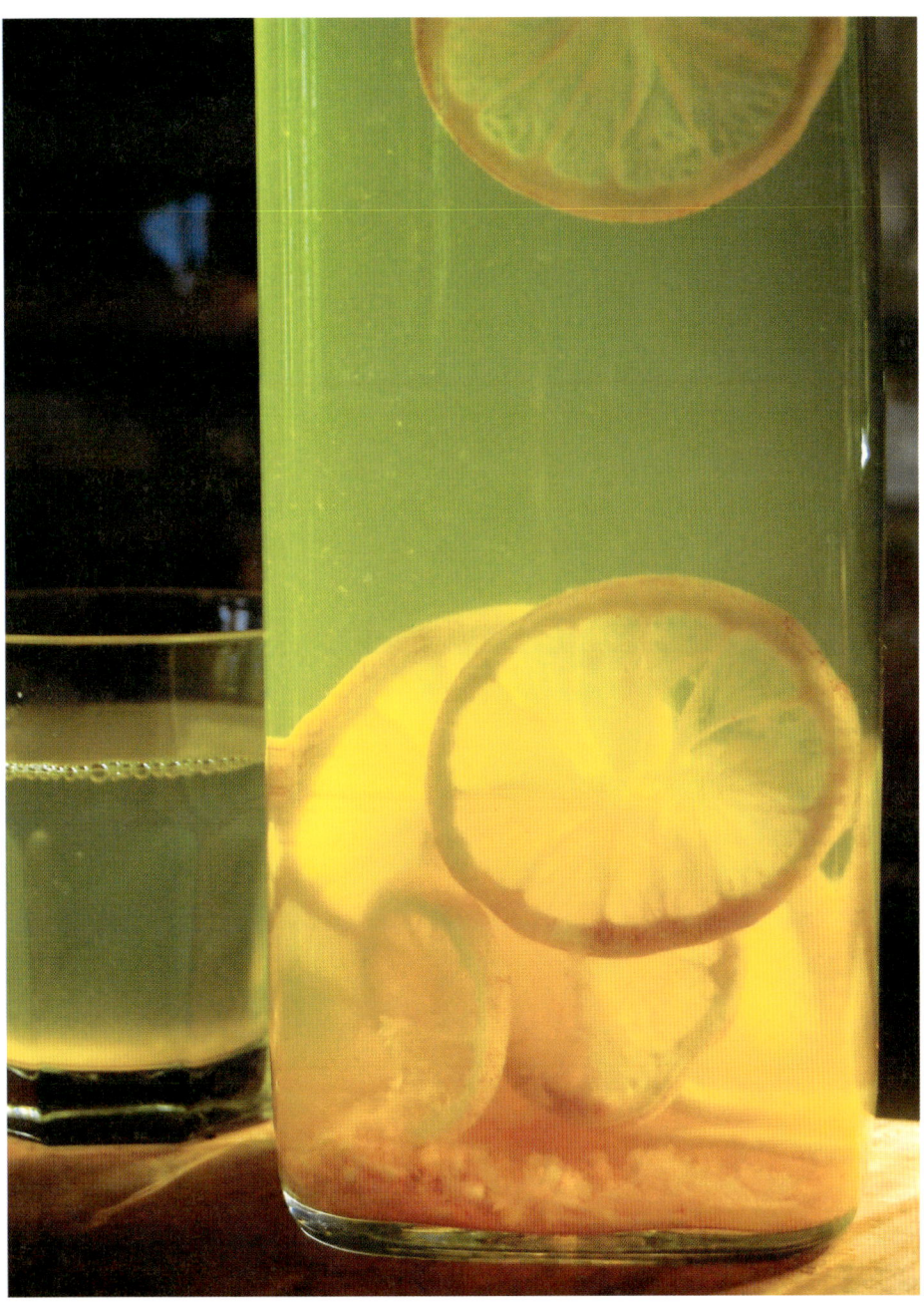

재료 레몬, 생강, 심황, 카이안 고춧가루 약간, 끓인 물, 현미조청이나 단풍나무 시럽

<u>1</u> 레몬은 얇게 썰어놓고, 생강은 껍질을 벗긴 뒤 얇게 채썬다.
<u>2</u> 준비되어 있는 모든 재료를 두꺼운 유리병에 넣은 다음 뜨거운 물을 붓는다.(심황이 생것인 경우에는 생강과 같이 채썰고 가루인 경우에는 그대로 쓴다.)
<u>3</u> 현미조청이나 단풍나무 시럽을 적당히 넣어 약간의 단맛이 나도록 한다.
<u>4</u> 차가 약간 따뜻한 정도로 식으면 컵에 따라 마신다.

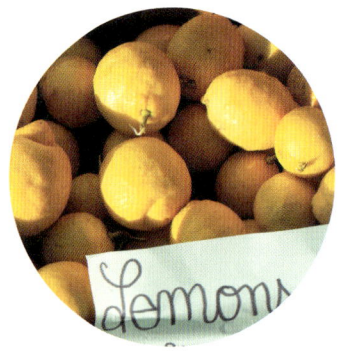

디톡스 차는 오장을 씻어내듯 풀어내는 작용을 하는데, 특히 간에 쌓여 있는 독성을 해독하는 데 효과가 있다. 계절적으로는 간의 기운이 가장 활동적인 봄에 마시는 것이 좋고, 하루 중 아침 공복에 따끈하게 한 잔씩 마시면 효과가 좋다. 위염이나 위궤양이 있는 사람은 레몬의 양을 조절하고 차를 연하게 만들어서 조금씩 마시도록 한다.

봄에 이 차를 이용해 디톡스를 하면서 육류나 기름기 있는 음식을 피하고 통곡물과 채소 다이어트를 함께 병행하면 좋다. 살을 빼는 미용 건강 다이어트에 더할 수 없이 적합하다. 디톡스 차는 감기나 몸살 기운이 느껴질 때 마셔도 아주 효과가 크다. 다만 감기 몸살에는 심황과 시럽 등 단맛 나는 재료를 쓰지 않아도 되며 심한 감기나 기침에는 생강을 마른 생강으로 바꾸어주고 비파 열매 시럽을 함께 넣어 사용하는 것이 좋다.

재료의 비율은 개인의 체질과 필요에 따라서 다르다. 몸이 차고 기운이 약한 사람은 생강의 양을 늘리고 레몬의 양을 줄이는 것이 좋고, 차의 농도도 약하게 한다. 반대로 열이 많고 기름기가 많은 음식을 좋아하는 사람은 레몬의 양을 늘리고 농도를 진하게 만드는 것이 효과적이다.

디톡스 차는 향과 맛이 좋아 누구든지 즐겨 마실 수 있다. 기호에 따라 재료의 양을 잘 조절해 놓으면 산뜻한 색깔과 향긋한 맛이 나는 음료수가 되어 아이들도 좋아한다. 단지 이때에는 고춧가루를 빼고 아주 적은 양의 심황만 쓴다.

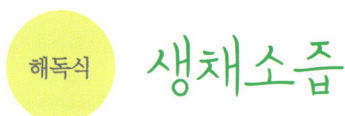

해독식 # 생채소즙

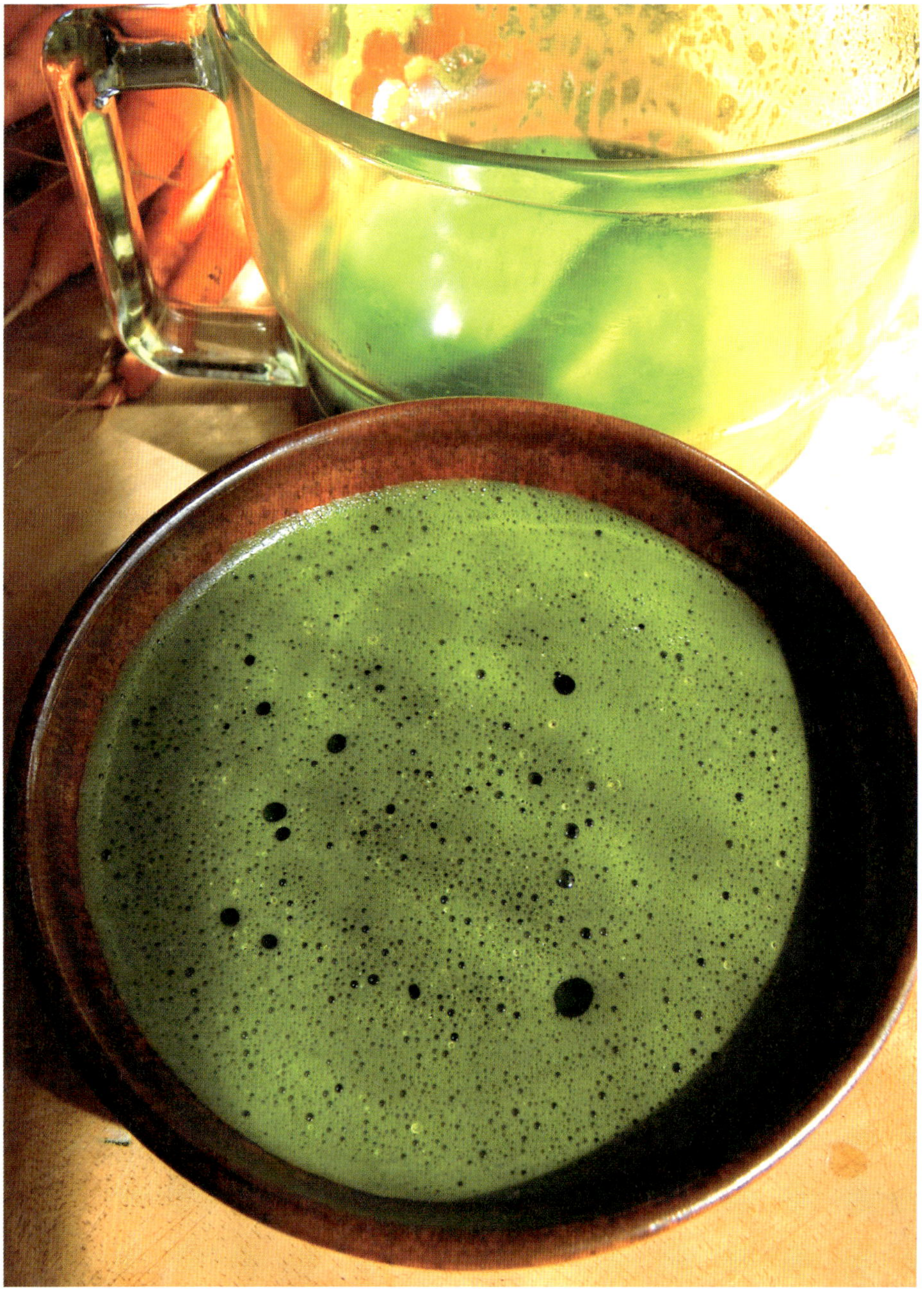

재료 케일, 고수, 당근 약간, 셀러리 약간, 생강 약간, 레몬주스 약간, 아마씨유 약간

1 채소를 차례대로 주스기에 넣어 짠 다음 레몬주스와 아마씨유를 위에 뿌린다.
2 곧바로 마신다.

생채소즙은 디톡스에 중요할 뿐 아니라 몸을 빠르게 알칼리화시키고 이를 유지시켜 주기 때문에 암 치유식을 시작할 때 제일 먼저 실행하는 치유식이기도 하다. 생채소즙을 만들 때에는 농약을 쓰지 않은 채소를 깨끗하게 씻어서 사용하는데, 한꺼번에 많이 만들지 말고 그때그때 만들어 마셔야 한다. 푸른 채소나 배추, 브로콜리 같은 십자화과 채소를 최소한 한 가지씩 포함시키고, 과일보다는 당근이나 샐러리로 맛을 맞추면 좋다.

채소는 철에 맞게 선택하는데 암 치유식과 같은 특별한 경우가 아니라면 늦가을이나 겨울에는 생채소즙을 피하는 것이 좋다. 게다가 대개의 생채소는 기운이 차기 때문에 몸이 차거나 허약한 사람도 주의해야 한다. 이때에는 찬 기운을 중화시키기 위해 성질이 따뜻한 생강을 조금씩 넣어 함께 즙을 내는 것이 좋다.

특히 밀순즙과 보리순즙, 그리고 노니즙은 암 예방과 치료에 특별한 효과가 있으며, 체내 독소를 제거하고 몸에 빠르게 흡수되어 금세 활력을 제공한다.

해독식 **코코넛 물**

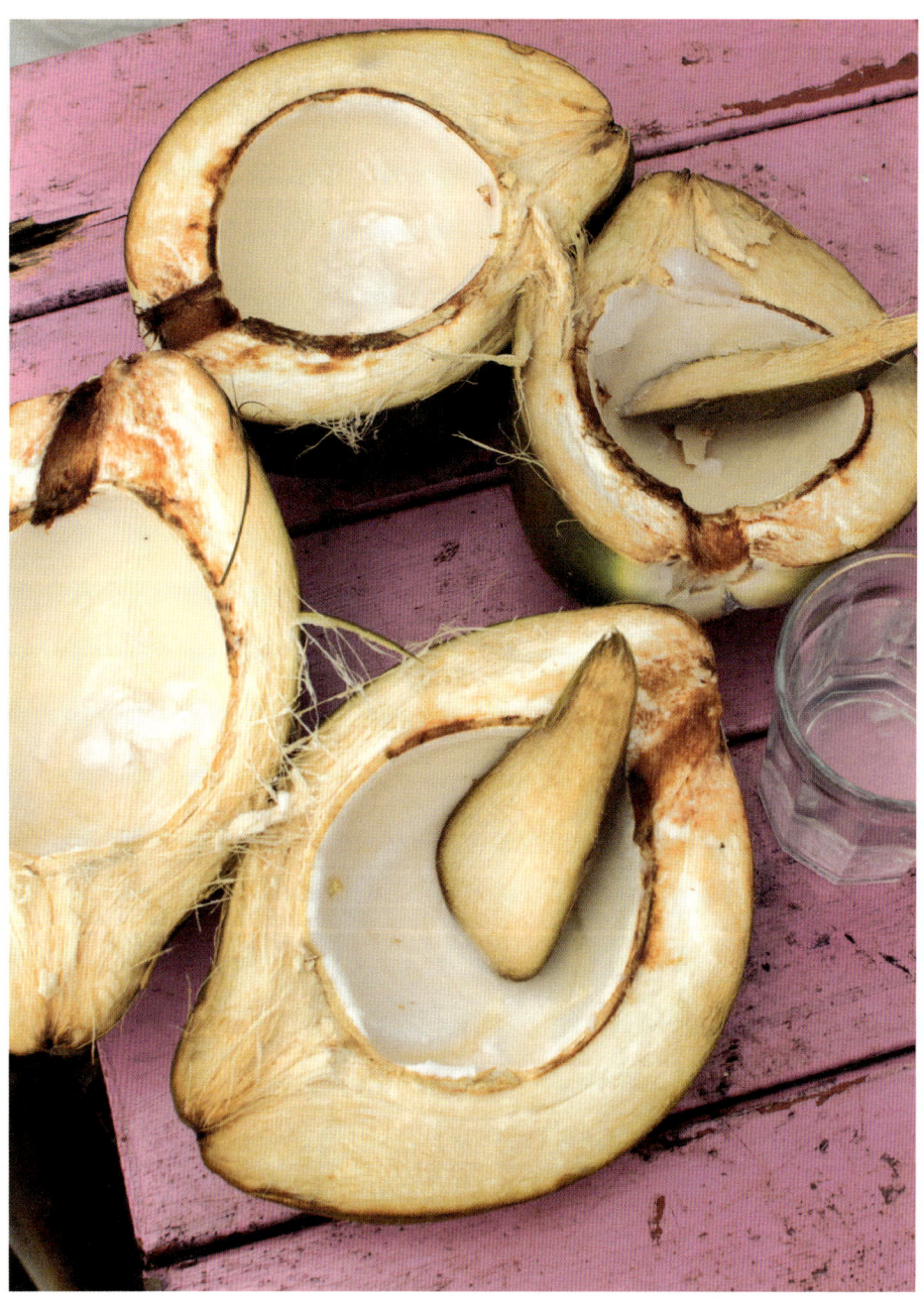

재료 코코넛

1 코코넛의 약한 중앙 부분을 뚫어 구멍을 낸다.
2 컵에 따라 곧바로 마신다.

요즈음 들어 디톡스 다이어트에 코코넛 물을 이용하는 사람들이 부쩍 늘어나고 있다. 이는 코코넛의 물이 잘 정수된 순수한 액체여서이기도 하지만, 무엇보다 인간의 혈장과 가장 가까운 형태의 액체이기 때문이다. 그 때문에 코코넛의 물은 아주 쉽게 바로 혈관으로 흡수되어 불순물을 이동시킨다. 또 갈증을 가장 빨리 해소시켜 주고 더위 먹는 것을 방지해 주는 효과도 있다.

그러나 코코넛 물은 열대성이기 때문에 사계절이 뚜렷한 지역에 사는 사람들에게 늘 필요한 것은 아니다. 다만 치유와 관련해서 체계적으로 디톡스를 해야 할 경우 그 효과가 뛰어난 것으로 알려져 있다. 태국이나 필리핀 같은 아열대 지방으로 여행을 할 기회가 있을 때 기름진 음식을 멀리하고 코코넛 물을 이용한 디톡스를 해보는 것이 가장 이상적인 방법이며, 건강에 좋은 영향을 미칠 수 있다. 사계절이 있는 지방에서는 날씨가 너무 춥지 않은 계절을 이용하는 것이 바람직하다.

요즘은 시중에 판매용 제품도 있지만 첨가물이 들어가 있어 아무래도 치유식으로는 적합하지 않다.

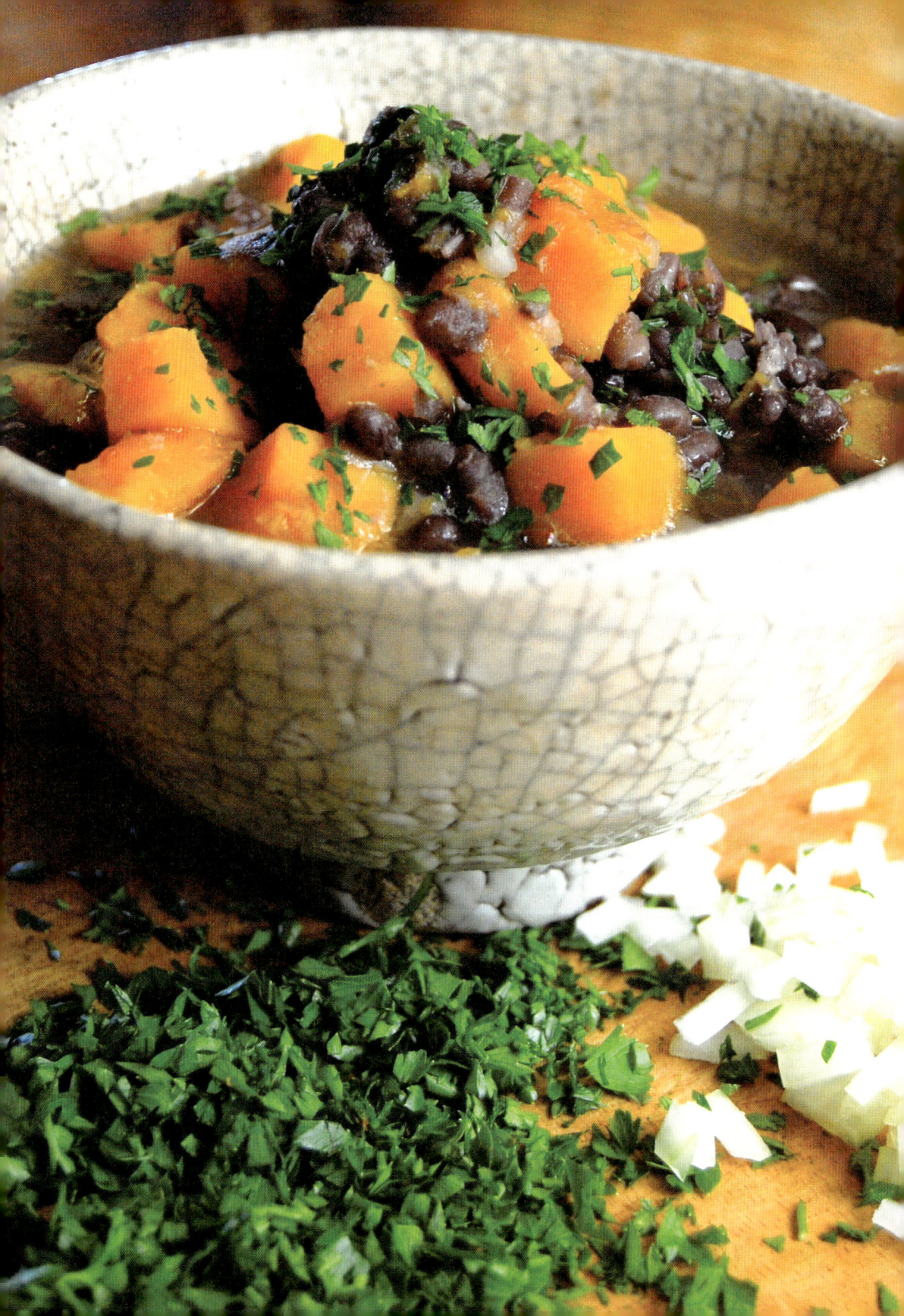

균형을 부르는
음양오행 치유식

앞서 언급한 것처럼 건강한 사람은 식사 때마다 다섯 가지의 다양한 맛, 다양한 색깔을 섭취해 각 기운들이 서로 영향을 주고받으며 균형을 맞춰 돌 수 있도록 고려하는 게 좋다. 하지만 치유식에서는 몸에 이상이 생긴 부분이나 약한 장기의 기운을 보충해 주는 쪽으로 음식의 기운을 맞추어준다.

우선 목 기운이 강한 식재는 녹청색을 주로 띠고 있으며, 맛으로는 주로 신맛을 가지고 있다. 오장에서는 간이 이에 속한다. 화 기운은 붉은 색을 띠고, 쓴맛을 주로 상징하며, 심장이 이에 속한다. 토 기운은 황색을 띠고, 단맛을 가지고 있다. 비장과 췌장이 이에 속한다. 금 기운은 흰색을 띠고, 매콤하며 상큼한 맛을 가지고 있으며, 폐가 이에 해당된다. 마지막으로 수 기운은 짙은 갈색이나 검은 색을 띠고 있고, 짠맛을 중심으로 이루어져 있으며, 신장이 이에 해당한다.

이렇게 각 기운의 색깔과 맛은 오장의 건강에 직접적인 영향을 미친다.

새싹 샐러드

음양오행 - 목

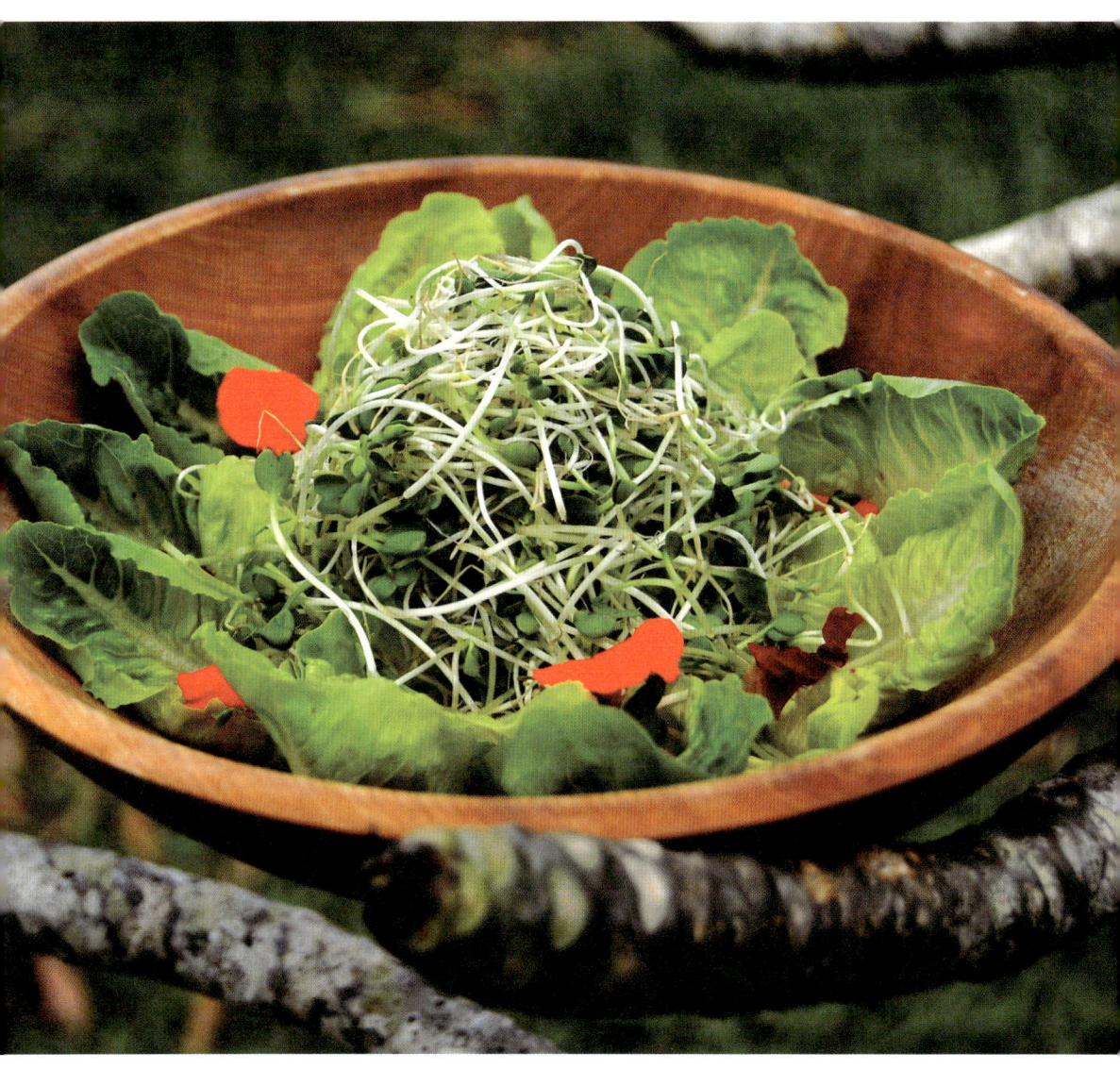

재료 어린 상추, 무 새싹, 브로콜리 새싹, 올리브유 적은 양, 레몬 1개, 바닷소금 약간, 금련화

1 깨끗이 씻어 물기를 뺀 어린 상추를 아래에 깔고 무와 브로콜리 새싹을 가지런히 위에 얹어 준비해 둔다.
2 레몬은 반으로 잘라 꼭 짜서 레몬주스를 낸 다음 약간의 소금을 넣고 저은 뒤에 올리브유를 서서히 부어가며 재빨리 저어 소스를 만든다.
3 준비해 놓은 상추와 새싹 샐러드 위에 소스를 뿌린 뒤 금련화를 얹어서 바로 낸다.

새싹 샐러드는 봄과 초여름에 섭취하는 것이 가장 좋고, 신맛의 알칼리성 식품인 레몬을 함께 사용하면 이상적이다.

새싹은 오행 가운데서 목木의 기운을 대표하는 식품이다. 목 기운에 해당하는 장기는 간과 담낭인데, 이 장기는 해독을 주관하므로 새싹은 해독식으로도 좋다. 새싹은 또 몸의 열과 연관된 질병이나, 심장 혹은 동맥과 연관된 병에 치유 효과가 뛰어나다.

새싹에는 항암 물질이 포함되어 있는데 그중에서도 브로콜리의 새싹은 암의 치유와 예방에 큰 효과가 있는 것으로 알려져 있다. 다만 대개의 새싹은 기운이 차기 때문에 몸이 차거나 약한 사람은 주의해서 사용하도록 한다.

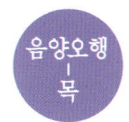# 잣 무청 샐러드

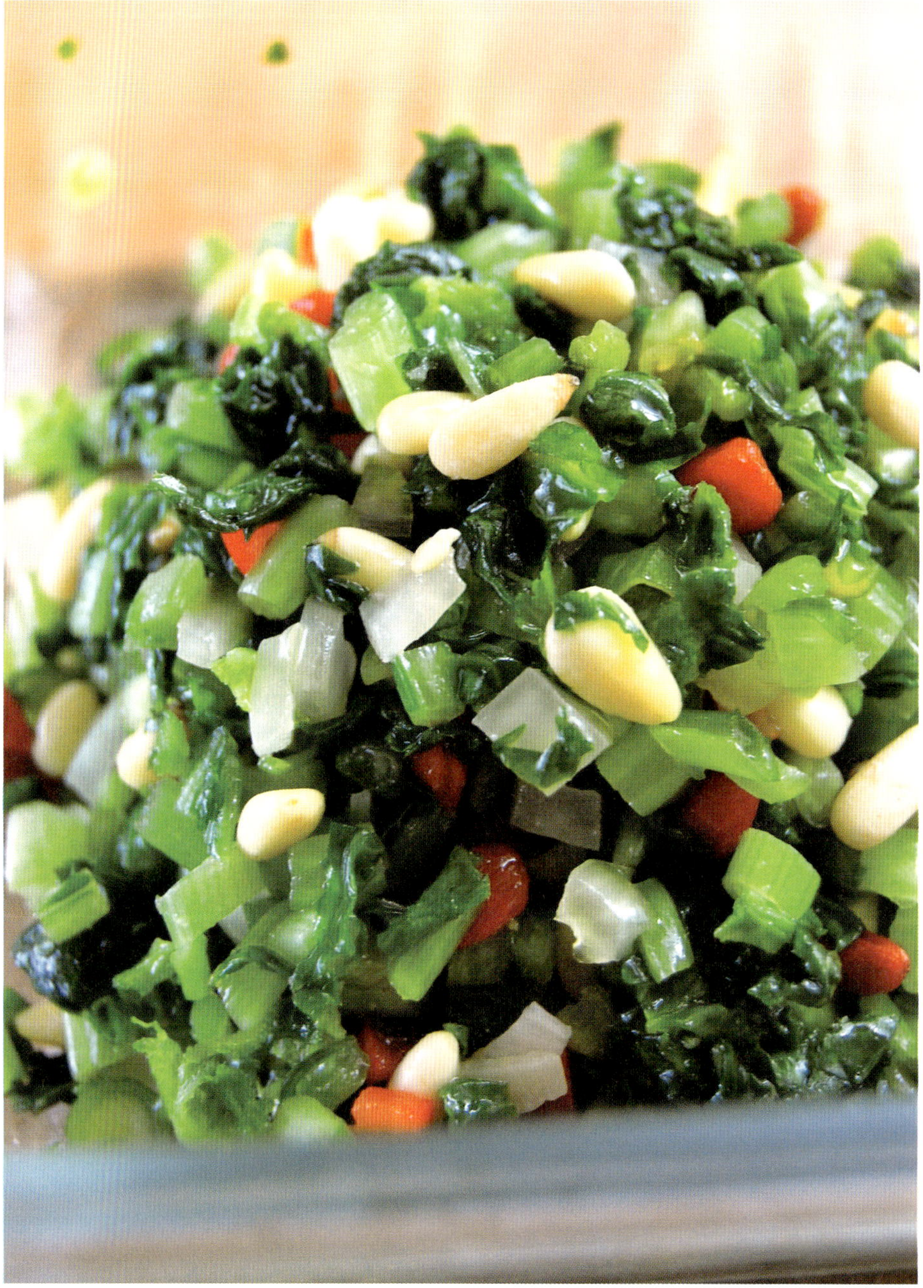

재료 연한 무청, 빨간 피망 1개, 잣, 올리브유, 참기름, 바닷소금, 매실식초, 마늘 1쪽

1 잘 씻어 물을 뺀 무청을 조금씩 쥐고 가로로 채치듯 가늘게 자른다.
2 소금을 살짝 뿌려 45분 정도 놓아둔다.
3 피망은 작은 사각으로 자르고, 잣도 깨끗하게 골라놓는다.
4 살짝 절여진 무청을 가볍게 짜서 물기를 제거하는데 이때 물은 따로 받아놓는다.
5 피망과 올리브유, 매실식초를 넣고 살짝 버무린다.
6 마늘을 쓸 경우에는 씹히지 않게 꼭 짜서 즙만 넣는다.
7 참기름을 살짝 뿌려 향이 나게 하고 잣을 섞어 버무린 뒤 30분 정도 냉장고에 넣어 두었다가 낸다.

무청이 달린 무를 사서 무를 쓰고 남은 무청으로 이 샐러드를 만들면 좋다. 무청은 영양가가 높지만 뻣뻣하고 질겨서 생으로 먹기가 쉽지 않고 소화하기도 만만치 않다. 그 때문에 말린 뒤 푹 익혀서 사용을 하지만 서양 사람들은 쓰지 않고 버리는 경우가 대부분이다.

무청은 싱싱하고 연할수록 좋고, 섬유질이 줄기를 지나가기 때문에 자를 때에는 가로로 잘게 자르는 게 좋다. 그런 뒤 소금을 뿌려 잠시 놓아두면 물이 빠져나오는데 이때 살짝 짜주면 질감이 훨씬 부드러워진다. 거기서 나온 물은 드레싱에 넣든가 다른 음식에 써도 좋다. 매실식초는 짜기 때문에 조금만 사용해야 한다. 무청의 칼칼함과 잣의 부드러움이 잘 어우러지는 샐러드로 냉장고에서 2~3일 보관 가능하다.

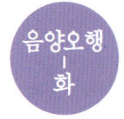 토마토 아스파라거스 오븐 구이

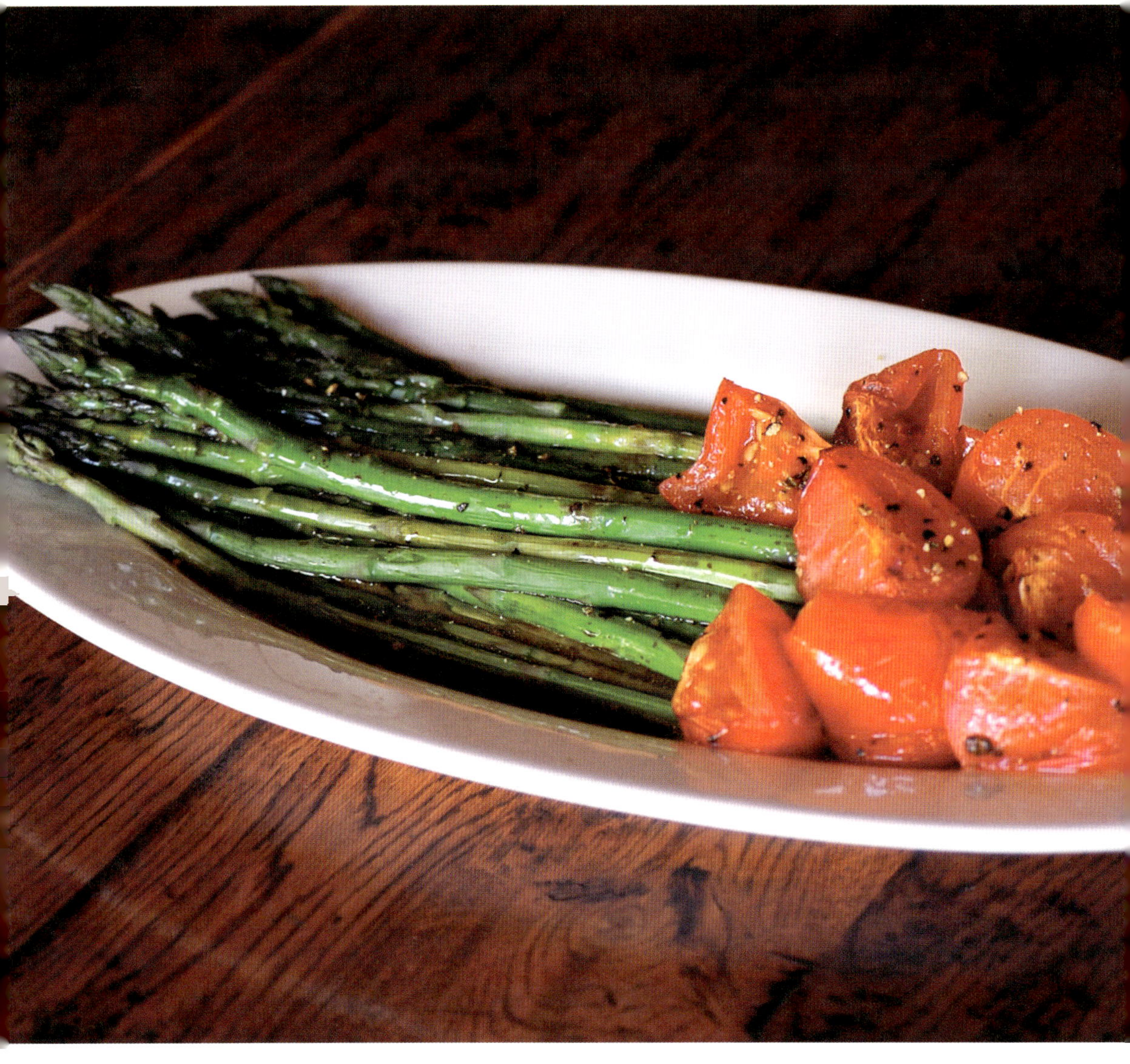

재료 토마토 4~5개, 아스파라거스, 올리브오일 2큰술, 바닷소금 약간, 통후추

1 토스터 오븐을 190°C로 세팅해 놓는다.
2 아스파라거스는 잘 씻은 뒤 손으로 잘라서 껍질을 약간 다듬어놓는다.
3 토마토는 잘 씻어 각각 4등분해 놓는다.
4 아스파라거스와 토마토에 올리브오일 1큰술을 먼저 잘 묻힌 다음 소금을 뿌리고 통후추를 갈아 올린다.
5 토스터 오븐 190°C에서 25분 정도 익힌다. 개인의 식성에 따라 더 익혀도 된다.
6 오븐에서 꺼낸 뒤 식으면 접시에 담고, 남은 올리브유를 위에 마저 뿌린 뒤 통후추를 살짝 갈아 올린다.

토마토나 아스파라거스는 둘 다 생으로 먹을 수 있는 채소이며, 화火 기운을 가지고 있다. 따라서 약간 쌉쌀한 맛은 있지만, 굽는 과정에서 단맛이 늘고 쌉쌀한 맛이 사라진다. 병약한 사람에게는 찌거나 삶아서 만들 수 있지만, 구우면 맛이나 영양가가 더 잘 보존되어서 좋다. 거칠게 구운 통곡물 빵 한 조각을 곁들이면 간단한 식사가 되고 그대로 에피타이저로 내놓아도 좋다. 한 접시를 만들어 온 가족이 즐길 수 있다.

화 기운을 가지고 있는 음식은 심장의 기운을 활성화하고 강건히 해주며, 토 기운의 장기인 위장과 췌장의 기능에도 도움을 준다.

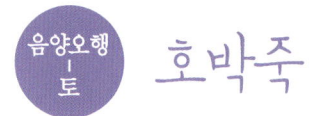

호박죽

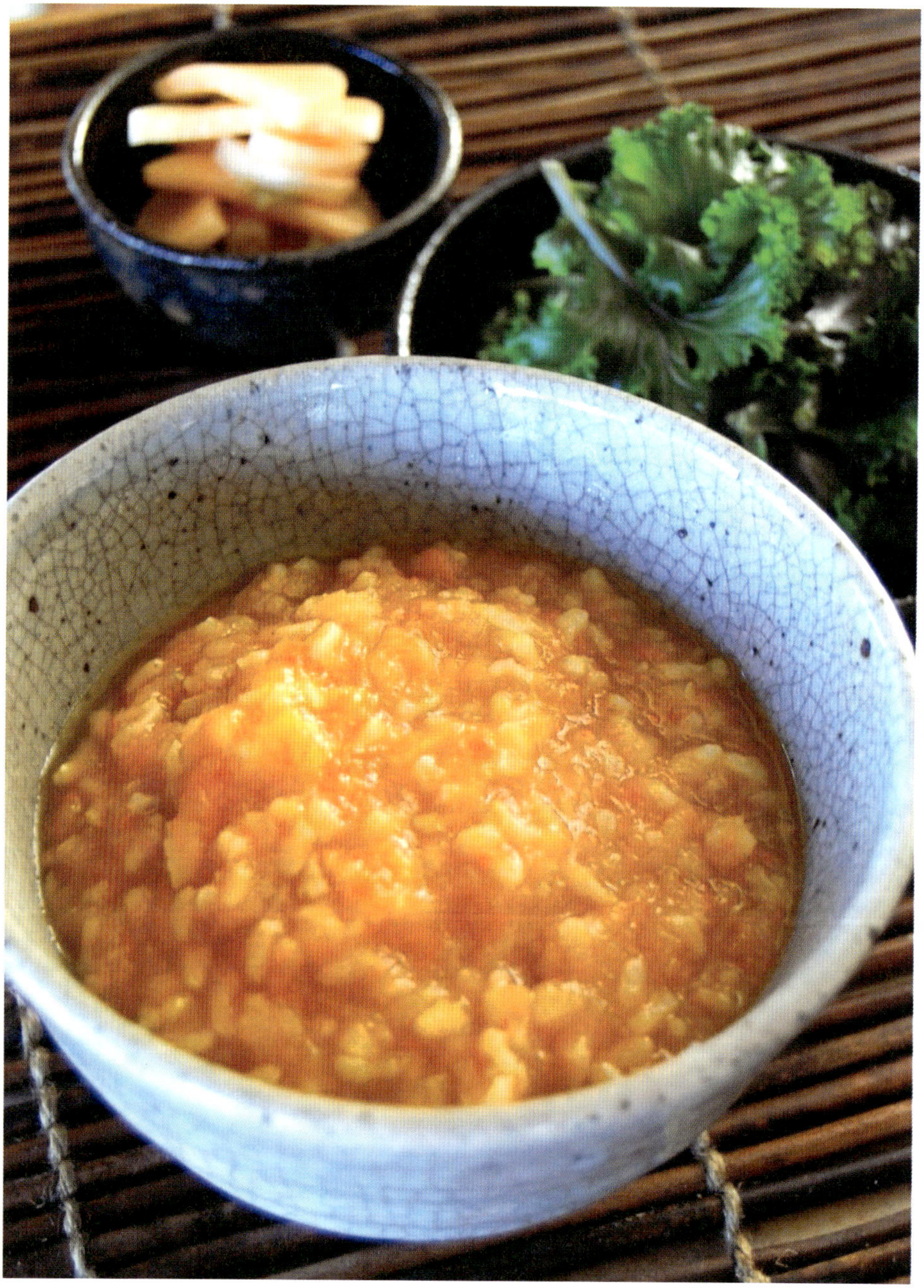

재료 현미 2컵, 겨울 호박 자른 것 2컵 정도, 돌소금 약간

1 현미는 밤새 불려두었다가 잘 씻어놓는다.
2 호박을 다듬어 깍둑썰기로 자른 뒤 쌀과 함께 넣어 밥을 짓는다.(이때 소금을 함께 넣고, 솥은 압력밥솥이나 현미밥솥을 사용한다.)
3 필요한 만큼의 밥을 덜어 냄비에 담고 2배 정도 물을 부은 뒤, 호박이 풀어져 묽어질 때까지 중간 불로 서서히 끓인다. 이때 뚜껑은 덮지 않는다.
4 불을 끈 뒤 15분 정도 놓아둔다.
5 케일 무침과 무절임을 함께 곁들여 낸다.

곁들이는 케일 무침

재료 어린 케일 1묶음, 매실식초 약간, 올리브유(필요에 따라) 1작은술

1 잘 씻어놓은 케일을 팔팔 끓는 물에 15초 정도 데쳐 식혀놓는다.
2 올리브유와 매실식초를 넣은 뒤 나무로 만든 젓가락으로 살짝 무친다.(채소를 손으로 무치면 손에서 나오는 열이나 기름기 때문에 채소가 빨리 상한다. 생채소를 무칠 때에는 나무로 만든 조리 도구를 사용해서 살짝 무친다.)

* 무절임은 '무 피클'(144쪽)를 참고하면 된다.

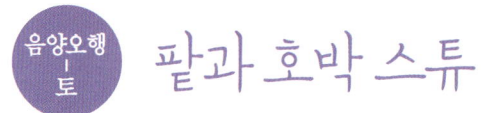

팥과 호박 스튜

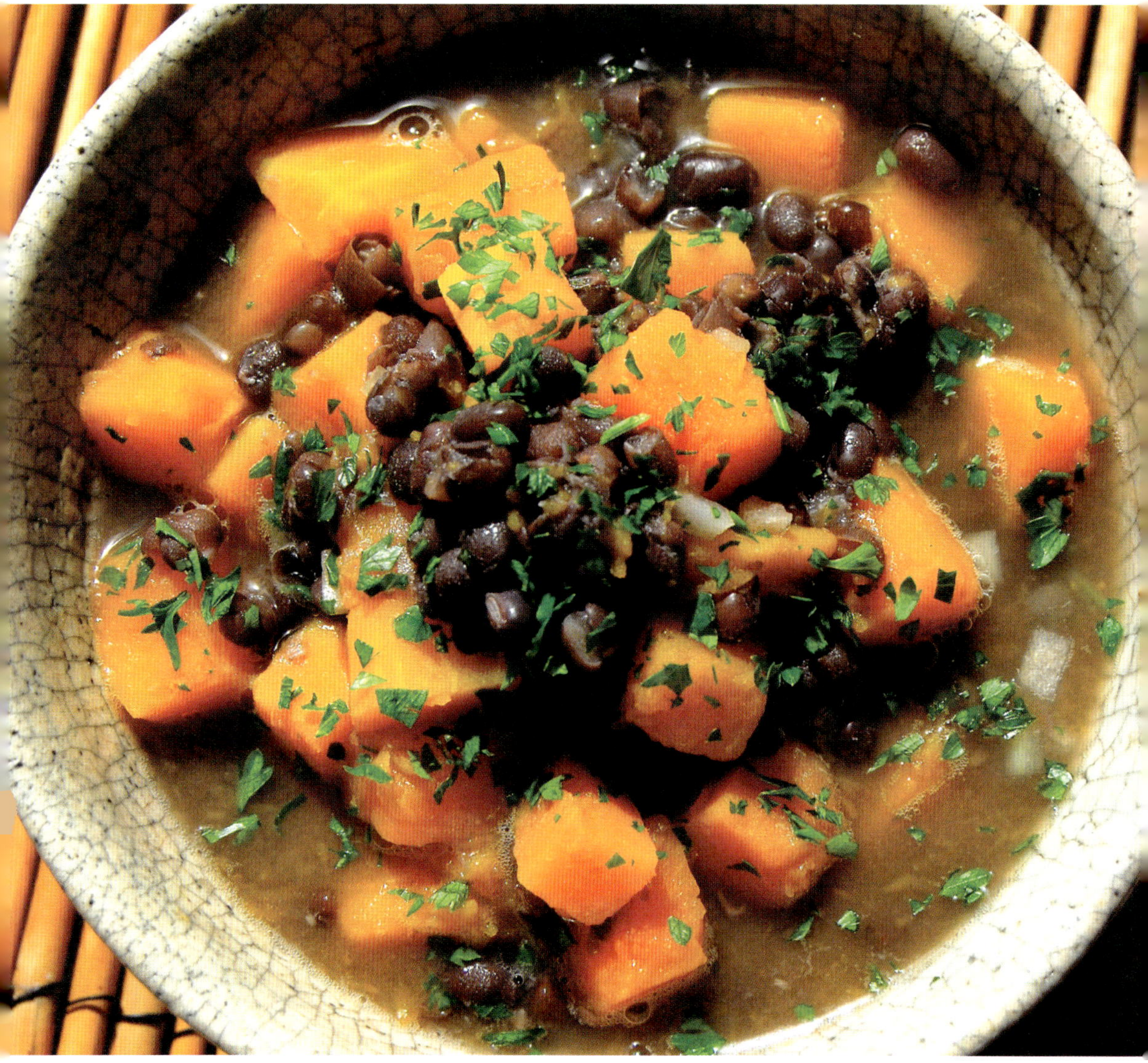

재료 팥 1컵, 다시마 1조각, 생강 2조각, 버터넛 호박 혹은 단호박, 양파 1/4개, 바닷소금 1/2작은술, 간장 1작은술, 매실식초 1/2작은술, 파슬리 1줌, 채소 국물이나 물

1 밤새 불려놓은 팥에 다시마 1조각과 생강 2편을 넣고 약 45~60분 정도 삶는다. 팥이 다 익으면 생강을 집어낸다. 버터넛 호박은 껍질을 벗겨 깍둑썰기를 해놓고 양파도 작은 사각썰기로 잘라놓는다. 파슬리는 잘게 채쳐놓는다.
2 냄비에 물을 조금 부은 다음 썰어놓은 양파와 호박을 차례대로 넣고 기름에 볶듯 물로 볶는다.
3 호박이 어느 정도 익으면 팥 삶아놓은 것을 넣고 채소 국물이나 물을 자작하게 부은 뒤 소금, 간장 그리고 매실식초로 간을 한다. 마지막에 파슬리를 넣고 불을 끈다.
4 그릇에 담고 파슬리를 위에 뿌려 낸다.

가을과 겨울에 잘 어울리는 요리로, 한 그릇 식사로 더 없이 훌륭하다. 팥은 경우에 따라 소화가 잘 되지 않는 식품이기 때문에 물에 잘 불려서 써야 하며, 생강이나 다시마를 같이 넣고 푹 삶아서 쓰는 것이 좋다. 조롱박 모양으로 생긴 노란 버터넛 호박은 껍질을 까기가 어렵지 않으므로 껍질을 깐 뒤에 깍둑썰기를 해서 쓰고, 단호박을 쓸 경우에는 껍질째 같이 쓰는 것이 좋다.

팥은 신장을 보호해 주고, 몸 안의 불순물을 제거하는 데 도움이 된다. 육류나 유제품의 과량 섭취로 몸에 열이 쌓이고 습해졌을 때에도 좋으며, 변비와 부종에도 효과가 있다.

치유식을 조리할 때 기름 대신 물로 볶는 것을 '물 볶음'이라고 한다.

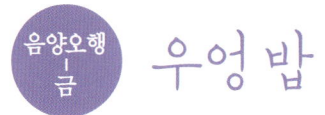

우엉 밥

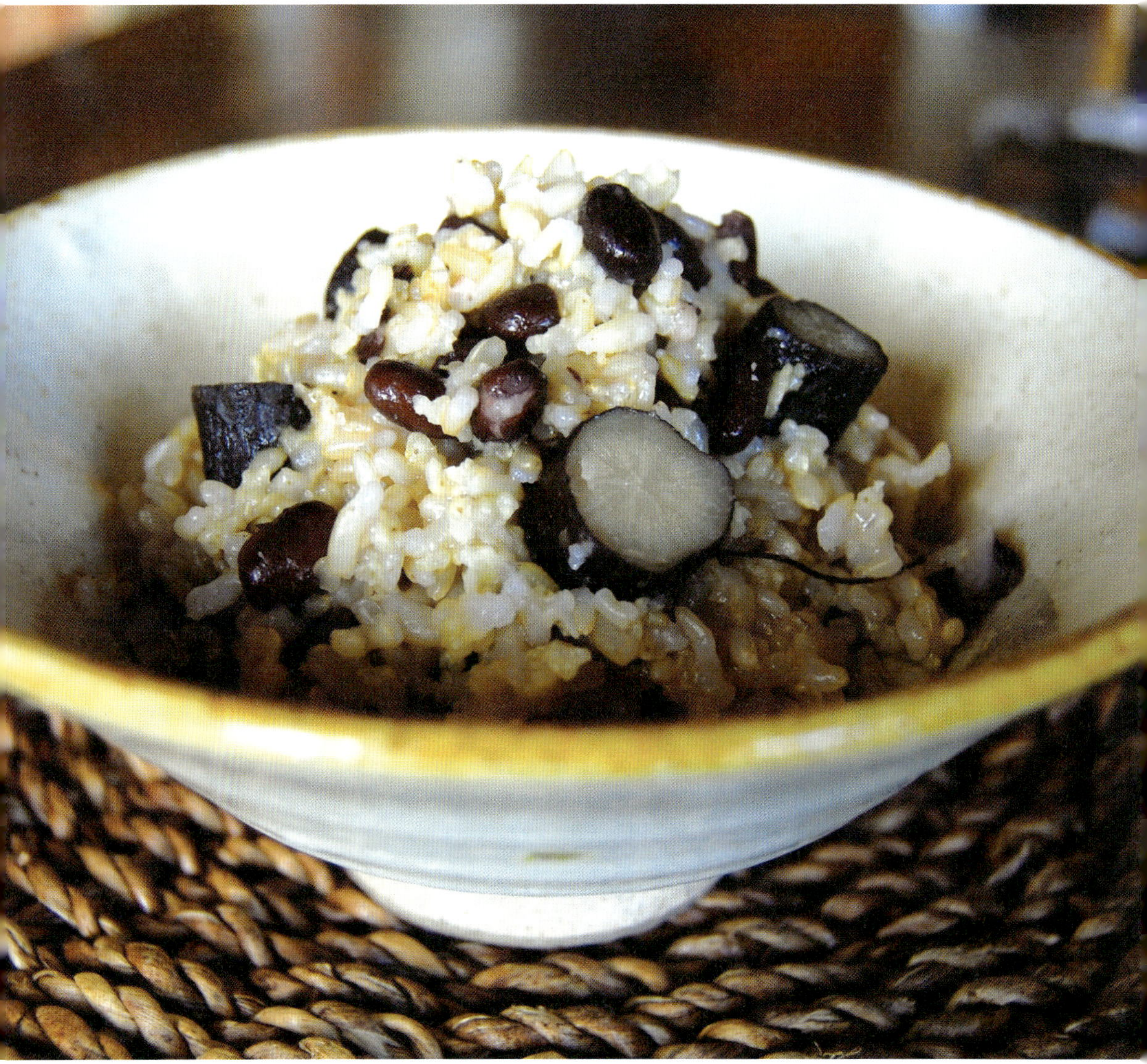

재료 현미, 검은 콩 약간, 우엉, 바닷소금 약간, 생강 1조각

1 현미와 콩을 밤새도록 잘 불려 준비해 놓는다.
2 우엉을 깨끗이 씻어 닦아놓는다.
3 압력솥에 쌀을 안친 뒤 우엉과 콩을 넣고 바닷소금 조금과 생강 1조각을 넣고 45분에서 1시간가량 푹 익힌다.
4 10~15분 정도 기다렸다가 뚜껑을 열고 뜨거울 때 낸다.

쌀은 금 기운이 강한 곡식이다. 금에 해당하는 식품은 폐의 기운을 강하게 하며 수水의 장기에 해당하는 신장의 기운까지도 돕는다. 그뿐만 아니라 토의 기운도 포함되어 있어 소화 기관에 많은 도움이 되기 때문에 자연식에서는 현미를 가장 중요한 음식으로 여긴다. 자연식에서는 특별한 경우를 제외하고는 흰쌀을 쓰지 않고 통식품인 현미를 주로 쓴다.

우엉은 뿌리채소 중에서 땅 속으로 가장 깊이 뿌리를 내리는 채소로 매크로바이오틱에서 쓰는 채소 중 수축의 기운이 가장 강하다. 따라서 당뇨처럼 팽창의 기운이 지나쳐 병을 얻은 사람들에게 치유식으로 쓰이는, 약재에 가까운 채소이다. 특히 90% 이상의 암이 팽창의 기운이 강한 성질을 가지고 있어 항암 치료에 빼놓지 않는다. 우엉은 이처럼 항암 작용뿐 아니라 항균, 소염 작용도 강하다. 좋은 우엉을 이용해 껍질을 까지 않고 쓰는 것이 좋지만, 맛이 아리기 때문에 잘 익혀서 먹도록 한다.

음양오행
-
금

현미 완두콩밥

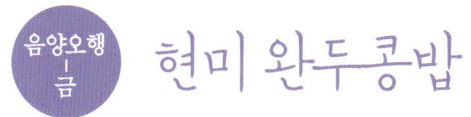

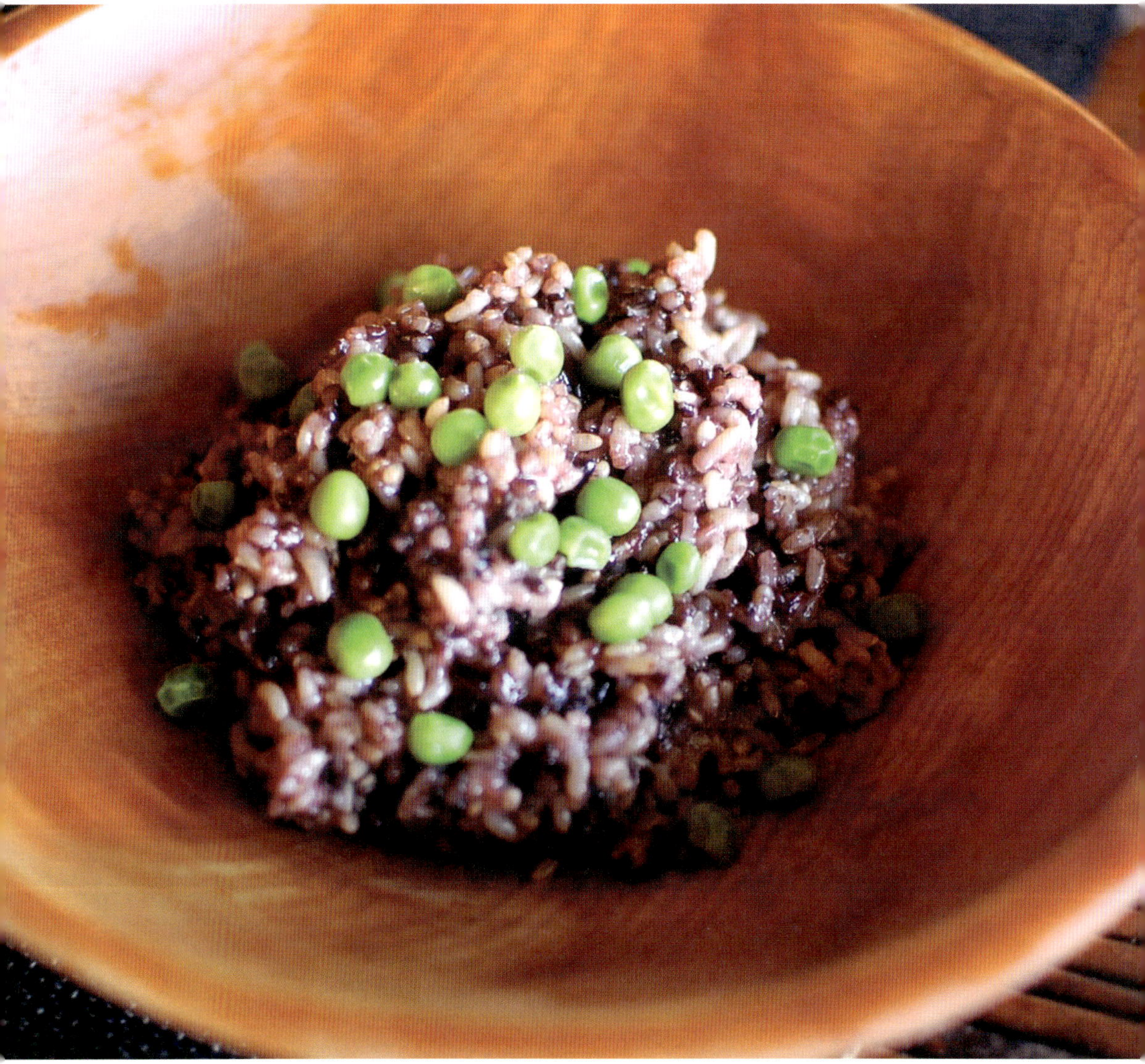

재료 현미, 흑미 약간, 완두콩, 바닷소금

1 현미와 흑미는 각각 밤새 잘 불려놓는다.
2 약간의 바닷소금을 넣고 압력솥에 밥을 짓는다.
3 싱싱한 완두콩은 물에 데치듯 끓인다.
4 우선 밥을 담은 뒤에 완두콩을 올려서 낸다.

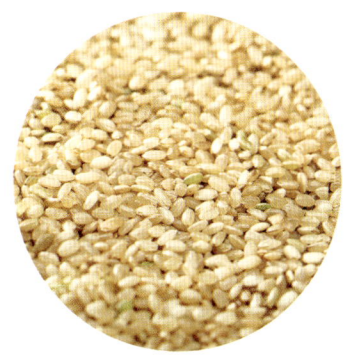

음양오행-금 강황 단무지

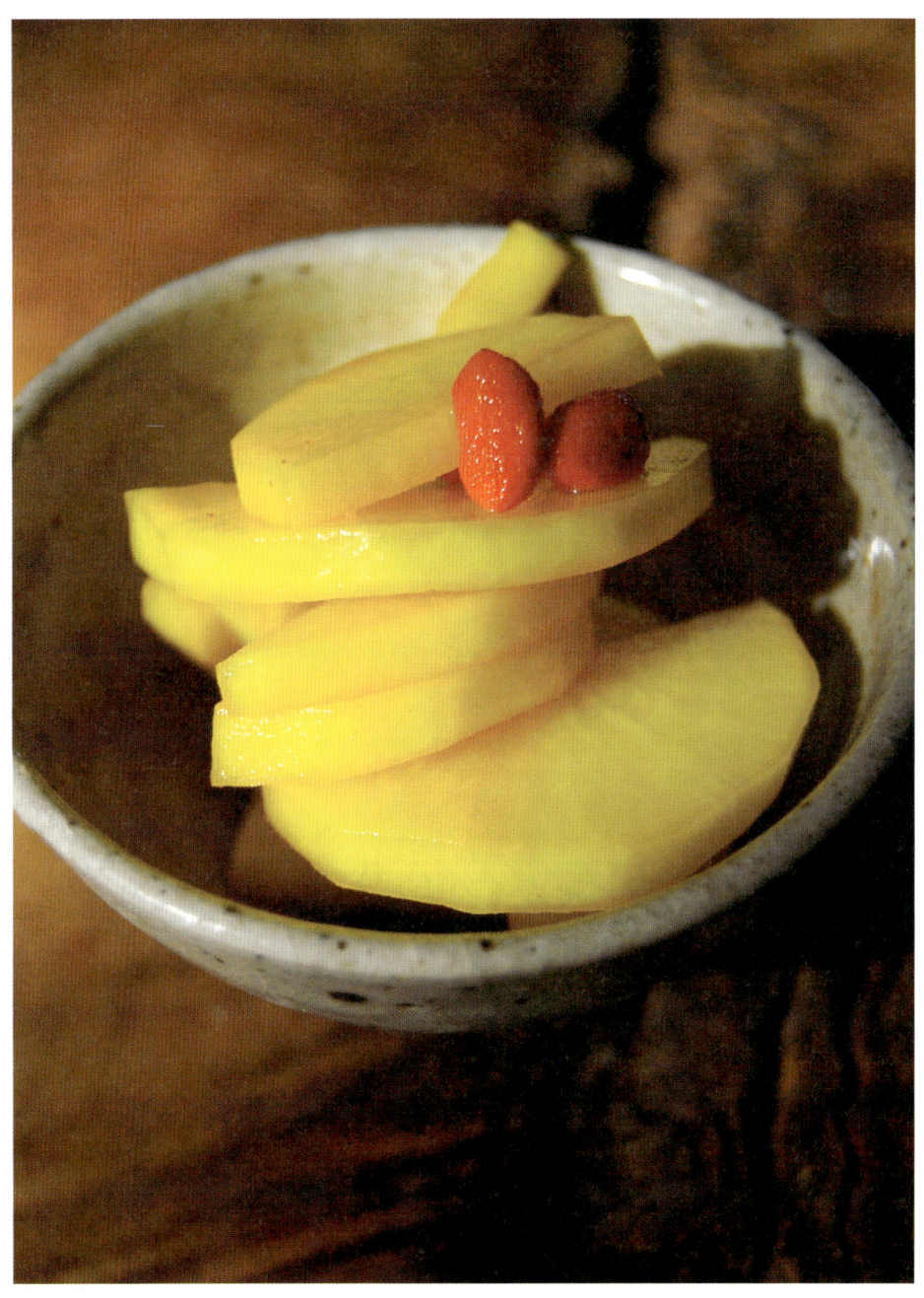

재료 무 1개, 바닷소금 약간, 강황가루, 구기자 1움큼

1 무는 깨끗이 씻어 껍질을 얇게 벗기고 반달 모양으로 얇게 썰어놓는다.
2 준비해 놓은 무에 소금을 약간 뿌려 살짝 눌러놓는다.
3 구기자는 깨끗한 물에 헹군다.
4 부드러워진 무에 강황가루를 넣고 잘 흔들어서 버무리고 구기자를 넣은 뒤 병에 넣는다.
5 조금 더 달게 먹고 싶을 때에는 현미조청을 약간 넣어도 되고 아주 적은 양의 꿀을 넣어 보관해도 좋다.

요즈음의 단무지는 대개 인공 색소를 쓰고 사카린이나 아스파탐 같은 발암 물질도 잔뜩 쓰기 때문에 먹기가 겁이 난다. 단무지는 원래 일본식 짠지이지만 꼭 일본식 맛이어야 하는 것은 아니다. 무는 맛이 칼칼하고 달며 무엇이든 잘 빨아들이는 성질을 가지고 있어서 조금만 신경을 쓰면 쉽게 좋은 음식이 된다.

구기자는 항산화 효과가 가장 높은 식품으로 알려지면서 서양의 자연식에서도 많은 사랑을 받고 있다. 말린 구기자를 사용해서 단무지를 만들면 새콤달콤한 맛이 무에 가미되고 무의 수분이 마른 구기자에 들어가면서 예쁜 색깔이 살아난다. 한나절이 지나면 먹을 수 있는데 하루가 지나면 맛이 더 깊어진다.

검은콩 죽

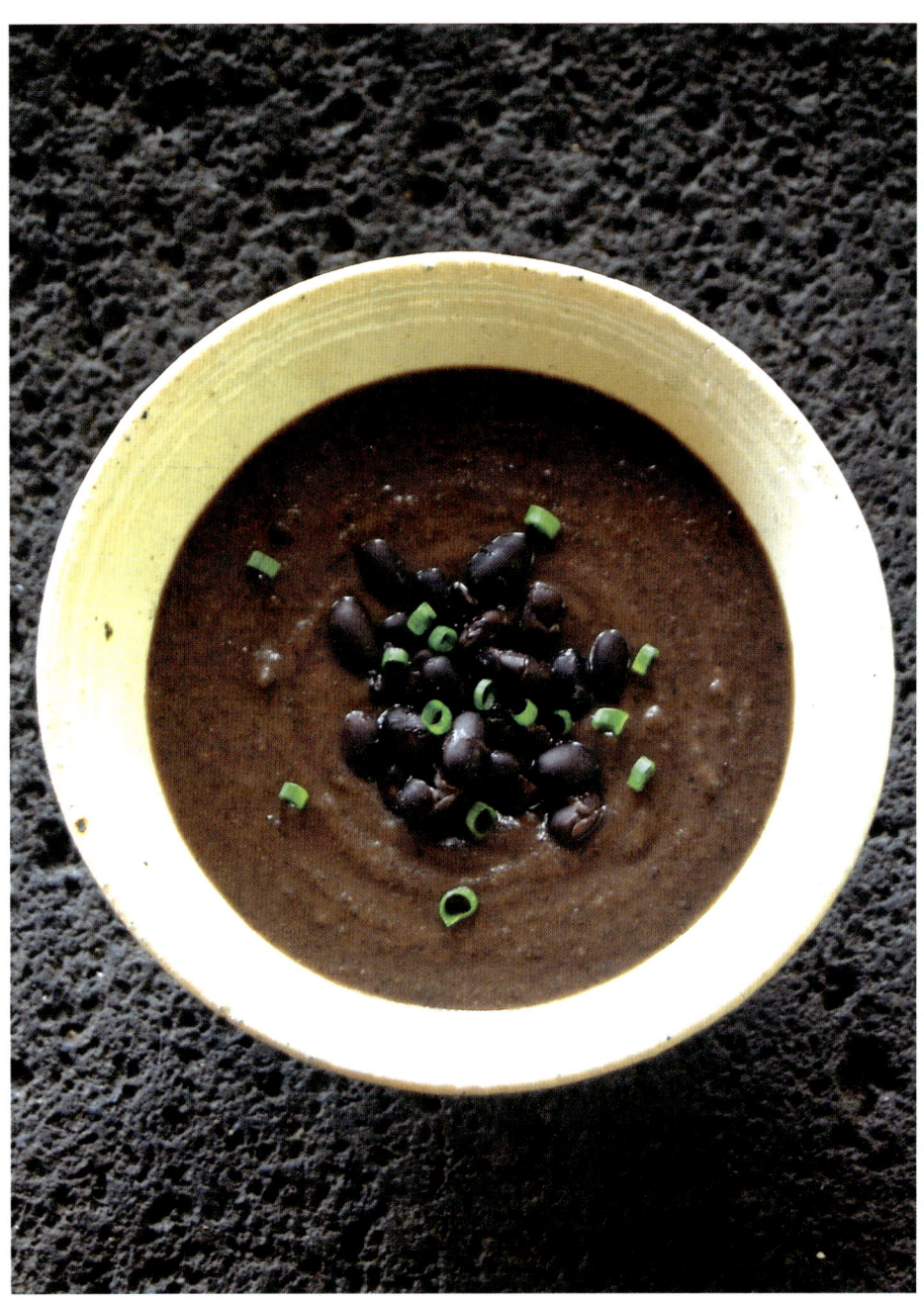

재료 검은콩 1컵, 발아현미 1/4컵, 다시마 1조각, 바닷소금 약간, 매실식초 약간

1 검은콩과 현미는 밤새 물에 불려 잘 씻은 뒤 3배 정도 물을 붓고 다시마를 넣어 푹 퍼질 때까지 서서히 삶는다.(이때 콩과 쌀을 구분하여 따로 밥을 지은 후 나중에 합치면 더욱 좋다.) 잘 익은 콩을 반 컵 정도 덜어놓는다.
2 소금을 넣고 대강 간을 맞춘 뒤에 물을 조절해 가며 조금 더 익힌 다음 불을 끄고 뜸을 들여가며 식힌다.
3 핸드 블렌더를 이용하여 곱게 갈아놓는다.
4 매실식초를 넣어 짜지 않도록 간을 맞춘 뒤 덜어놓은 콩을 위에 올려 낸다.
5 그 위에 약간의 실파를 얹어도 좋다.

검은콩 죽은 신장 기운을 보하는 대표적 치유식이다. 신장이 약하거나 문제가 생긴 경우에는 곧바로 가공 소금과 육류의 섭취를 중단한 뒤, 검은콩 삶은 물이나 검은콩 죽으로 신장의 기운을 키우기도 한다.

치유식으로 먹을 죽을 만들 때에는 필요에 따라 현미의 양을 조절하고 밥을 지어 섞어도 무방하다. 소금은 오염되지 않은 청정 바닷소금을 사용하고 매실식초도 첨가물이나 설탕이 가미되어 있지 않은지 잘 살펴서 쓴다.

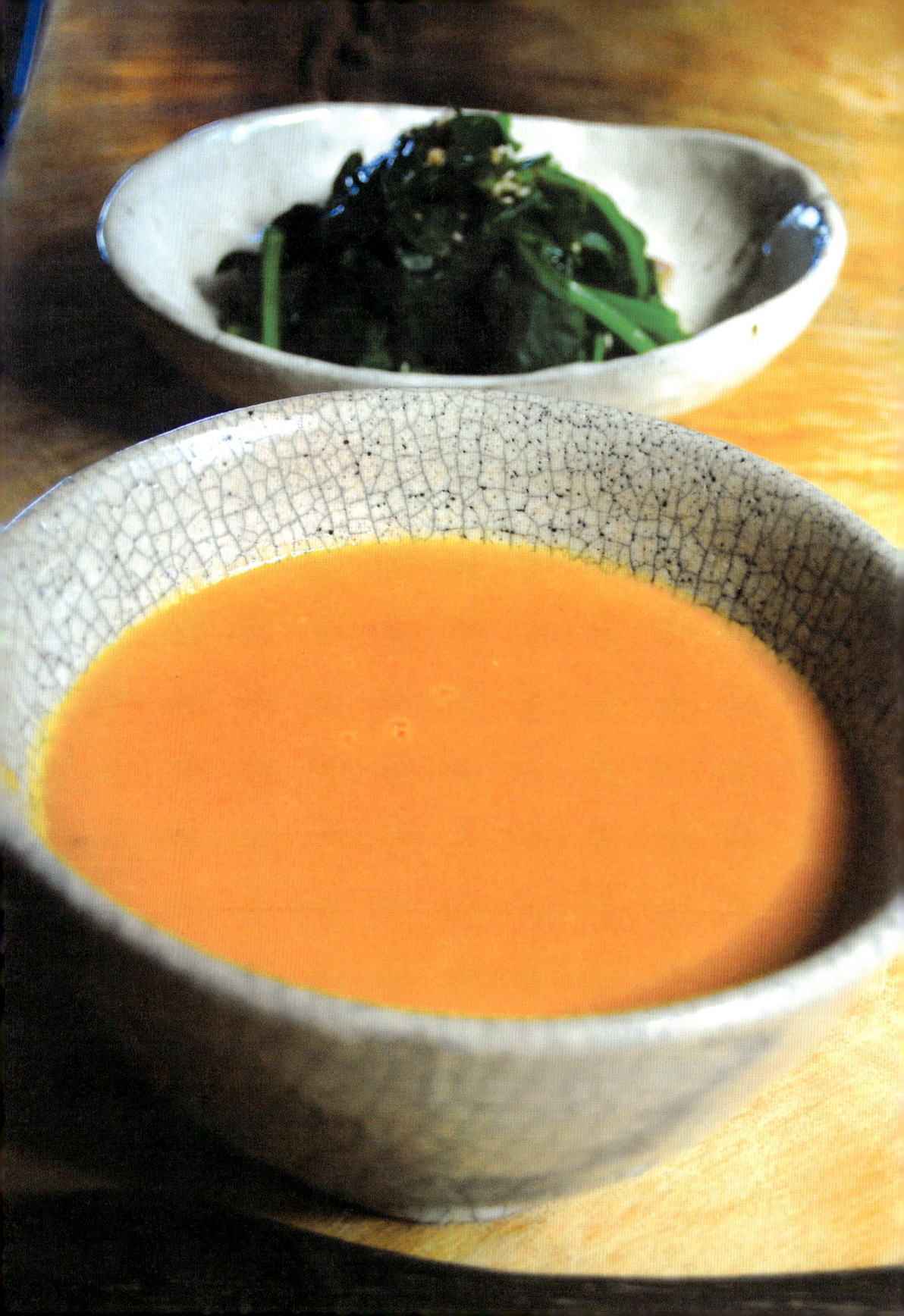

치유를 위한
크림수프와 한상 차림

❋ 치유식 강의에서 나는 크림수프를 자주 만든다. 크림수프는 영양가가 높으면서도 소화하기가 쉬워 치유식으로 아주 적절하고, 노인이나 병약자에게는 더할 수 없이 좋은 음식이다. 모양과 색깔이 아름답고 우아하게 먹을 수도 있어서 서양 요리에서는 빼놓을 수 없는 중요한 음식이기도 하다.

치유식으로 깔끔한 한 상을 차릴 때에는 잘 익힌 현미밥에 찌거나 데친 채소를 곁들여 낸다. 치유식에서 가장 선호하는 조리법은 단연 찌는 방법이다. 스팀에 찌면 소화도 쉽고 영양소의 파괴도 적으며 음식의 성질도 알칼리성으로 잘 유지된다.

식사란 매일의 일상이므로 몸과 마음에서 거부감 없이 편하게 받아들일 수 있어야 한다. 원래 치유식에는 음식 본연의 기운을 많이 불어넣을 수 있는 생식을 중요시하지만, 개인의 상태에 따라 조절하는 게 좋다. 아픈 이의 상황에 따라 찌는 시간을 조절할 수 있다. 채소는 간을 하지 않고 찐 뒤에 참깨로 만든 타히니나 병아리콩으로 만든 허무스 등의 소스를 곁들인다.

크림수프 | 당근 크림수프

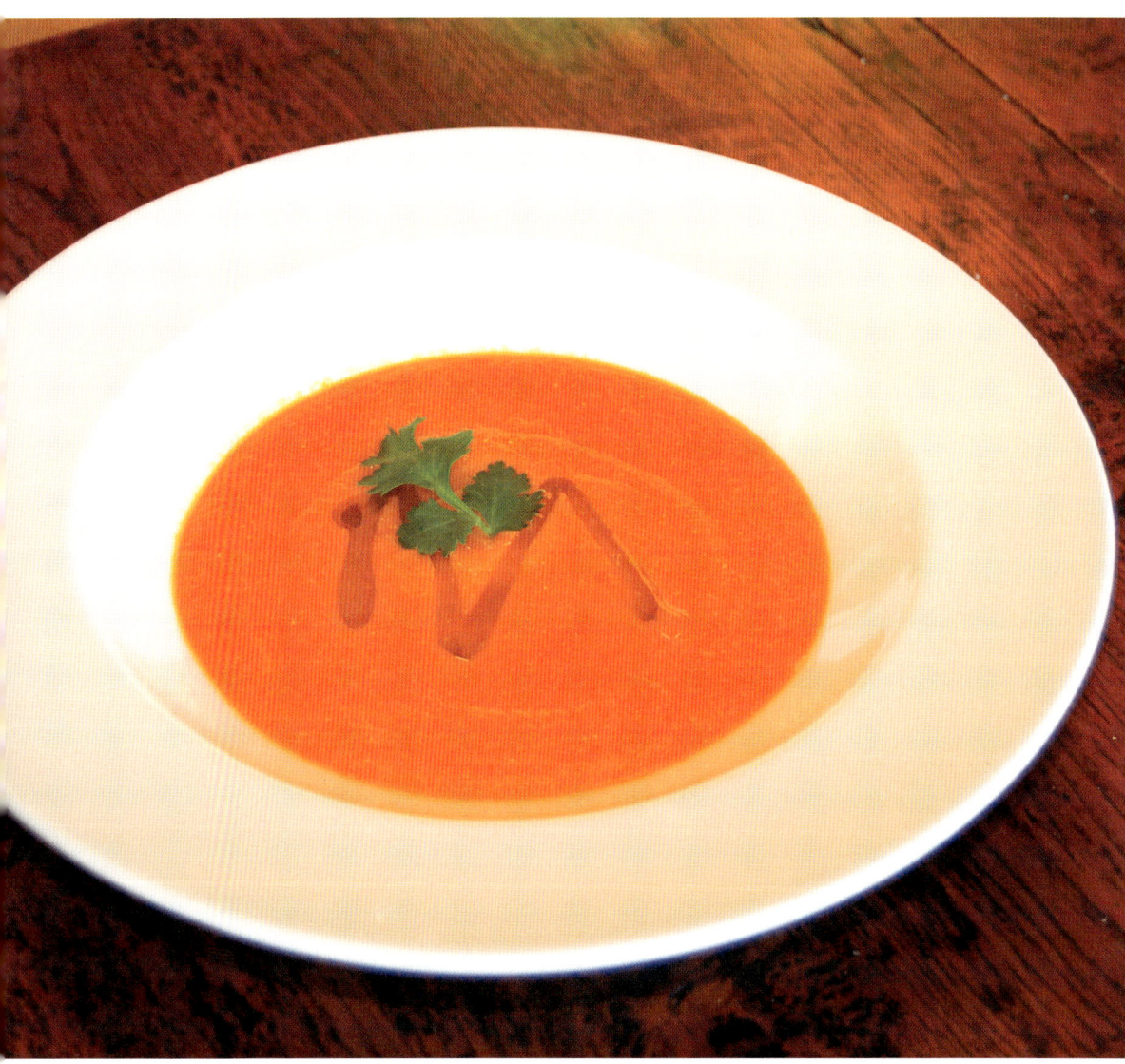

재료 양파 1개, 당근 10개, 감자 1개(혹은 키노아나 오트밀 1컵), 채소 국물 5컵 정도, 레몬즙 1 작은술, 생강즙 2작은술, 올리브유 2큰술, 바닷소금 1/2작은술, 파슬리 약간 혹은 고수

1 모든 채소를 중간 크기로 깍둑썰기한다.
2 중간 불에 올리브유를 두른 다음 양파를 넣고 소금을 뿌려서 투명해질 때까지 서서히 타지 않게 볶는다. 양파가 완전히 부드러워지면 당근을 넣고 볶다가 약한 불로 줄인 뒤 뚜껑을 닫고 5~6분간 더 볶으며 타지 않도록 가끔 저어준다.
3 채소 국물과 감자를 넣고 센 불로 끓인 다음 다시 약한 불로 줄여 채소가 완전히 익을 때까지 뚜껑을 덮고 끓인다. 감자 대신에 키노아나 오트밀을 쓸 수 있다.
4 불을 끈 뒤 블렌더를 이용해 곱게 간다. 국물을 더 부어가며 기호에 맞도록 농도를 조절한다.
5 레몬즙과 생강즙을 넣어 잘 저으면서 간을 맞춘다.
6 접시에 담아 파슬리나 고수로 장식한다.

내가 마우이에서 음식 강의를 할 때 마치 오른팔처럼 나를 도와주던 히로미는 일본인 아버지와 폴리네시안 어머니 사이에서 태어난 여성이었다. 그녀는 남태평양 섬사람 특유의 온화한 성격과 일본 사람의 정교함을 동시에 지니고 있었고 유난히 정이 많았다. 음식을 조리하는 동시에 치유식 이론을 설명하고, 쏟아지는 질문 세례에 응답하느라 분주한 내 곁에서 그녀는 늘 말없이 나의 손이 되어주었다. 어느 날 그녀가 특별한 청을 했다.

"선생님, 저희 주인집 할아버지께서 수술을 받고 집에 와 계시는데요. 그동안 배운 채소 크림수프 중에서 한 가지를 만들어드렸으면 해요. 어떤 것

이 좋을까요?"

나는 단번에 생강향이 나는 당근 크림수프를 권했다. 당근은 달콤한 맛을 가진 알칼리성 식품으로 성질이 차지 않으면서 몸을 보한다. 췌장과 비장을 강하게 하고 간의 작용을 도와 해독과 배설을 촉진시키며, 눈을 맑게 하고 항암 효과도 뛰어난 것으로 알려져 있다. 그뿐 아니라 폐의 기능을 강화시키고 몸에 바람의 기운이 강하거나 물이 많은 체질을 조절해 주며 피부 건강에도 효과가 좋아서 산모나 병약자를 위한 음식에서는 빼놓을 수 없는 중요한 식품이다.

게다가 당근은 수프, 조림, 샐러드, 주스, 빵과 케이크에 이르기까지 서양 음식에서는 빠지는 곳 없이 사용되는 채소여서 나는 장을 볼 때마다 늘 당근을 챙긴다. 당근은 농약이나 중금속 같은 땅의 오염 물질을 매우 잘 흡수하는 작물이기 때문에 반드시 유기농으로 선택해야 한다.

우선 약간의 기름에 당근을 살짝 볶는데 대개 올리브유를 쓰지만 건강이 허락하는 대로 약간의 버터나 기Ghee(고대 인도의 아유르베다 음식에서 쓰는 식재료로 버터에서 불순물을 모두 제거한 순수 기름을 말한다. 최소한 30%의 불포화 지방산과 65%의 포화 지방산으로 형성되어 있다)를 넣으면 한결 맛이 난다. 치유식에서는 기름 대신에 약간의 물로 볶으면 된다. 보통 크림수프를 만들 때에는 우유나 크림 등의 유제품을 사용하지만, 자연 건강식이나 치유식에서는 오트밀(귀리)이나 키노아Quinoa(기가 높으면서 따뜻한 곡물로 조리가 쉽고 소화·흡수가 잘되며, 통곡물 중에서도 단백질과 아미노산의 양이 가장 높고 칼슘과 비타민 B 등 각종 영양가가 높기 때문에, 자연 건강식을 하는 사람들에게 각광을 받는 곡식이다. 껍질에서 쌉쌀한 맛이 나므로 잘 씻어서 조리해야 하며 다른 곡물들과 달리 조리 전에 불리지 않아도 된다), 혹은 감자를 쓴다.

마지막 단계에서 레몬즙과 생강즙을 내어 섞으면 텁텁한 맛이 한꺼번에 사라져버리고 향긋한 향기가 입 안을 가득 채운다. 특히 생강은 몸의 기운을 덥혀주는 동시에 해열 작용을 하고 소화와 흡수를 촉진시킨다.

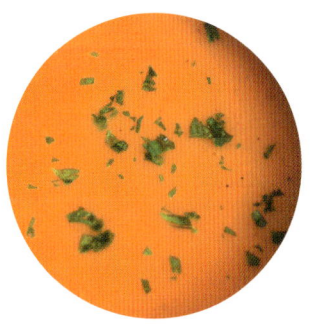

크림수프 호박 크림수프

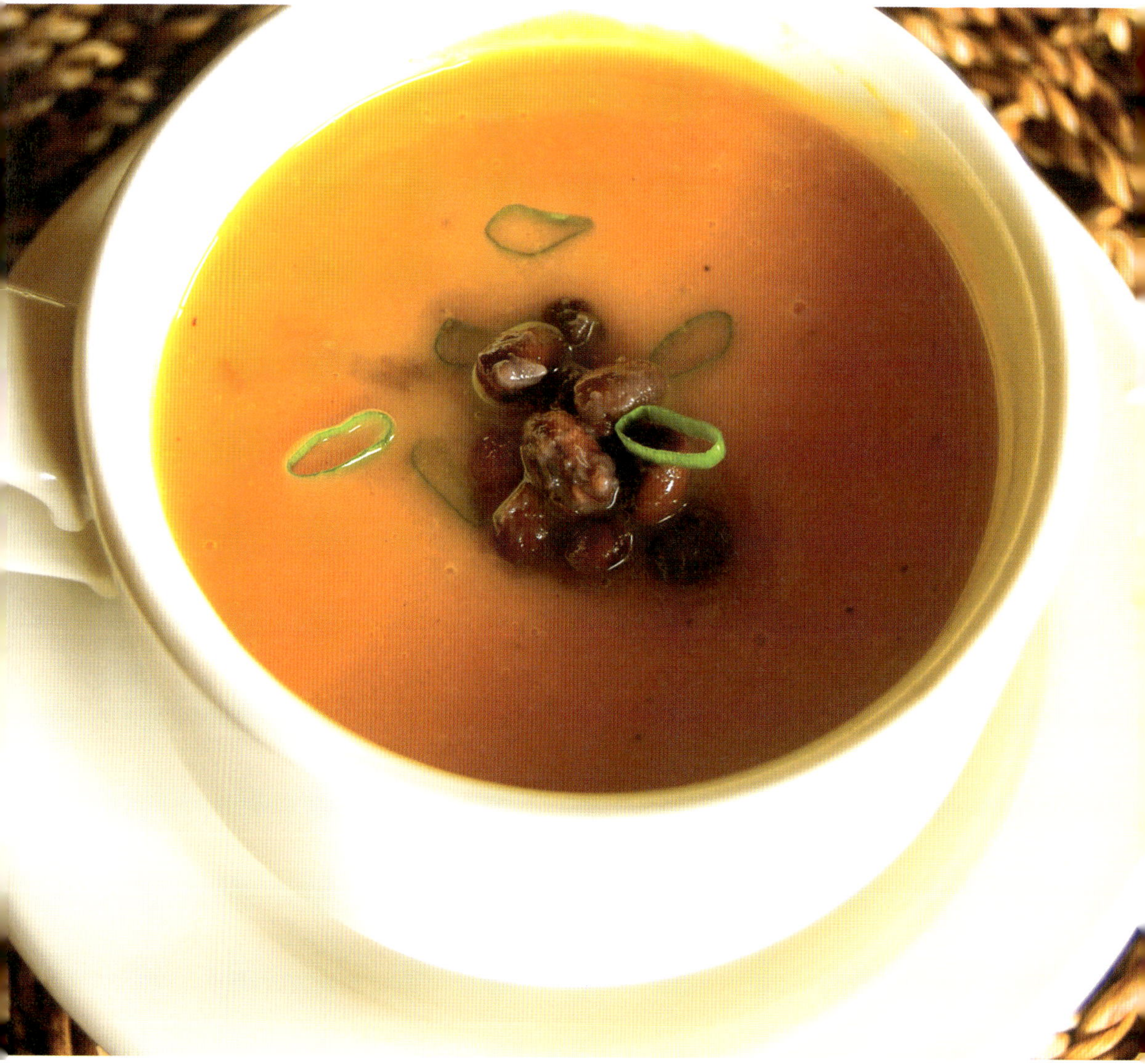

재료 겨울 호박 1개, 팥 약간, 돌소금과 바닷소금 약간, 실파

1 팥을 밤새 잘 불려 깨끗하게 씻은 뒤 물을 넉넉히 넣고 푹 삶아놓는다.
2 호박은 껍질을 까서 사각으로 썰고 물과 돌소금을 넣고 잘 삶는다.
3 간이 짜지지 않게 조절해 가며 마지막으로 약간의 바닷소금을 넣은 후 불을 끄고 어느 정도 식도록 뚜껑을 덮고 방치한다.
4 유리로 된 블렌더에 넣어 곱게 갈거나 직접 넣어 가는 손 블렌더를 사용해 곱게 간다.
5 그릇에 호박수프를 담고 팥 한 숟가락을 위에 올린 뒤 실파 채친 것으로 마무리한다.

겨울 호박은 토의 성질이 강하고 땅으로 퍼져가며 자라는 식품으로서 치유식에서 빼놓을 수 없는 중요한 식품이다. 치유의 성질이 강한 보양식이기도 하다. 위와 췌장 그리고 비장의 기능을 강화시켜서 몸을 편안하게 하고 소화 기능을 높인다. 또한 오행의 다섯 기운이 원활하게 움직일 수 있도록 중심을 잡아준다. 몸이 허약하거나 소화가 안 되고 불안한 증세를 가진 사람들에게 좋으며 단것을 먹고 싶은 증상을 가라앉힌다.

호박 속에 있는 탄수화물이 잘 익으면 크림을 능가하는 부드러운 질감으로 갈리기 때문에 유제품을 쓰지 않고도 품위 있는 크림수프가 된다. 그 위에 잘 불려 푹 삶은 팥을 곁들이면 매크로바이오틱 치유식에서도 가장 사랑받는 보양식이 된다. 만드는 방법은 호박죽과 비슷하지만 단맛을 가미해서는 안 된다. 오히려 좋은 소금을 적당량 넣으면 단맛이 도드라진다.

한상 차림 채소 현미죽과 찐 채소

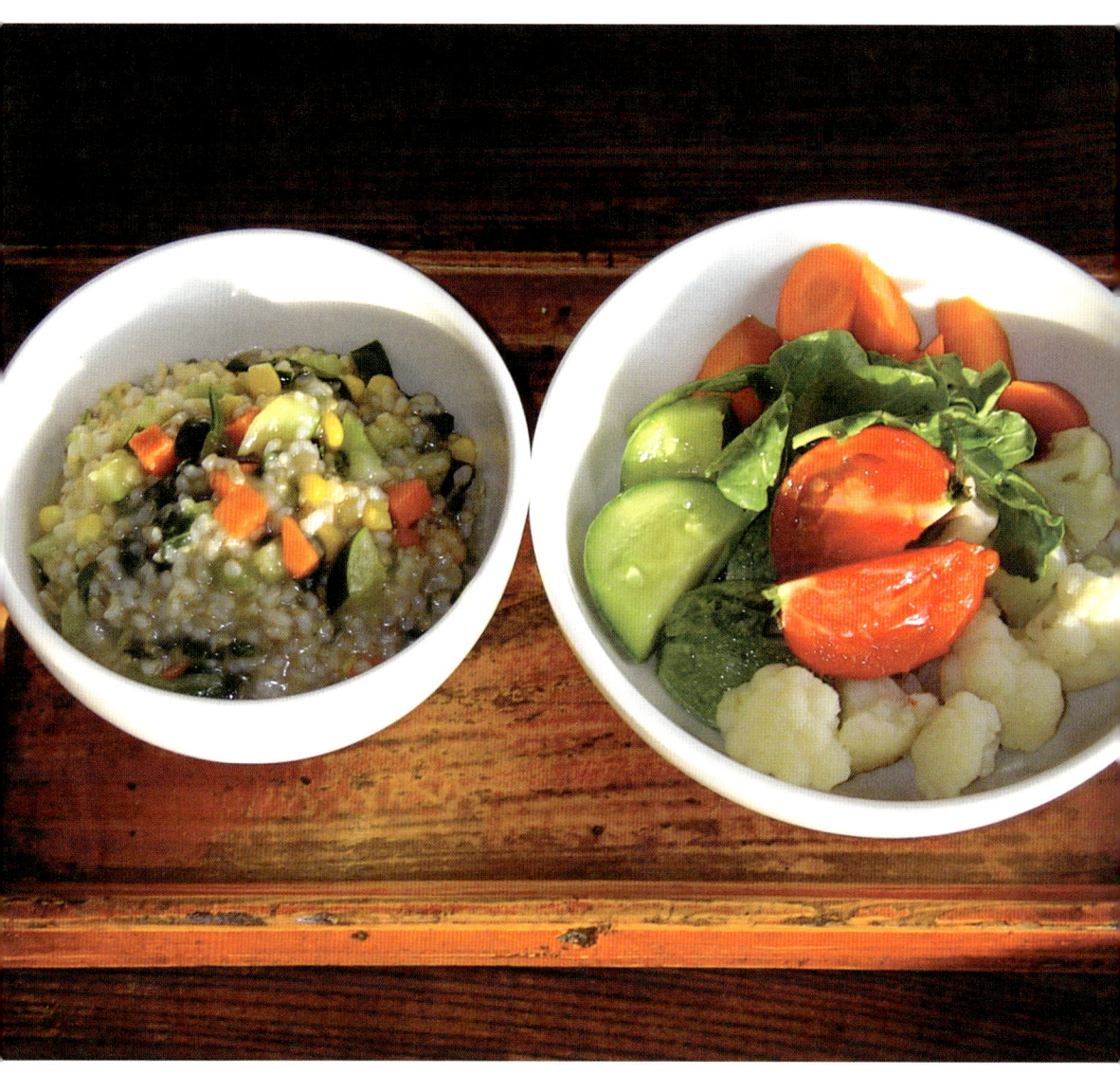

채소 현미죽

재료 현미, 옥수수, 당근, 케일의 줄거리 부분, 돌소금

1 현미는 깨끗하게 씻어 밤새 잘 불린다.
2 옥수수는 한 알씩 떼고 당근은 잘게 깍둑썰기한다.
3 케일은 칼로 그어가며 잎을 잘라내고 줄기만 분리시켜 잘게 잘라놓는다.
4 압력밥솥에 현미를 넣고 물을 2배 정도 부은 뒤 돌소금을 넣고 끓이다가 채소를 넣어 뚜껑을 닫고 서서히 익힌다.
5 불을 끈 뒤 충분히 기다렸다가 뚜껑을 열어 식힌 후 그릇에 담는다.

찐 채소

재료 호박, 컬리 플라워, 당근, 상추, 토마토

1 찜통에 호박, 컬리 플라워, 당근을 넣고 김이 새어 나올 때까지 찐다.
2 약간 식은 뒤 바로 그릇에 담아 낸다.
3 상추와 토마토 같은 생채소를 곁들인다.

❁ 현미죽은 밥과 죽의 중간 정도로 리조또에 가깝다. 쌀을 불려 시작해도 되고 밥을 우선 지어서 채소를 삶아 섞어도 된다. 밥에 넣는 채소는 당근이나 케일 외에도 육질이 단단한 채소를 넣으면 되고, 잎채소는 줄기 부분을 사용한다. 떼어낸 잎은 다른 용도로 사용한다.

한상 차림 호박 현미밥과 다섯 가지 데친 채소

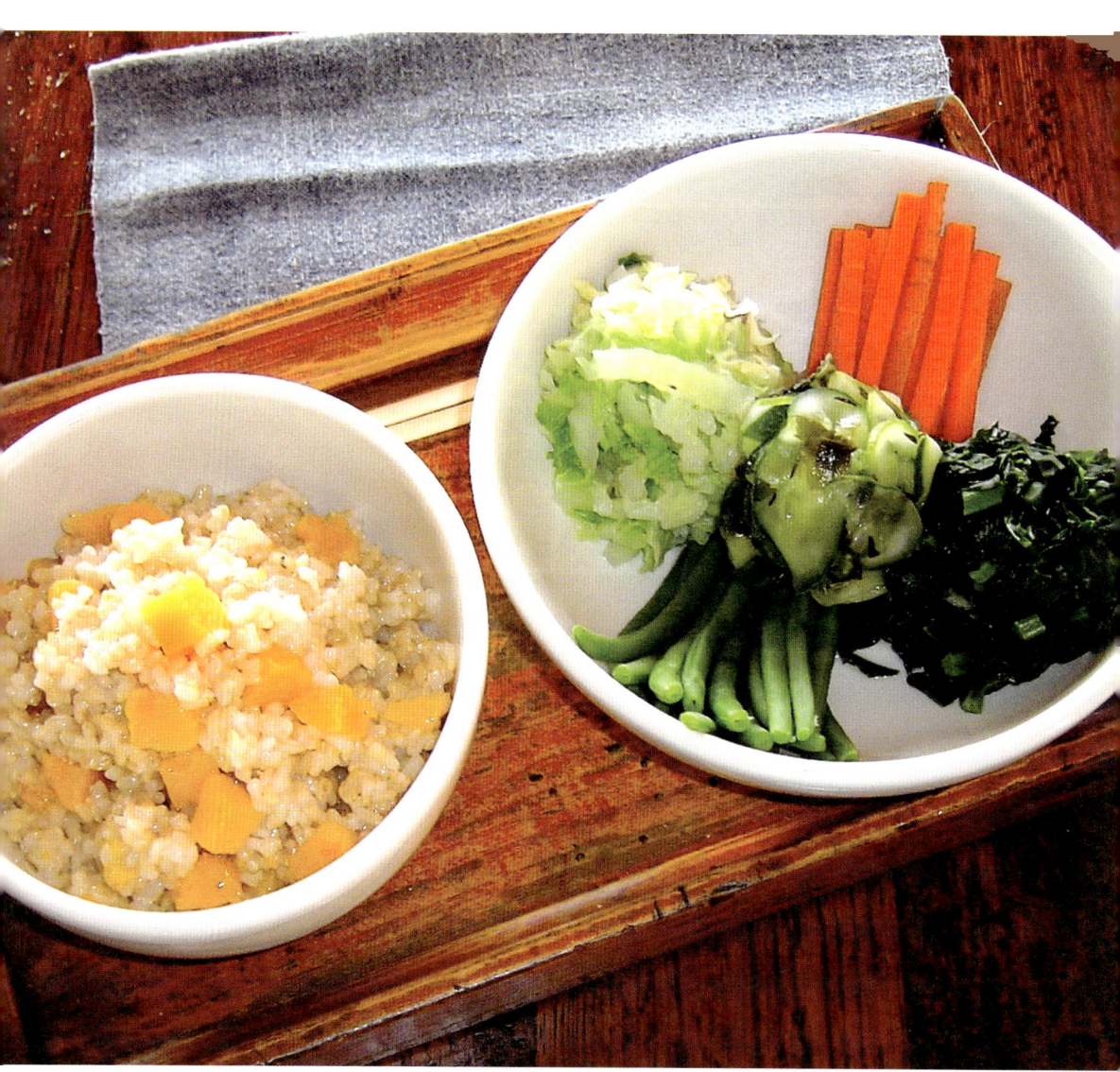

호박 현미밥

재료 현미 80%, 현미 찹쌀 20%, 호박, 다시마

1 잘 씻어서 불린 현미와 현미 찹쌀을 준비한다.
2 압력솥에 쌀을 안치고 호박과 다시마를 넣은 뒤 충분히 뜸이 들도록 밥을 짓는다.

다섯 가지 데친 채소

재료 배추, 당근, 껍질째 먹는 긴 콩, 호박, 무청, 바닷소금 약간, 검은 깨 약간 (재료 중의 채소들은 다른 채소로 대체해도 무방하다)

1 배추와 무청은 가로로 얇게 자른다.
2 긴 콩은 꼭지만 따서 다듬어놓고 당근은 길게 잘라놓는다.
3 호박은 얇게 반달 모양으로 썰어놓는다.
4 찜통에 물을 담아 끓기 시작하면 약간의 소금을 넣는다.
5 맛이 약하고 색깔이 연한 채소부터 차례대로 데친다. 이때 철망으로 된 체를 쓰면 채소를 그대로 데쳐서 건져낼 수 있으므로 편리하다.
6 물기를 짜고 식혀서 그릇에 담고 약간의 검은 깨를 갈아서 낸다.
7 올리브유를 살짝 둘러도 좋다.

❋ 호박과 찹쌀을 넣어 지은 현미밥은 색깔이 아름다워 식욕을 잃은 이의 입맛을 자극하고, 식감이 부드러워 소화가 어려운 이에게 특히 좋다. 호박의 당분은 흡수가 잘돼 회복기 환자들의 기력 회복에도 도움이 된다. 호박에 다량 들어 있는 베타카로틴은 독소를 배출하고 면역력을 증진시키는 역할을 한다.

현미와 현미찹쌀은 하룻밤 이상 잘 불리고 압력밥솥을 이용해서 낮은 불로 오랜 동안 푹 익혀야 한다. 평상시의 현미밥보다 물을 약간 덜 잡아야 질어지지 않는다. 다시마 대신 바닷소금을 조금 넣어도 좋다.

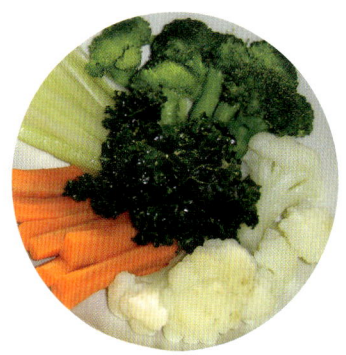

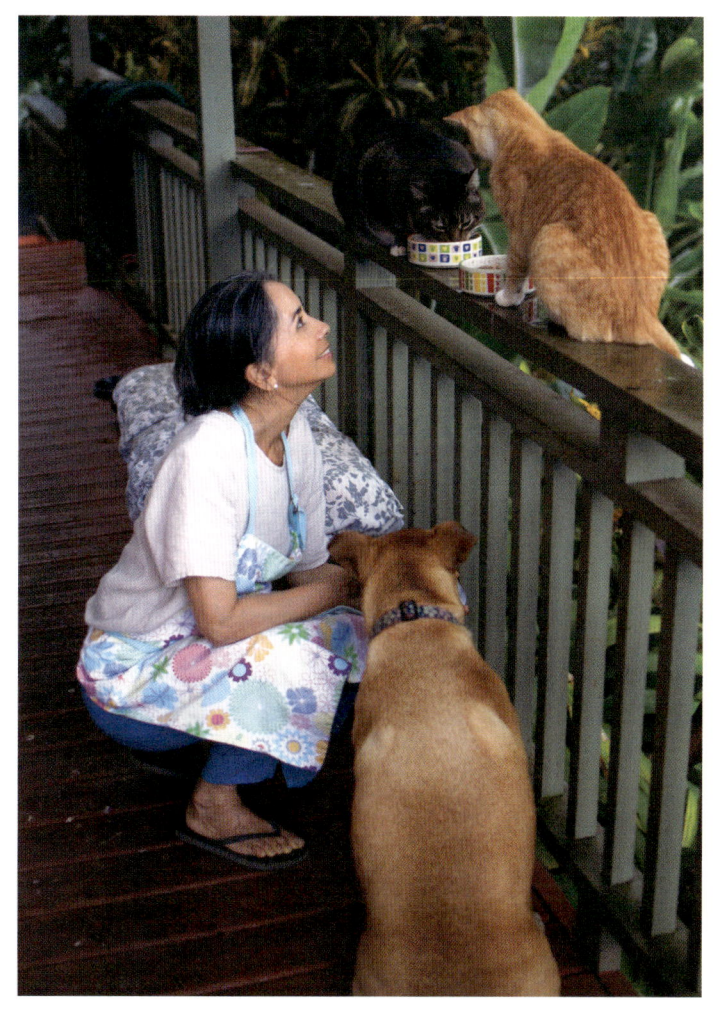

정작 살아가는 데 필요한 음식의 양은 그리 많지 않습니다.
그러나 항상 허전하게 비어 있는 마음을 채우기 위해서는
아무리 많은 양의 음식이라 할지라도 늘 충분하지가 않습니다.
배가 고픈 것인지 아니면 마음이 고픈 것인지
지켜볼 수 있는 눈을 깨우는 것이 우선입니다.

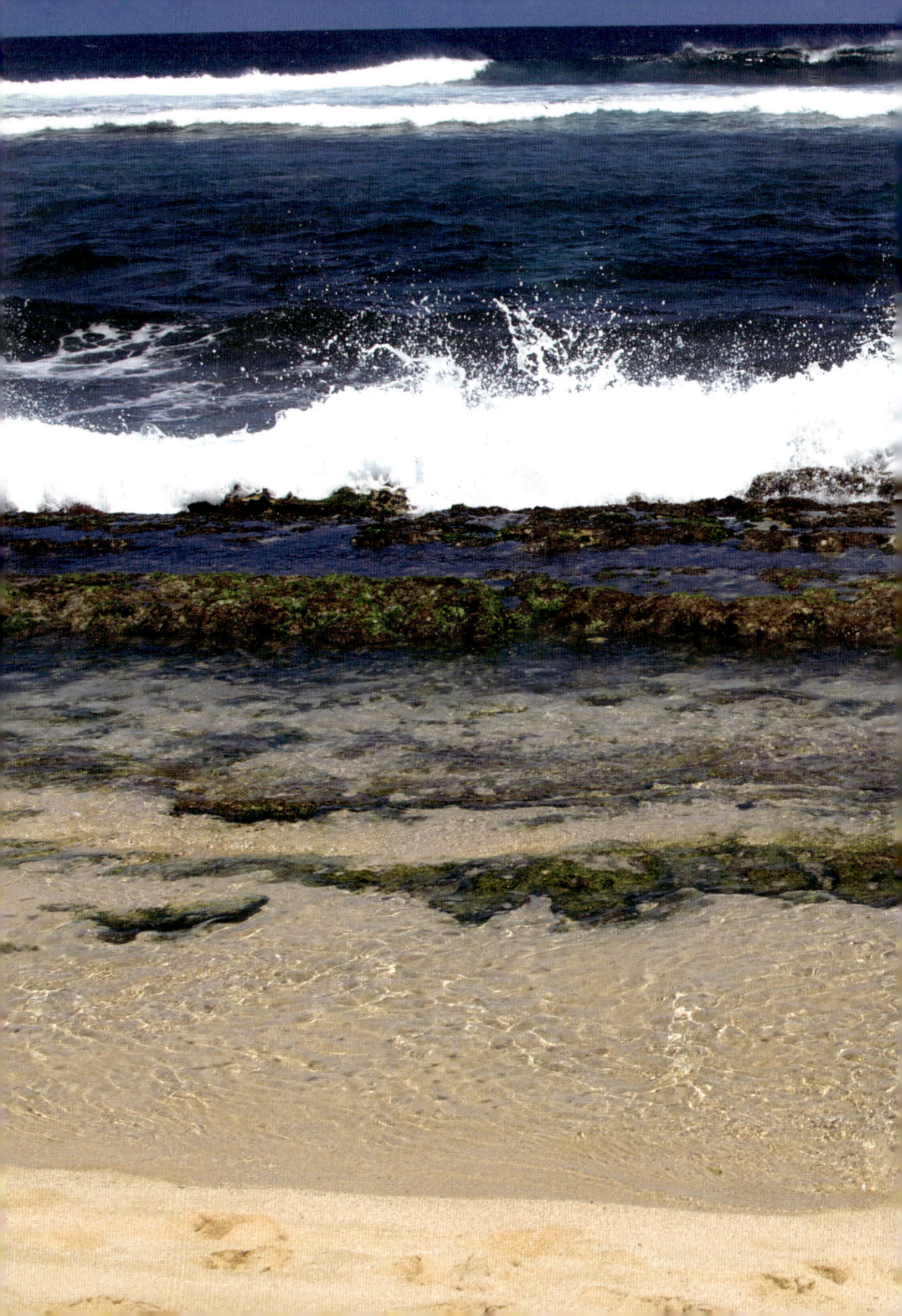

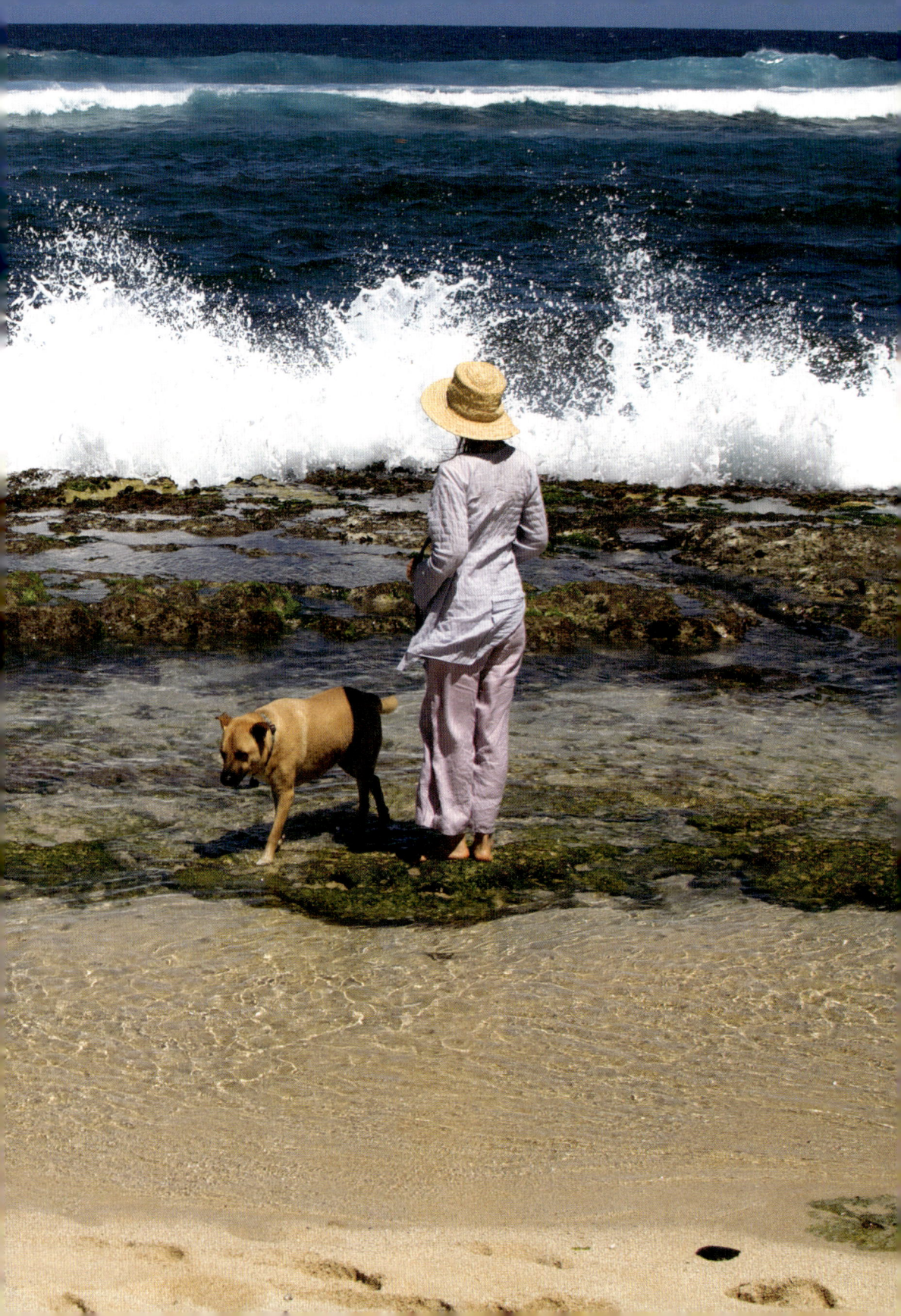

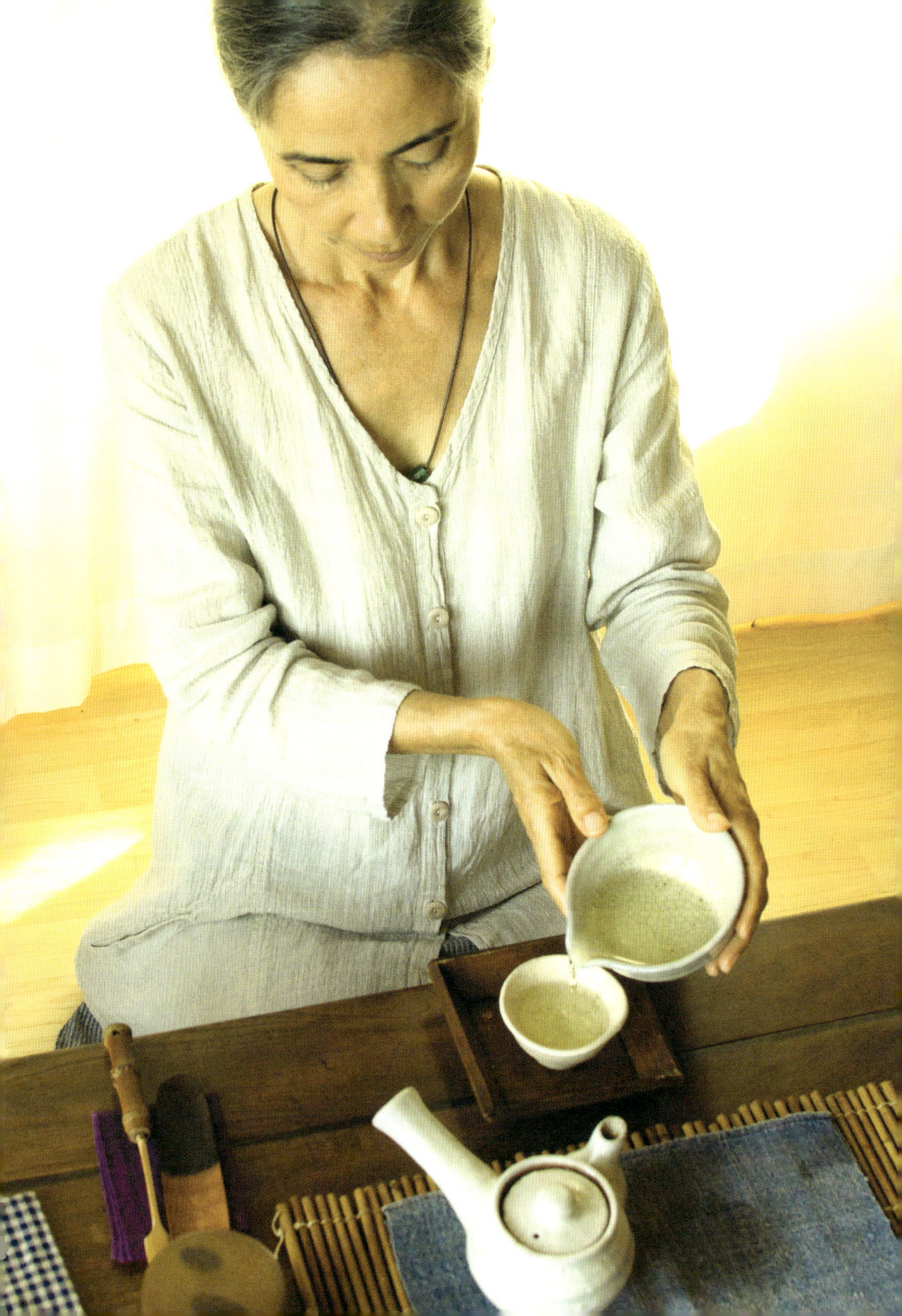

젠
푸
드

PART 6

젠 푸드는 몸과 마음의 평화를 도모하는, 기운이 높고
자극이 없는 음식을 말한다. 의식의 깨어남에 뜻을 둔 사람이라면
식생활도 그에 맞추어 바꾸어가는 것이 중요하며,
먹는 습관을 바꾸면 생활 습관 바꾸기도 그만큼 쉬워진다.

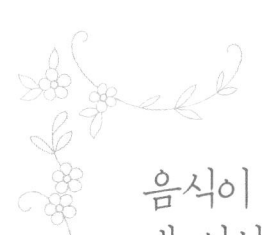

음식이 어떻게
내 의식을 높일 수 있을까?

젠 푸드zen food는 몸과 마음의 평화를 도모하는, 기운이 높고 자극이 없는 음식을 말한다. 의식의 깨어남을 위해 명상을 하는 과정에서 가장 중요한 것이 평정한 마음인데, 이는 옳고 그름, 즉 판단으로부터 자유로워진 마음 상태를 말한다. 평정심은 명상과 요가로 찾을 수 있지만 음식의 도움이 절대적으로 필요하다.

자극적인 음식이나 기운이 좋지 않은 음식은 신경을 자극하여 마음에 동요를 일으킨다. 그러나 젠 푸드는 마음에 동요를 일으키지 않을 뿐더러 고요한 평정심을 찾을 수 있는 몸을 마련해 준다.

명상을 하지 않을 때라 하더라도 외부 세상의 자극에 반응하는 돌발적인 마음은 어떤 상황에서도 도움이 되지 않는다. 의식의 깨어남에 뜻을 둔 사람이라면 식생활도 그에 맞추어 바꾸어가는 것이 중요하며, 먹는 습관을 바꾸면 생활 습관 바꾸기도 그만큼 쉬워진다.

인간으로 사는 동안 우리는 눈, 귀, 코, 혀, 피부라는 오관五官을 통해서 모든 것을 체험하며 산다. 듣고 보고 냄새 맡고 맛보고 느끼는 모든 것이 이러한 오관의 작용이다. 그러나 실제로 모든 일은 오관 밖에서 우리의 지각과 상관없이 일어난다. 우리 몸도 보이지 않는 힘에 의해 생성되고 진행된다. 혈관으로 피가 흐르는 것도, 신경이 전달되는 것도 그렇다. 우리가 의식적으로 하는 것이 아니라 자동적인 지능에 의해 이루어진다. 하지만 우리는 그런 상황을 감지하지 못한다. 우리는 우리가 먹은 밥이 내 몸이 되어가고 있는 상황조차도 감지하지 못한다.

이렇게 우리의 오관은 기능이 제한되어 있을 뿐 아니라 심하게 오염되어 있기까지 하다. 그러나 역설적이게도 우리는 오관에 의지하지 않고는 세상을 지각할 방법이 없다. 이렇게 오염된 오관을 정화시키고 순수한 느낌을 다시 소생시켜 삶을 더 맑게 깨어 있게 하는 데에 음식이 직접적인 역할을 한다.

음식을 먹을 때 우리는 그 음식의 살아있는 기운과 에너지를 함께 먹는다. 음식에는 맛과 영양소 외에 많은 것이 담겨 있다. 그 때문에 젠 푸드에서는 원한이 서리지 않고 기운이 높은 식품을 소량 섭취하는 것을 기본으로 삼는다.

예를 들어 고기를 먹을 때 우리는 힘들게 살다가 억울하게 죽어간 동물의 슬픔이나 절규, 처절함 등 어두운 기운을 함께 먹게 된다. 그 기운은 우리 몸 안으로 들어와 세포에 기억되고 우리 의식의 한 부분이 된다. 의식을 높여

깨달음을 얻고자 하는 이들이 채식을 하는 이유 중 하나이다. 게다가 동물성 단백질은 소화 자체가 힘들다.

따라서 그 힘든 소화 과정에 에너지를 모두 소비하게 됨으로써 정신을 맑아지게 할 여력이 없어진다. 먹고 소화하고 배설하고 변화시키는 과정에서 우리가 쓰는 에너지의 90% 이상이 소비된다. 10% 미만의 에너지만이 힐링과 의식을 깨우는 데 쓰이는 셈이다. 젠 푸드는 음식이 우리 몸의 일부가 되는 과정에는 최소한의 에너지만 쓰고 의식을 깨우는 데 더 많은 에너지가 쓰일 수 있도록 만들어진 것이다.

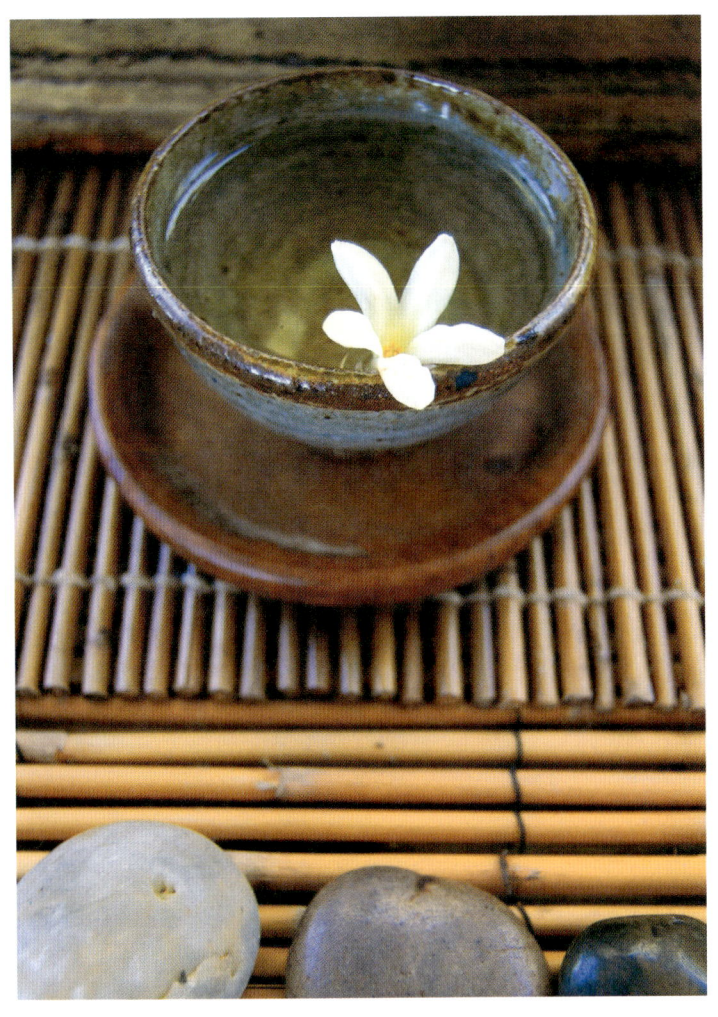

뒤뜰에 나가보니 파파야 나무에서 귀한 꽃 한 송이가 떨어져 있네요.
덕분에 꽃차를 마십니다. 땅의 기운이 강한 가을에는
명상을 하기에 아주 적합한 때입니다.
마음을 맑게 정화하는 데 둘도 없이 좋은 절기이지요.

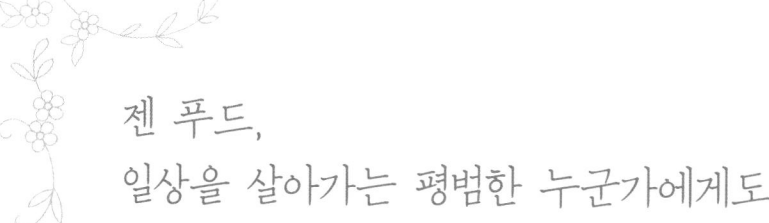

젠 푸드,
일상을 살아가는 평범한 누군가에게도

"이런 음식은 우리가 매일 먹는 음식과 너무 거리가 멀지 않을까?" 의구심을 갖거나 "전쟁 같은 도시 생활을 하는 나에게 이런 음식은 필요 없다"고 여기는 이들도 있을 것이다. 물론 젠 푸드는 수행을 하는 이들을 위한 음식이고, 도시 생활을 하는 사람들에게는 약간 모순이 되는 음식일 수도 있다. 게다가 매 끼니를 그렇게 먹기도 쉽지 않다. 그러나 명상과 수행을 업으로 하는 이가 아닐지라도 도시에서 일상을 살며 요가나 명상을 하고 자신의 의식을 맑게 유지하기 위해 노력하는 이들이 의외로 많다.

젠 푸드는 그 자체로 마음을 평화롭게 하지만, 이런 식단도 도시에서 부대끼며 살아가는 이들에게는 조금 다르게 적용할 수 있다. 예를 들면 젠 푸드에서는 마늘을 비롯한 오신채를 쓰지 않는다. 그런 면에서 치유식과 젠 푸드는 차이가 있다. 치유식에서는 항암 작용과 면역력을 키우기 위해 마늘을 쓰기도 한다.

그러나 소음과 공해 속에 살아가는 이들에게는 마늘과 양파가 필요하다. 이들은 공해에도 또 일상의 부정적인 에너지에도 자기 힘으로 맞서거나 그 속에서 부대끼며 살아야 하기 때문이다. 마늘, 양파, 파 등은 그럴 때 힘을 주는 중요한 역할을 한다.

몸의 기운이 너무 민감하고 순수해지면 도시에서 일상 생활을 하기가 힘들 수 있고 공해나 소음에도 부대끼다 보면 지치기 쉽다. 따라서 평범한 도시인이나 주부가 좀 더 평온한 삶을 위해 젠 푸드를 먹고자 한다면, 전체적으로는 이런 식단을 따르면서 자신의 일상과 환경을 고려하여 식단을 조정하면 된다. 우선 일주일에 한 번으로 고기 섭취를 줄이는 육류 단식을 한다거나, 어딘가에서 일주일간 쉬고 싶을 때 오신채를 피하는 오신채 단식을 할 수도 있다.

대개는 주로 채식을 선택하면서 자극성 있는 음식을 피한다든가 과식을 삼가는 방법을 찾으면 좋을 것이다. 다른 사람이 어떻게 하느냐는 상관할 필요가 없다. 자기 자신의 체질과 생활 환경에 따라 조금씩 지혜롭게 조절하면 된다. '자신이 할 수 있는 만큼'이 중요하다.

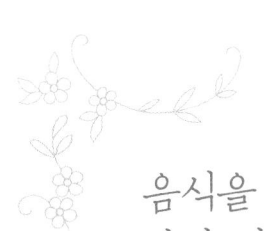

음식을 바꾸면
사회 의식도 바꿀 수 있다

　　음식은 한 개인의 의식 상태뿐 아니라 사회 전체의 분위기에도 많은 영향을 미친다. 역사적으로 육식을 주로 하는 민족에 비해 농경 사회에서 채식을 주로 하는 민족이 덜 침략적이고 평화로웠다. 본래 채식 위주의 식생활을 했던 우리나라도 예전에는 사회의 순수성이 잘 유지되었다. 계절과 지방에 맞는 채식을 기본으로 하면서 아주 가끔 마을에서 돼지 한 마리를 잡으면 온 마을 사람들이 남김없이 나눠 먹는 것이 우리의 풍습이었다.

　　그러나 냉장 시설의 발전으로 육류나 가공 육류의 수요가 늘어나고 인스턴트 음식이 범람하면서 온갖 질병이 난무하기 시작했다. 정서적으로 불안정하고 공격성도 증폭되었다. 윤리 의식이나 타인과 세상에 대한 공감 능력 등 전체적인 사회 의식도 후퇴하고 있다.

　　나만 잘 먹고 나만 잘살겠다는 의식은 산과 강을 파괴하고 물을 오염시키며 자연을 피폐하게 만들기에 이르렀다. 식생활이 변하면서 사회 전반적인 기운에도 영향을 미치고 있는 것이다. 이런 공동체적 무지collective ignorance

가 앞으로도 지속된다면 우리는 파괴된 지구의 변동으로부터 오는 대재앙을 피할 길이 없을 것이다.

우리가 먹는 음식이 공동 의식collective consciousness에 미치는 영향은 예상외로 크다. 그런데 이러한 공동 의식은 모든 이가 벼락에 맞듯 한꺼번에 깨어날 수 있는 것이 아니다. 공동 의식의 변화는 나 한 사람으로부터 시작된다. 내가 곧 그 하나의 의식이다. 한 사람 한 사람이 깨어났을 때 주변이 밝아지고 어느 순간 전체적인 변화로 이어진다.

한 사람이 한 끼 식사에 어떤 선택을 하느냐에 따라 많은 것이 달라질 수 있다. 아주 작고 하찮은 것 같은 선택이 개인의 의식을 맑게 하고 다른 생명체를 살게 하며 흙을 살리고 강을 살린다. 대한민국 사람들이 하루만 채식을 한다 해도 엄청난 변화가 일어날 수 있다. 다 함께 일주일만 채식을 한다면 그 결과는 상상 이상으로 어마어마할 것이다. 순수한 음식 그리고 소박한 음식을 선택하는 것에서 개인 의식이 변하고 공동 의식이 변한다. 결국 그 의식이 우리를 구하고 지구를 구하게 될 것이다.

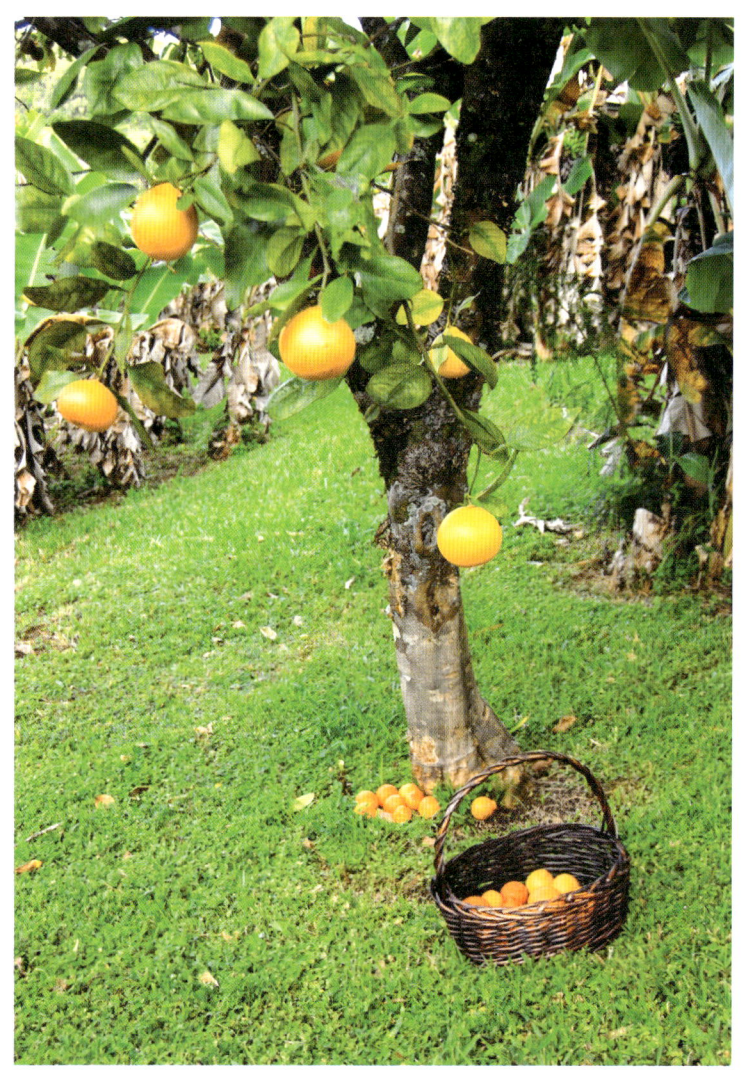

지구는 이리도 아름다운 것을 우리에게 먹을거리로 제공하고 있습니다.
그러나 우리는 사정없이 지구를 파헤치고 학대하고 있습니다.
우리의 욕구를 조금만, 아주 조금만 비워도
이렇게까지 심각한 상황은 아니지 않을까 하는 생각입니다.

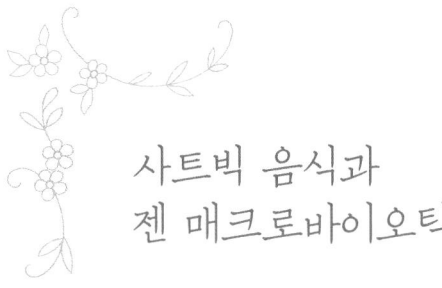

사트빅 음식과
젠 매크로바이오틱

아유르베다 이론에 기본을 둔 사트빅 음식Sattvic Foods 은 신경을 안정시켜 마음의 평화를 도모하고 정신을 맑게 하는 음식을 말한다. 따라서 사트빅 음식은 건강식이나 치유식에서도 중요하지만 의식이 높고 평화로운 사회를 이루는 데 빼놓을 수 없는 음식이다.

고대 인도 시대로부터 사트빅 음식은 수행을 하는 요기나 명상가들에게 필수였고 현대 종교 음식의 바탕이 되기도 했다. 붓다도 사트빅 음식을 선호하고 가르쳤는데 그 전통은 오늘날까지 이어져오고 있다. 수행자들에게 육식, 과식으로 대표되는 타마식을 피하고 오신채와 같이 자극성이 있는 라자식 음식을 금하는 사찰 음식의 전통도 여기에 근원을 둔 것이다.

사트빅 음식은 기운이 살아있는 통곡물과 콩, 신선한 채소를 중심으로 한다. 여기에 과일과 약간의 견과류가 포함된다. 고기나 가공 식품 그리고 오래된 음식을 삼가며 현대 유제품은 쓰지 않지만, 때로는 송아지가 먹다 남긴 건강한 엄마 소의 젖을 소량 쓰기도 한다. 죽식이나 채소, 현미밥에 채소 등 소화에 부담이 되지 않도록 조리하고 과식을 피한다. 조리 방법 또한 익히거나 익히지 않은 채소 위주의 채식을 권장하며 조용히 명상하는 마음으로 음식을 대하는 태도도 이에 포함된다.

마음을 정하고 명상 수련에 들어가는 이들에게는 젠 매크로바이오틱 zen macrobiotics 식단이 아주 좋다. 이 식단에서는 고기는 물론 유제품도 전혀 쓰지 않으며, 오신채나 자극성이 있는 음식, 그리고 가공 식품을 일절 쓰지 않는다. 수련에 들어가는 명상자를 위한 특수한 음식이기 때문에 쓸 수 있는 식품보다 쓰지 않는 식품이 더 많다. 오관을 흡족하게 만족을 시키는 그런 '맛있는' 음식과는 거리가 있지만, 명상이 깊어질수록 그 진미를 느낄 수 있게 된다.

이 식단에서는 생식을 포함해 채소와 과일을 주로 먹는다. 때에 따라 현미밥과 간단한 채소를 곁들이는데 무엇보다 조리가 간결하다. 약간의 소금 외에는 양념을 하지 않는다. 동양에서는 죽식을 포함해서 살짝 절이거나 익힌 채소, 두부를 곁들인 현미밥 정도의 식단이고, 서양에서는 통곡물 빵과 참깨 버터, 채소 스튜, 혹은 약간의 통곡물과 채소로 만든 음식이 포함된다.

하루에 두 끼가 기본으로 아침과 점심에만 식사를 하며 저녁에는 신체 상황에 따라 과일과 차를 마실 수 있는데, 기운이 내려가는 점심 이후에는 공복을 유지한다. 대부분 수행을 하는 이들은 새벽 명상을 하게 되는데 그때 온전히 빈 몸으로 들어가는 것을 원칙으로 한다.

조지 오사와는 그의 책 《젠 매크로바이오틱》에서 사람의 기운과 우주의 기운을 맞추는 가장 기본적인 음식에 대한 이론을 설명하면서 "몸을 가볍게 하고 마음을 맑게 하며 의식을 투명하게 하는 음식"이라 정의하고 있다. 젠 매크로바오틱은 아유르베다의 사트빅 음식과 이론과 철학 면에서 근원은 비슷하지만, 인도와 일본이라는 지정학적·문화적 차이가 있다. 우리의 사찰 음식은 아유르베다에 이론적 기본을 두고 있지만, 실제 음식은 젠 매크로바이오틱과 더 가깝다.

둘 중 어느 것이 더 옳다거나 우수하다고 따지기보다 이론이란 지역의 환경과 계절 그리고 문화에 따라 변할 수 있다는 것을 명심하고, 기본을 이해하되 변할 수 있는 상황을 받아들이는 것이 중요하다. 특히 수행을 하는 이들이 어떤 쪽의 음식이 더 옳다는 판단에 사로잡혀 시비를 따진다면 이는 무지에서 나오는 것으로 수행에는 오히려 걸림돌이 된다. 평온한 마음으로 문화적 차이를 이해하고 수용하는 것이 바람직하다.

젠 매크로바이오틱과 사트빅 음식에서는 음식의 종류뿐 아니라 음식을 만들 때의 마음가짐, 그리고 음식을 먹는 태도 등을 동시에 중요시한다. 음식을 만들거나 먹는 것 자체가 움직이는 명상이다. 이때 음식을 만드는 마음이나 몸의 움직임을 주시하고 음식 앞에서 일어나는 오관의 욕구를 있는 그대로 바라보며 먹는 것을 연습한다. 순수한 느낌을 통해 음식에 집착하려는 마음을 들여다보는 가운데 자연스레 욕구가 가라앉고, 먹는다는 것이 다른 생명체의 기운을 받아들이는 성스러운 의식임을 알아차리게 된다.

또한 그 모든 것을 지켜보는 나 자신의 또 다른 의식과도 만나게 되는 것이다. 그렇게 되면 먹는 것도 먹지 않는 것도 그리 중요하지 않다는 것을 알게 된다. 한 존재가 다른 존재로 변화하는 과정이 오롯이 보일 뿐이다. 그들의 몸이 나의 몸이며 나의 몸 또한 그들의 것이다. 그들이 내뱉은 숨을 내가 들이쉬고 내가 내쉬는 숨을 그들이 들이쉰다. 오늘은 내가 그들의 몸을 들이키지만, 내일은 그들이 내 몸을 들이킬 것이다. 이렇게 우리는 모두가 하나이며 모두 같은 것으로 만들어져 있다.

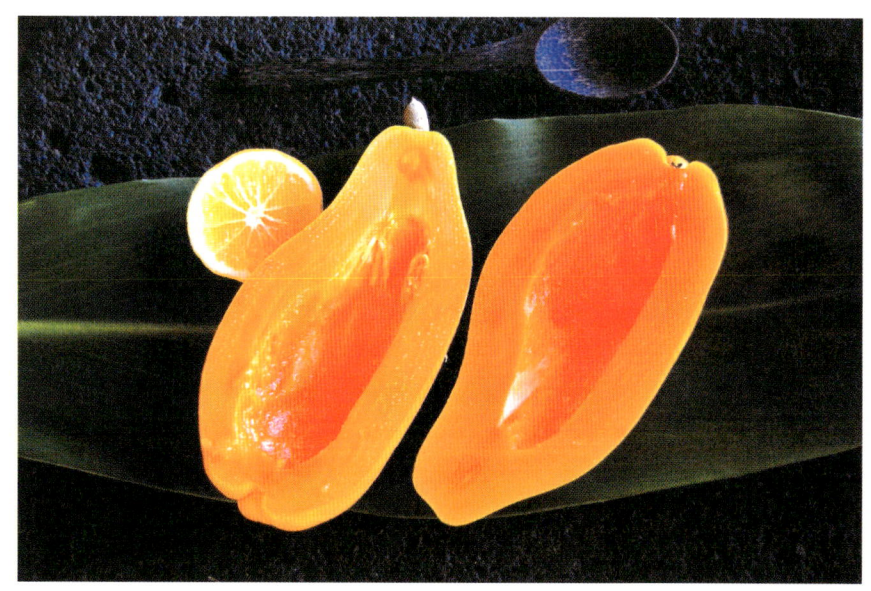

파파야를 반으로 잘랐더니 이렇게 되었습니다.
색깔도 향내도 어찌 이리 고운지……
이것이 내 몸이요, 내 몸이 또한 이것이지요.
땅과 하늘이 만들어낸 소중한 열매,
오직 감사하다는 말밖에는 할 말이 없습니다.

샨티의 뿌리회원이 되어
'몸과 마음과 영혼의 평화를 위한 책'을 만들고 나누는 데
함께해 주신 분들께 깊이 감사드립니다.

개인

이슬, 이원태, 최은숙, 노을이, 김인식, 은비, 여랑, 윤석희, 하성주, 김명중, 산나무, 일부, 박은미, 정진용, 최미희, 최종규, 박태웅, 송숙희, 황안나, 최경실, 유재원, 홍윤경, 서화범, 이주영, 오수익, 문경보, 최종진, 여희숙, 조성환, 김영란, 풀꽃, 백수영, 황지숙, 박재신, 염진섭, 이현주, 이재길, 이춘복, 장완, 한명숙, 이세훈, 이종기, 현재연, 문소영, 유귀자, 윤홍용, 김종휘, 이성모, 보리, 문수경, 전장호, 이진, 최애영, 김진회, 백예인, 이강선, 박진규, 이욱현, 최훈동, 이상운, 이산옥, 김진선, 심재한, 안필현, 육성철, 신용우, 곽지희, 전수영, 기숙희, 김명철, 장미경, 정정희, 변승식, 주중식, 이삼기, 홍성관, 이동현, 김혜영, 김진이, 추경희, 해다운, 서곤, 강서진, 이조완, 조영희, 이다겸, 이미경, 김우, 조금자, 김승한, 주승동, 김옥남, 다사, 이영희, 이기주, 오선희, 김아름, 명혜진, 장애리, 한동철, 신우정, 제갈윤혜, 최정순, 문선희

단체/기업

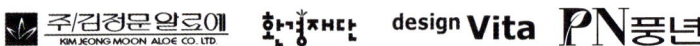

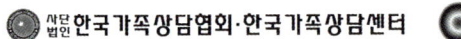 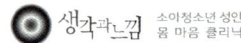

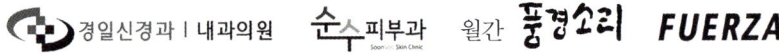

이메일로 이름과 전화번호, 주소를 보내주시면 샨티의 신간과
각종 행사 안내를 이메일로 받아보실 수 있습니다.

전화 : 02-3143-6360 팩스 : 02-6455-6367
이메일 : shantibooks@naver.com